임락경의

나를살리는

음식과 건강 이야기

임락경의

나를살리는
음식과 건강 이야기

2024년 7월 31일 초판 1쇄 펴냄

지은이 임락경
편집 김균하
펴낸이 김경섭

펴낸곳 (주)도서출판 삼인
전화 02-322-1845
팩스 02-322-1846
이메일 saminbooks@naver.com
등록 1996년 9월 16일 제25100-2012-000046호
주소 (03716) 서울시 서대문구 성산로 312 북산빌딩 1층

디자인 끄레디자인
인쇄 수이북스
제책 은정

ISBN 978-89-6436-271-6 03510

값 22,000원

임락경의

나를 살리는

음식과 건강 이야기

삼인

일제 때 우리 아버지가 징용으로 끌려가시다 강원도에서 탈영하셔서 집으로 오셨다. 그때 탈영을 안 하셨으면 지금의 내가 태어나지 않았을 것이다. 1944년이었고 내가 1945년생이다.

어머니에게서 무슨 젖이 나와서 내가 빨아 먹고 자랐는지 궁금하다. 친척 집 형수님이 자기 젖도 먹었다고 시동생인 나에게 반말로 전하셨다.

5년 후 6·25 남북 전쟁이 났다. 그 당시 무엇을 먹고 컸는지 궁금하다. 기억은 기한도 없는 금식뿐이다.

60년대 수도공동체 동광원에 가 폐결핵 환자들과 살면서 1975년까지 보릿겨, 두부 집에서 콩비지 사다 먹고 지냈다. 그간에 군대 생활 3년이 제일 배불렀고, 잘 입고 편하게 지냈다.

병이 나도 병원비가 없어 병원에 갈 생각도 안 했고 또 동광원에서는 이현필 선생의 '병원 가지 말자', '약 쓰지 말자'는 가르침도 있었다.

이렇게 자라면서 지금도 병나면 스스로 고쳐볼 생각이 앞서는 버릇이 생겼다. 이렇게 한평생 살다 보니 다른 사람들이 못 하는 경험을 터득하게 되었다.

흔히들 자연 의학이니, 대체 의학이니, 전통 의학이니 떠들지만 나는 무식해서 의학은 모른다. 병원 없었으면 나도 5년 전에 죽었을 것이다. 우리 마을 노인들이 76명이다. 한 사람 한 사람 생각해보니 병원이 없었으면 6명 정도 살아 있을 것 같다.

환자들이 전화하거나 찾아오면 병원 먼저 가보라고 한다. 특히 암 환자들이 병원 안 간다, 수술 안 한다, 항암제 안 맞는다고 하면 사정사정해서 설득시켜 수술하고 항암제 맞고 오라고 권한다. 그리고 음식은 철저히 자연식으로 하도록 권한다.

오늘의 내가 된 것은 어릴 적 스승을 잘 만난 덕분이다.

1962년 무등산에서 오방 최흥종 목사님으로부터 시작이었다. 목사님께서는 우리나라 의사가 있기 전 일찍이 선교사들에게서 의학 공부를 하셨다.

어느 날 배탈이 나서 설사를 하시자 70대 노인들이 "형님, 쑥 즙을 잡수셔요, 금장 고쳐져요", "형님, 익모초 즙이면 돼요", "너삼 뿌리 조금만 드셔요" 하시는데 목사님은 전혀 안 들으신다. "왜 이렇게 고집이 세요? 목사니까 고집이 세요, 최씨니까 고집이 세요? 내가 먹고 고쳤단 말이오." 그래도 전혀 꿈쩍도 않으신다. 나를 조용히 부르시더니 "너 지성인이니까 잘 들어두어라. 쟤들하고 나하고는 식성이 다르다. 쟤들은 거칠게 먹었고, 나는 부드럽게 먹었다. 쟤들은 일을 많이 하고, 나는 놀았다. 쟤들이 가르쳐준 약이 틀린 것이 아니고 맞는 약이다. 그러나 그것은 쟤들에게 맞는 약이지 나는 안 고쳐진다. 내 약은 따로 있다. 그렇지만 너희들하고 나하고는 다르다고 하면 사람 차별한다고 할까 봐 말을 못 하고 있다. 너는 잘 들어두어라."

이 말씀을 듣고 다시 분석해보았다. 같은 식탁에서 같은 음식을 먹어도 거칠게 먹는 사람과 부드럽게 먹는 사람은 병명이 다르고 치료법이 다르다. 땀 흘려 일 많이 한 사람과 놀고먹는 사람은 병명이 다르고 치료법이 다르다. 우리나라 의술이 유럽에서 연구해서 미국 거쳐서 들어왔다. 유럽 중에서도 주로 독일에서 연구한 의술이다. 우선 유럽이나 미국 사람들은 고기를 많이 먹고 살아온 백인들이다. 그들의 체질은 주로 양 체질이다. 태양 체질이다. 우리나라 사람들은 고기를 못 먹고 살아왔다. 90퍼센트가 음 체질이다.

서양의학은 서양인을 잘 고치고 동양 사람들은 허준이 잘 고친다. 허준이 미국 가면 미국인들 병 못 고친다. 허준은 빵, 버터, 치즈 먹고 우유 먹고 마요네즈 먹은 병자들 임상 실험 안 해보았다. 즉 동양인의 병은 『동의보감』이 고치고, 서양인들은 서의보감이 고친다. 지금은 우리나라 음식이 반 이상 서구화되었다. 이제는 허준도 못 고친다. 허준이 다시 태어나면 3년간은 공부 다시 해야 한다. 나하고 같이 다니면 1년이면 될 것이다. 이제는 『동의보감』이나 서의보감보다 중의보감中醫寶鑑이 나와야 하겠다.

음식 잘못 먹어서 생겨난 병 고치려면 음식 먹는 법과 생활 습관을 바꾸도록 도움이 되고자 내 팔십 평생 경험을 이 책에 적어보련다. 1880년에 태어나신 최흥종 목사님의 '어른디어'를 배워서 나는 '아이디어'를 개발한 것이다. 지금도 꾸준히 생각하고 있다.

2024년 7월
임락경

차례

임락경의

나를 살리는

음식과 건강 이야기

1부

좋은 약도 계속 먹으면 큰 병 난다

2월 17일 아침이다. 서울에서 전화가 왔다. 한약을 한 달 먹고 두 달째 들어서 이틀 먹었는데 몸을 움직일 수 없이 전신에 통증이 있고 아프다고 하는 전화다. 그 사람은 후천성면역결핍증 환자였다. 몸에서 백혈구를 생산할 수 없는 사람이었다. 1년 걸려 자연식 하고 겨우겨우 고쳐져서 혼자서 활동할 수 있는 정도가 되었다. 이제는 몸이 좋아져서 보약이 필요했던 것이다. 한의사는 석 달간 먹어야 한다고 이야기했다 한다. 또 한 달 먹고 나니 효과가 있었던 것은 사실이다. 하지만 아무리 좋은 보약도 오래 먹으면 특수 체질 아니고는 견뎌낼 수가 없다. 자기 몸에 필요한 약 성분은 며칠 먹고 나면 다 보충된다. 그다음은 내 몸에 필요 없는 약 성분이 된다. 과다한 약 성분은 이제부터는 독이다.

그 사람이 먹었던 약이 나쁘다는 것이 아니다. 한의사는 그 사람 체질에 맞고 그 사람한테 필요한 약들을 잘 처방해서 지어주었고 먹어서 효과도 있었다. 주의해야 할 점은 좋은 한약 열흘간만 먹었어야 된다는 것이다. 내가 한의사라면 열흘 먹을 한약도 나누어서 한 달간 먹였을 것이다.

언젠가 내가 글로 쓴 일이 있었다. 한약은 왜 20첩이 한 제냐 하고. 한약을 먹으면 간이 해독시킬 것은 해독시키고 나머지 영양분을 몸으로 골고루 내보낸다. 아무리 몸에 좋은 한약이라도 계속해서 먹으면 간이 해야 할 작업의 양이 많아진다. 한약 20첩을 아침에 한 첩, 점심때 한 첩, 그리고 아침과 점심에 짜 먹었던 찌꺼기를 다시 합해 달여서 저녁에 마시면 하루 두 첩씩 열흘을 먹고는 그만 먹으라는 것이다. 간도 좀 쉬어야 하고, 내 몸에 필요한 약 성분을 모두 보충해서 몸 상태도 좋아졌으니 이제는 다시 처방해서 다른 약이 필요할 때가 되었다는 뜻이다.

요즈음 한약은 한 제 개념이 없다. 진하게 달여 중탕한 다음 비닐 포장해서 집 안에 쌓아놓고 두고두고 먹는다. 그 정도가 아니다. 보약 한 봉지씩 하루 세 봉지, 거기다 염소탕 육골즙 내놓은 것 한 봉지, 야채즙 한 봉지, 배즙, 양파즙, 사과즙, 포도즙 등 수시로 먹는다. 아무리 좋은 약도 비닐 봉지에 담긴 약은 싫다. 비닐에 열을 가하면 발암물질 나온다는 것은 학자들이 누누이 연구해서 밝힌 바 있다.

한약이란 정성 들여 먹어야 한다. 한약을 처방받으면 비닐이 아니라 옛날처럼 종이에 싸서 집으로 가져와 옹기그릇에 끓여 먹어야 한다. 좋은 약일수록 열을 가하면 나쁜 균 먼저 죽고 이로운 균만 남는다. 약한 불에 오래오래 달여서 마셔야 한다. 그때그때 달여 먹을 수 있는 형편이 아니면 한 번 달여서 냉장고에 넣어놓고 조금씩 데워 마셔야 한다. 겨울철에는 실외 냉장고에 넣어두시라. 냉장고 크기가 한국제는 삼천리이고 중국산까지 합하면 구만리이다.

그리고 약은 나누어 먹는 것이 아니다. 공장을 운영하고 있는 권사님이 계신다. 남편을 위해 좋은 약을 구한다. 남편 생각하다 보면 남편보다 더 약하고 더 사랑스러운 아들이 걸린다. 그래서 그 약을 남편과 아들만 나누어 먹었으면 좋으련만 어떻게 그 좋은 약 비싼 약을 두 사람만 먹이느냐고, 인정이 많아 공장 식구 다 나누어준다.

남편과 아들은 부자지간이니 체질이 같거나 비슷할 수도 있다. 그러나 내가 보기에 나머지 공장 식구들은 그 약 나누어 먹으면 효과가 없는 정도가 아니라 피해가 온다. 남남끼리고 서로 체질이 다른 사람들이 어떻게 같은 약을 나누어 먹을 수 있단 말인가. 또 남자와 여자는 완전히 성이 다른데, 생김새부터 다르게 생겼는데 같은 약을 같이 먹을 수 있는가. 남녀노소를 구별하라고 삼강오륜에 나왔는데 삼강만 알고 오륜을 무시한 처사이기도 하다. 여러 번 전화로 가르쳐 드려도 실행이 되지 않아 글로 쓰게 된다.

산삼은 좋은 약이다. 그러나 누구에게나 다 좋은 것이 아니다. 더덕, 도라지도 누구나 몸에 맞지는 않다. 체질 따라 효능이 있는 약이 있다. 자기가 죽을 지경이 되었을 때 그 약 먹고 살아난 경험이 있어도 그 약을 다른 사람이 먹으면 효과 없는 예가 있다. 체질이 다르기 때문이다. 체질 구별할 수 없으면 그 좋은 약을 가져다가 조금씩 먹어보는데 효과 있으면 계속 먹고, 없으면 먹을 필요가 없다. 돈 낭비, 시간 낭비, 체력 낭비다.

종합 비타민을 생각해보자. 비타민A가 부족하면 A를 보충해주고 C가 부족하면 C를 보충해주면 간단하다. 언제인가 비타민C가 좋다고 방송에 나가니 그다음 날 전국 약국에 비타민C가 동난다. 물론 늙어갈수록 신맛이 싫어지기에 주로 늙은이들에게 비타민C 부족 현상이 있기 마련이다. 그렇다면 음식으로 비타민C 성분을 조금만 먹어주면 간단하다. 온 국민 모두에게 비타민C 부족 현상이 나타나지 않는다. 오히려 몸에 비타민C가 과다한 사람들은 그 약 먹고 역효과가 나타난다는 것을 항상 명심해야 한다.

종합 비타민이란 누구든지 먹으면 금방 효과가 있다. 비타민 성분을 고루 갖춘 사람은 없기 마련이라 누구든지 한두 가지 성분은 부족하고 다른 몇 가지 성분은 과다하기 때문이다. 여기서 종합 비타민을 먹으면 부족한 성분을 보충하기에 어떤 사람이든 효과는 있다. 그러나 과다증으로 인해 새로운 병이 생긴다. 결핍증은 그 성분만 먹어주면 간단하지만 과다증은 무슨 수로 해소할 수 있을까 하는 것이 문제다. 어떤 성분을 어떻게 알아서 제거한단 말인가.

한약 한 첩을 분석해보자. 20가지 이상 되는 풀뿌리, 나무껍질, 나무 열매, 풀 열매 섞어놓은 약이다. 한의사들이 그 사람 체질 보고 연령 보고 남녀 성 구별해서 병명 찾아 보태주고 사해주는 약들을 고루 찾아 신경 써서 지어준 그 약은 꼭 그 사람만 먹어야 효과가 있다. 아니, 그 사람도 진단을 잘못했을 수 있다. 만약 한 곳에서 약 지어다 먹고 효과가 없으면 다른 한약방 찾아가기보다는 다시 그 약방 찾아가서 이번 약은 효과가 없으니 다시 지어달라고 해야 한다. 이 한의원 저 한의원 돌아다니면 또다시 같은 약 같은 방법으로 지어주니 효과는 없고 병만 더 커지기 마련이다.

양약도 마찬가지다. 안 고쳐지면 다시 그 의사 만나서 다른 처방을 받아야 한다. 약국에 가서 무슨 약 주셔요 하지 말고, 내가 어떻게 불편한데 어떤 약 먹을까요 하고 물어서 그 약 처방받아 먹어야 한다. 그렇게 하지 않는 이들도 이해가 간다. 내가 어디 아프다고만 하면 봉을 잡으려고 필요도 없는 약 겹쳐서 팔려고 달려든다. 그래서 내 상식으로 내 처방대로 먹어보고 안 고쳐지면 다른 약 먹는 것이 더 나을 것으로 알고서 작전을 세운 것이다.

실은 우리나라에서 제조된 약들이 거의가 서양 사람 체질에 맞게 제조

된 약들이다. 서양에서 백인들 체질에 맞춰 연구와 실험을 하고 그들에 맞도록 만들어진 약이다. 인체 실험은 살인이나 살인미수가 될 수도 있으니 쥐나 토끼에게 먼저 실험해보고 그다음에 사람이 먹는다. 쥐는 음양으로 보면 음으로 보아야 한다. 쥐에게 실험했다고 안심하고 사람에게 그 약을 쓴다면 음 체질인 사람은 효과가 있어도 양 체질인 사람은 역효과가 있을 것이다. 토끼 역시 음 체질이고 초식동물이다. 사람은 초식도 아니고 육식도 아닌 잡식동물이다. 잡식도 제대로 된 잡식이 아니고 선택성 잡식이다. 제대로 선택해서 먹고 있는 잡식도 있겠고 몸에 해로운 음식만 골라 먹는 잘못된 선택성 잡식도 있을 텐데, 이런 인간들에게 동물실험 했다고 그 약을 써서 모두가 효과를 볼 수 있겠는가.

토끼처럼 채소만 먹고 고기를 안 먹는 이들은 효과가 있을 것이다. 토끼도 산에서 자란 토끼가 아니라 집에서 기르면서 그 집 주인이 먹는 채소만 나누어 먹인 토끼에게 실험해보았다면 다행이다. 육식을 즐기는 사람에게 토끼한테 실험했다고 안심하고 사용한다면 역효과가 날 것이다. 원숭이에게 해보아도 안 된다. 원숭이는 주식이 나무 열매다. 육식동물이 아니다.

꼭 임상 실험을 해보려면 나처럼 직접 사람에게 해보는 것이 제일 좋은 방법이다. 사람도 백인이나 흑인에게 하는 것보다 아시아계, 황인에게 해보는 것이 좋다. 황인도 우리나라 사람, 그중에서도 같은 지역 사람, 같은 지역에서도 한 지붕 밑에서 한솥밥을 먹고 사는 사람에게 임상 실험을 해보는 것이 제일 좋다. 같은 식구들이라도 같이 생활하면서 그 사람이 육식을 즐긴 사람인지 채식을 즐긴 사람인지 알고서 해보는 것이 제일 바람직한 임상 실험이다.

사람을 상대로 한 임상 실험은 옛날 전쟁 때 적군을 잡아 가두어놓고 많이 해보았다고 한다. 나는 적군 아닌 아군, 그중에서도 같이 사는 식구들에게 수시로 임상 실험을 해보았다. 식구들도 한두 명이 아니고 지금까지 30여 명이 함께 살아왔으니 얼마나 다양한 임상 실험을 해보았겠는가. 사람에게 약으로 실험을 하면 사상 체질로 보아 네 명 중 한 명만 효과를 보게 될 것이다. 그 약을 아무에게나 쓰면 체질이 다른 이들은 역효과가 날 것이 엄연한 사실이다. 더욱이 그 약을 먹고 만약 병이 나서 죽게 되면 이것은 살인미수도 아니고 살인이다.

내가 식구들에게 한 임상 실험은 무슨 약을 새로 지어서 먹인 것이 아니다. 세상에 있는 음식 그대로를 골라서 먹여본 것일 뿐이다. 예를 들어 열 많은 사람에게는 열나는 음식을 안 먹여본다. 또 몸이 냉한 사람들에게 채소나 과일을 안 먹여보는 것이다. 고혈압과 중풍 환자들에게는 고기를 안 먹여보는 것이 나의 임상 실험이다. 또 식물성 기름도 안 먹여본다. 더 나아가 구체적으로 어떤 식물성 기름인지도 각각 구분해서 안 먹여보는 것이다.

옛날에 부잣집마다 바보 한 사람씩 있었다는 속담이 있다. 어릴 적에 좋은 약 먹인다고 체질 구별 없이 주로 산삼이나 녹용 같은 값비싼 약재를 구해서 아무 생각 없이 먹였던 것이다. 좋은 약일수록, 귀한 약일수록, 값비싼 약일수록 효과가 좋다. 그러나 체질에 맞지 않으면 그만큼 역효과가 나타난다. 체질에 맞는다 해도 약의 양을 조절하지 못해서 입은 피해도 크다. 좋은 약 귀한 약 값비싼 약일수록 조금씩 먹여보는 것이 안전한 방법이다. 무슨 효과를 단번에 볼 생각 말고 서서히 조금씩 먹어보면 효과 역시 서서히 조금씩 나타날 것이다. 그 약 그 몸에 있지 어디 가지 않는다. 성질 급해서 한 번에 큰 효과를 보려는 욕심 때문에 큰 불행도 닥쳐온다. 좋은 약이라도 체질에 맞는 사람은 좋은 약이고, 체질에 맞지 않는 사람에게는 무서운 약이고 독약이고 극약이다.

만병통치약은 없다. 평소에 고기를 많이 먹어 비만이 되고 열이 많은 사람, 고기를 먹을 수 없는 체질을 타고나서 먹을 수 없는 사람, 위가 나빠서 음식을 많이 먹을 수 없어 몸이 약할 대로 약해져 있고 몸이 마르고 찬 사람이 있는데, 만병을 다 고치는 그 어떤 약은 있을 수가 없다. 열이 많은 사람들은 열을 내리는 약을 먹어야 하고 몸이 차가운 사람은 열을 올리는 약을 먹어야 하는데 어떤 약이 만병통치약이 될 수 있단 말인가. 더욱이 보약이란 한 사람에게는 보補가 될 수 있지만 다른 사람에게는 해가 될 수 있다.

1970년대 한동안 거리마다 약국마다 이런 구호가 있었다. '약 있다고 남용 말고 약 모르고 오용 말자.' 그 무렵 내가 살던 기독교 수도공동체 동광원에 윤명노라는 친구가 있었다. 이 사람은 어릴 적부터 폐결핵, 골결핵을 앓고 나서 몸이 약할 대로 약한 친구였다. 조금만 이상한 음식을 먹게 되면 금방 몸에 탈이 난다. 심지어는 쌀알을 한 알 한 알 핀셋이라는 집게로 골라서 밥을 해 먹어야 할 정도로 건강이 안 좋은 상태였다.

몸이 약할수록, 일을 안 할수록 머리는 회전이 빠른 경우가 많다. 이 사람은 천재에 가까운 지능을 지니고 태어났다. 의대 안 갔어도 한평생 병원 가까이 살았고 의사들과 친한지라 의사 못지않은 건강 상식과 자기 몸 관리하는 지식이 있었고, 약대 안 다녔어도 약사 못지않은 상식을 지니고 있었다.

그 사람 서랍에는 언제나 약국처럼 갖가지 상비약이 갖추어져 있었다. 자기가 필요한 약도 있으나 다른 사람들도 고쳐주는 약들이 언제나 준비되어 있다. 한번은 내가 찾아가서 장난삼아(또 내 몸에 약간 열이 있기도 했다) 서랍의 약들을 한 알 한 알 꺼내서 몇 알을 먹으려고 하니 기겁을 하면서 못 먹도록 쫓아온다. 나는 도망치면서 입에 털어 넣고 삼켜버렸다. 그 친구는 당황해서 어쩔 줄을 모른다. 그 당시만 해도 약들이 단순했다. 또 나도 환자들과 함께 살았기에 약을 보고 약 성분을 구별할 수 있었다. 마구잡이식으로 집는 것 같았겠으나 나는 구별하면서 집었다. 우선 해열제 한 알, 소화제 세 알, 영양제 두 알, 소화제 겸 영양제 '에비오제' 세 알, 해독제 두 알, 주섬주섬 빠른 속도로 집어 털어 넣고 물 마셨다.

나는 몸이 건강한 체질이라서 설령 잘 맞지 않는 약을 먹었다 해도 간이 해독을 잘 시킨다. 또 약간의 해열제가 필요했다. 이 친구 골려줄 생각에 주섬주섬 집었으나 소화제 영양제 몇 알 더 먹고 덜 먹고는 상관없다. 다만 해열제가 있으나 이 약은 한 알이고 또 해독제가 있어 두 알을 같이 집었으니 먹고 나서도 아무 상관이 없다. 그러나 그 친구는 내가 상식 없이 집어 먹은 것으로 알고 놀랐다. 나는 약 있다고 남용한 것도, 약 모르고 오용한 것도 아니었다. 하지만 그 친구는 내 처사를 약 있다고 남용이요 약 모르고 오용으로 알고서 질색을 한다. 조금 있다 나에게서 무슨 일이 일어나야 된다. 한나절을 같이 있어도 이상이 없으니 그 친구는 궁금해지기 시작했다. 지금까지 궁금할 것이다. 몇 년 전 그 친구가 죽었으니 영원히 궁금할 것이다. 약 있다고, 비싼 약이라고 아까운 생각에 먹어주지 말고, 약 모르고 아무 약이나 먹어서도 안 된다.

진통제도 맞지 않는 체질이 있다. 흔히 쓰고 있는 진통제는 세계적으로 잘 알려진 바이엘 아스피린이다. 진통제가 처음 만들어질 때는 우리나라 한약처럼 나무나 풀 같은 식물에서 추출한 약재였다. 시간이 가고 약의 소비가 많아지면서 지금은 식물성 추출물이 아니고 다른 성분으로 제조한다. 경험자들은 잘 알지만 아스피린도 몸이 약할 대로 약해져서 기진맥진한 사람은 먹을 수가 없다. 한 알만 먹고도 밤새 시달린 경험이 있는 이들이 있을 것이다.

진통과 진통제에 대해서 나는 좀 다르게 생각한다. 우리 몸에 음식으로 독이 들어왔을 때 주로 아프다. 이때 오는 통증을 다스려 해독을 시킬수 있는 식품으로 주로 녹두나 메밀을 쓰고 있는데, 이들 식품 역시 몸을차게도 하고 독만 해독시키는 것이 아니라 영양분까지 파괴하기 때문에아주 허약한 체질을 가진 사람은 통증이 없어진 만큼 시달리게 된다.

여기까지는 외부의 요인 같지만 내부에서 잘못된 통증이고, 완전히 외부에서 시작되는 통증의 원인이 있다. 외부로부터 상처를 입었을 때 오는통증도 진통제로써 진정시킬 수 있다. 오염된 공기를 마셨을 때도 간이해독시키려고 고생하면서 머리가 아프다. 이때도 약한 통증은 진정시킬수 있으나 지나치게 강한 독을 마셨을 때는 소용이 없다. 이런 때에도 평소에 건강한 체질을 지닌 이들은 그런대로 진통이 되지만 몸이 쇠약한 이들은 소용없다. 무엇보다 평소에 몸 관리를 잘하고 지내면 같은 환경에서도 잘 이겨낼 수 있지만 평소 몸이 쇠약한 이들은 병은 없어도 어려움이닥칠 때 이겨낼 수가 없다.

내가 평소에 자주 하는 이야기가 있다. 강원도 돼지는 값이 싸고, 전라도 돼지는 비싸고, 제주도 돼지는 더 비싼 값에 경매가 된다고 한다. 강원도나 전라도나 제주도나 먹이는 무제한 급식을 시키는데, 돼지가 스스로잘 알아서 강원도 돼지는 추위를 이기려고 많이 먹고 남부 지방 돼지는적게 먹는다. 사람도 강원도 사람은 강원도 돼지고기를 먹어야 건강하고남부 지방 사람들은 그 지방 고기를 먹어야 건강하다.

식물도 마찬가지다. 열대지방에서 난 과일은 모두 몸을 차게 한다. 열대지방 사람들은 열대지방 과일을 먹어야 건강하다. 뿌리채소도 그렇다. 추운 지방 뿌리채소는 몸을 따뜻하게 하지만 열대지방 뿌리채소는 몸을 차게 한다. 약초 또한 그 지방 약초가 그 지역 사람에게 효능이 좋다. 물론 도저히 그 지역에서 구할 수 없는 약초가 있다. 가령 추운 지역에 살지만 체질 관리를 잘못해서 열이 많은 사람은 열대지방 약초가 병을 고칠 수 있다. 반대로 열대지방에 살지만 지나치게 몸이 찬 사람은 추운 지방의 약초가 효과가 좋다. 우리나라는 다행히도 온대지방이면서 겨울과 여름이 겹쳐 있어 약초의 효능을 열대지방이나 한대지방 사람들이 같이 느낄 수가 있다. 우리나라에서도 남부 북부 가려서 처방한다면 더 좋을 것이다. 추운 지방에서 좋은 약이라고 열대지방에서 구해 먹으면 효과 볼 사람은 몇 명 안 된다.

질병의 역사

귀농·귀촌 인구가 늘어나는 것은 다행스러운 일이다. 그들의 부모나 조부모 중에는 도시가 좋아서 농촌의 삶을 접고 떠난 이들도 있었을 것이고, 더러는 농촌 생활이 어려워 견디다 못해 떠난 이들도 있었을 것이다. 그들과 달리 귀농이나 귀촌을 하는 이들은 농촌이 좋아 돌아온 것만은 사실이다. 돌아와 성공해서 돈 버는 이들도 있으나 농촌은 돈을 벌 수 있는 곳이 아니다. 돈은 도시에 모여 있지 농촌에 모여 있지 않다.

귀농인들은 돈을 벌어 도시에서 호화롭게 사느냐, 농촌에서 가난하고 검소하게 자연과 즐기며 건강하게 사느냐 하는 선택에서 가난하고 검소하고 자연과 즐기며 건강하게 사는 쪽을 선택했다. 그러므로 귀농을 해서도 도시에서와 똑같은 생활을 즐기려면 안 된다. 그것은 농촌의 현실이나 사회구조가 그렇게 되어 있지 않기 때문이다. 지금 내가 귀농을 선택한다 해서 당장 가난하게 살지 않아도 되고, 검소하게 살지 않아도 되고, 자연과 즐기지 않아도 좋다. 귀농 선택의 우선순위는 다만 건강하게 사는 것이다.

포도당 맞다 죽기보다 유기농 포도 한 송이 먹다 죽고 싶다

건강하게 사는 법은 누구나가 아는 이야기다. 공기 맑고 물 맑은 데서 좋은 음식 먹고 살아야 한다. 이 세 가지를 다 갖추려면 도시에서는 불가능하다. 물론 출세하고 돈 벌려면 도시에서 살아야 한다. 출세하고 큰 돈 벌고 난 그다음이 문제다. 큰 병을 얻고 나면 결국은 한평생 모은 돈을 병원에 다 갖다주고 포도당 5퍼센트 맞다 죽는다. 지금 내가 하고 싶은 이야기는 가난하고 검소하게 자연과 더불어 살면 병이 나지 않는다, 즉 임종할 때 유기농 포도 한 송이 먹으면서 죽자는 이야기다.

아무리 과학 문명이 발달된다 해도 곡식과 채소를 만들어 먹을 수는 없다. 만들어 먹고 산다 해도 건강한 삶을 살 수는 없는 것이다. 있다 해도 인류가 그 길을 선택해서는 안 된다. 인류의 생명을 유지하려면 농촌이 있어야 하고 농민이 있어야 한다. 그리고 건강한 삶을 유지하려면 유기 농산물이 있어야 한다.

조선 시대까지는 선천성 장애인이 많지 않았다. 그나마도 부잣집에 가끔씩 있었지 가난한 집안에는 드물었다. 나는 조선 시대(1910년 이전) 사람들과 같이 살았고 그들의 이야기를 듣고 자랐다. 살면서 다치거나 매를 맞거나 하여 잘못된 이들은 있어도 태어날 때부터 장애를 갖고 태어난 이들은 가난한 집안에는 별로 없었다고 본다. 소설에 심 봉사 이야기가 등장하는데 그 심학규 역시 부자로 살다가 장님이 된 것이지 나면서부터 소경은 아니었다. 그 이전에 바보온달 이야기가 있으나 온달은 바보가 아니었다. 진찰을 잘못한 것이다. 평강공주가 진찰을 확실히 했던 것이다.

일제 때는 나병 환자가 많았다. 지금 나병은 근절되어가고 있다. 제일 젊은 층이 환갑을 맞이하고 있다. 나병이 없어진 것이 아니고 있기는 있어도 치료할 수 있는 의술이 발달된 것뿐이다. 크게 염려 안 해도 된다.

8·15 이후부터 1960년대까지는 폐결핵 환자가 많았다. 폐결핵 환자가 얼마나 많았는지 각 면마다 보건소가 생겨났다. 결핵 환자들 사진 찍고 약 주고 관리하기 위해서였다. 그러다가 1970년대 들어서 결핵 환자들이 없어졌다. 이유인즉 폐결핵은 못 먹어서 생긴 병이고 70년대 들어서 잘 먹게 되니 자연스럽게 없어진 것이다. 또다시 경제협력개발기구(OECD) 국가 중에 우리나라가 결핵 사망률 1위라고 한다. 지금 새로 발생한 결핵은 먹을 음식은 많으나 골고루 먹지 못하고 몸을 차게 하는 음식을 즐겨 먹는 데서 생겨난 병으로 본다.

1970년대에는 우리 국민이 무척 건강했다. 단군 이래로 제일 건강했고 앞으로도 그렇게 건강할 때는 다시 오지 않을 것 같다. 이제는 보건소에서 할 일이 없다. 사람의 생명을 살리려고 세운 보건 진료소에서 오히려 사람의 생명이 나지 못하도록 생명 탄생 억제 운동을 하게 되었다. 이때 나는 반대했었다. 내가 선각자라 무엇을 잘 알아서 그런 것이 아니다. 그 당시 70년대에 유럽에서는 오히려 어린애 낳는 사람에게 정부에서 출산 장려금을 준다는 이야기를 전해 들었다. 우리나라는 언제나 30년 후 유럽을 따라가니 우리는 미리 산아제한 하지 말자는 것이 내 의견이었다. 지금처럼 내가 글 쓰고 신문에 기사 나가고 방송국에 출현하고 강의를 한다면 정부 시책 반대한다고 곤욕을 많이 치렀을 것이다. 그때는 다만 시골에서 농부 한 사람 떠들고 있구나 하고 웃어넘겼을 것이다.

1980년대에 갑자기 생겨난 병이 관절염이었다. 관절염이 잘 안 고쳐지면 의사들은 신경성으로 판단한다. 신경을 많이 쓰니까 관절염에 걸린다고 한다. 신경을 많이 써서 관절염이 걸린다면 6·25 때는 전 국민이 관절염 환자였어야 한다. 80년대 광주 시민들은 모든 시민들이 걷지 못했어야 한다. 그때 나도 살아보았으나 6·25 때나 5·18 때 국민들은 발걸음이 더 빨랐고 더 뛰어다녔다.

　다음으로 일을 많이 해서 관절염에 걸린다고 한다. 일을 많이 해서 관절염이 걸린다면 옛날 사람들은 걷지 못했어야 한다. 지금은 옛날에 비해 힘쓰는 일을 3분의 1도 안 한다. 우선 쌀 한 가마니 무게가 지금 60대가 일할 때는 80~90킬로그램이었다. 그러나 현재 40대는 40킬로그램, 20대는 20킬로그램이고, 10대는 10킬로그램이다. 택배도 30킬로그램이 넘으면 받지 않는다. 또 퇴행성이라 해서 관절을 오랫동안 사용해서 걸린다고 하지만 옛 노인들에게는 없었다. 나는 무슨 병이든 음식과 병을 연결 짓는 버릇이 있다. 관절염 역시 1970년대 이전에는 없었던 병이다. 그렇다면 그 이전에는 없었는데 70년대에 갑자기 많이 또 꾸준히 먹게 된 음식이 무엇인지 생각하면 간단하다. 간단한 이야기 같으나 70년대를 살아보지 않은 이들은 알 길이 없고 70년대 이전 50년대, 40년대 사람들은 늙어가면서 기억력이 없어진다.

　관절염을 다스릴 한 가지 방법을 생각해냈다. 우선 3일을 굶자. 물만 마시고 굶자. 그래도 쑤시면 5일을 굶자. 굶고 나면 안 쑤신다. 그다음 하루 한 가지 음식만 먹어보자. 그다음 날 그 한 가지 음식을 바꾸어 먹어보자. 우선 굶었으니 채소부터 시작해서 담백하게 먹는 거다. 이렇게 먹어보다 쑤시고 통증이 있으면 그 음식이 관절염의 주범이 될 수 있는 것이다. 내가 지금 주범이 될 수 있는 음식을 몰라서 이렇게 지면 없애가면서 시간 끌고 있는 것이 아니다. 알고 있어 직접 가르쳐주었어도 그대로 실천하는 사람이 한 명도 없었다. 겨우 30년 동안 터득해낸 방법이 이 방법뿐이다. 이 글 읽고 나면 실천할 테니 가르쳐달라는 전화 몇천 건 온다. 그래도 실천한 사람 못 만나보았다. 욕심내지 말고 굶고 한 가지씩 먹어보자. 물론 유기농 자연식이어야 한다.

1990년대에는 암 이야기가 등장한다. 우리나라 암 사망률 세계에서 어쩌고저쩌고, 남자 몇 명이고 여자 몇 명이고, 심각하다. 옛날에는 암이 없었다. 전설 속의 명의 유의태가 암으로 죽었다고 꾸몄으나 그 암과 지금 암은 다른 병이다. 한문자에 암癌 자가 있는 것을 보면 옛날에도 있었으나 혹이나 사마귀도 암이다. 지금 암은 그 암이 아니고 악성 종양이라고 병명을 지었어야 한다. 아무튼 악성 종양이 신체 어느 부위에 생겨나 번지고 전이되고 해서 고치기 힘든 병이다. 그러나 참 이상한 병이다. 우리 집에서는 공동생활을 30년 동안 했다. 식구가 많을 때는 45명쯤 되었고 지금도 20명 정도 같이 산다. 그러나 아직 암 환자는 안 나왔다.

내가 회장으로 있었던 정농회라는 환경농업단체가 있다. 창립은 1976년에 했고 회원 수는 회비만 내는 사람이 많으니 잘 모르겠지만 회지 발간할 때 일반 독자들 것까지 쳐서 5,000부 정도 낸다고 한다. 아직까지 암으로 죽은 회원이 없다고 떠들고 다녔는데 한 명 죽었다고 한다. 48년 동안 암 사망자 한 명이란다.

또 한 가지 통계 내련다. 한번 조직하면 다시는 흩어지지 않는 단체가 몇 있다는 우스개가 떠돌아왔다. 호남향우회와 고려대학 동문회, 해병전우회다. 이후에 생긴 신종 단체가 있다. 전국귀농운동본부다. 이 단체가 세운 귀농학교 출신들이 처음에 시골을 무시하고 마구잡이로 이사했다가 2~3년 살고는 텃세 못 이기고 다시 도시로 돌아가는 일이 너무나 많았다. 텃세란 늘 있기 마련이다. 다만 도시에서 순진하게 살던 이들이 시골을 정겹고 인심 좋은 곳으로 잘못 알았던 것뿐이다. 미리 대처했으면 그런 일은 없었을 것이다. 귀농운동본부에서는 이에 대처하려고 1년 동안 각 지역마다 주제를 정해 토론하기에 이르렀다. 처음부터 나에게 의논했으면 간단한 일이다. 내가 빨리 이 단체에서 내는 계간지 〈귀농통문〉에 글을 올렸다.

텃세를 이기는 방법 세 가지다. 첫째, 떼 지어 살면 된다. 아무리 텃세가 강해도 텃세는 텃새다. 비둘기 한 쌍, 원앙새 한 쌍, 꾀꼬리 한 쌍, 이들이 텃새다. 그러나 기러기 떼, 청둥오리 떼, 까마귀 떼는 텃새가 철새 못 이긴다. 이제는 기별마다 모임을 잘 운영하면서 흩어지지 말고 이사하는 날은 꼭 같이 가주어라. 웬 철새가 이사 오는데 갑자기 자동차가 50여 대 모여들고 짐 나르는 이들이 100여 명 모여들면 텃새들은 놀란다. 이때는 이름 부르지 말고 선후배, 형 찾지 말고 직함이나 별명을 불러라. "어떻게 바쁜 일정에 서장님까지 오셨느냐", "아니 검사님도 오셨네요, 변호사님도 오셨고요", "아 휴일이라서 상관없어요" 하면서 짐 날라주면 간단하다.

두 번째, 벼슬이 있으면 텃세는 안 당한다. 우리 마을 귀농인이 여자는 학교 선생이고 남편은 농사꾼이다. 그래도 선생님 남편이라 전혀 텃세와 관계없다. 벼슬이 크면 더 좋다. 남편이 파출소장이면 더욱 좋다. 장닭 벼슬은 더 크다. 부인이 서장이면 더 좋다. 공작 벼슬은 더 크다. 보통 부부간에 직장 던지고 같이 귀농하는데 이는 잘못이다. 월급 없이는 시골에서 살 수 없다. 농사지어서는 생업이 되지 않는다. 부모로부터 몇만 평 땅 상속받고 농대 나와서 정부 지원금 받고 농사지어도 농민은 빚지고 가난하다. 농업이 무엇인지도 모르고 직장 던지고 농촌에 와서 살면 3년 못 넘기고 떠난다. 나같이 가난하게 자라서 빈손으로 자수성가한 경력이 몇십 년 있는 이들은 빈 몸으로 어느 농촌에 가서든지 3년이면 땅 사고 집 짓고 살 수 있다.

셋째, 공무원도 아니고 직장도 없고 월급도 받을 수 없는 이들이 텃세 안 당하려면 부리가 사납고 발톱이 무서우면 된다. 꾀꼬리, 비둘기, 원앙새 모두 순하다. 당연히 독수리, 매, 부엉이를 못 이긴다. 그러나 타고나기를 순하게 타고난 철새는 어떻게 하느냐. 귀농운동본부에 부탁해놓는다. 신체 건장하고 우락부락하거나 험상궂게 생긴 이들을 기별마다 뽑는다. 이들이 지원부대로 떠나면 된다. 그냥 가지 말고 일회용 문신 물감이 있다. 이 물감을 가지고 흉측하게 용을 그리거나 하지 말고 어깨에다 간단하게 '착하게 살자'고 다섯 자만 새긴 척하면 된다. 여름에 어깨 파인 셔츠만 입고 20~30명이 몰려가서 우선 이장집 먼저 찾아가 우리 동생들 잘 보살펴주시라고 큰절하고 돌아오면 된다.

여기까지 갈 것 없다. 지금은 모두 다 해결되었고 오히려 자치단체마다 귀농을 도와주고 있다. 10년 전에 그랬던 것이다.

이제는 귀농학교가 점점 늘어난다. 지방마다 천주교 교구에서도 하고 도시 텃밭 가꾸기도 생겨나서 숫자가 점점 늘어난다. 귀농인 2만 명이 넘었다. 농촌에 간 그해에 이장을 하는 이도 있다. 시골에 젊은 노인이 70세가 넘다 보니 이장을 맡게 된다. 앞으로 이장이 점점 많아져서 이제는 귀농운동본부 총회 때 전국 이장단협의회 총회도 같이 할 때가 올까 두렵다. 15년이 넘도록 2만 명 이상의 귀농인들에게 가족을 포함하여 암으로 죽은 사람 있느냐고 알아봤으나 암에 걸려서 등록하는 이들은 있어도 귀농학교 수료하고 새로 암 걸린 사람은 아직 없다고 한다. 귀농인들 농사짓는 것 보면 너무 엉터리다. 그리고 좁은 면적에 수확도 기대하기 어렵다. 고생은 몇 배나 더 하고 있다. 그러나 그렇게라도 농사짓고 더욱이 유기농업을 하고 유기농산물을 먹고 사니 암 환자가 나오지 않는 것이다.

마지막 통계가 또 하나 있다. 나에게 건강에 대한 문의가 너무 많아 가끔씩 모여서 건강 강의를 하게 되었다. 우선 감리회 교육원에서 1년에 6회, 3박 4일 동안 숙식을 같이하는 건강교실이다. 상주에서는 1년에 네 번씩 하고 양산, 부산에서도 하고 있다. 내가 의사가 아니라서 병을 고칠 수도 없고 처방이나 치료도 할 수 없다. 다만 유기농산물 먹는 연습을 하고 어쩌고 하면 고쳐졌다는 반가운 연락을 많이 받는다. 죽었다는 소식보다는 고쳐졌다는 소식이 30배 혹은 60배, 100배 더 들린다.

사실은 많은 암 환자들이 암은 고치고 죽는다. 일단 암에 걸리면 수술하고 항암제 맞는다. 항암제 맞으면 암세포는 모두 죽는다. 다만 항암제 독 때문에 구토하고 머리 빠지고를 반복하다 음식을 못 먹어서 죽게 된다. 이때마다 항암제 독을 해독시키면 좋겠다는 생각을 했다. 약으로 해독시키면 약사법에 걸리고 음식으로 해독시키면 된다. 항암제 독을 해독시키고 다시 암이 발생할 수 있는 음식을 안 먹는다면 암으로 인한 사망률이 지금보다 훨씬 적어질 것 같다. 병원 치료 받으면서 이렇게 하면 더 빠르다.

2000년대 들어 우리나라 수술 환자 중에서 1위가 치질이라 한다. 치질은 옛날에도 있었다. 부자한테도 있고, 가난한 이들도 있었다. 다만 가난한 이들의 치질과 부자들의 치질은 원인이 다를 뿐이다. 가난한 사람들의 치질은 먹을 것이 없어 먹지 못해 변비가 심해서 똥을 눌 때마다 똥구멍이 찢어져 상처가 나고 상처 난 자리가 치료되지를 않아서 생긴 것이다. 그렇다면 지금은 먹을 것도 많은데 웬 변비가 이리도 많이 있는가. 그것은 위나 장이 좋지 않아 음식을 많이 먹을 수 없어 적게 먹고 생긴 변비다. 이나마 음식이라도 골고루 먹으면 다행이련만 편식마저 하게 되니 변비가 생긴다. 고구마 많이 먹으면 변비 고쳐지고 마 가루를 먹으면 더 잘 고쳐진다. 요즘 봉교蜂膠로도 잘 낫는다.

다음은 부자들의 치질이다. 어떤 이가 자기 경우는 치질이라기보다는 선지라고 해야 한다고 한다. 밤낮 피가 흐른다는 것이다. "술 먹느냐?" "못 먹지요." "돼지고기는?" "당연히 못 먹지요." "그럼 좋아한 음식 한 가지

끊어보아라.""식성이 너무 좋아서 무슨 음식을 좋아하는지 모르겠는데요.""가령 오징어 같은 것.""오징어 무척 좋아해요. 일부러 오징어 사러 동해안에 가요. 가서 몇십 축 사가지고 와 자기 전에 두 마리 뜯어 먹고 자요.""그럼 오징어 끊어보아라." 그다음 날 일어나더니 "저 치질 고쳐졌어요" 한다. 3일 후에 어떤 집에 같이 저녁 초대를 받았다. 식탁에 오징어 젓갈이 나왔다. 못 본 척했더니 제일 먼저 집어다 먹는다. 다음 날 "저 선지 재발했어요. 왜 그러지요?""어제 오징어 먹었나?""안 먹었어요.""이 사람아, 오징어 젓갈 세 번 먹었어. 끊어." 그 후로 그 사람의 치질은 완치되었다. 역시 치질도 관절염처럼 3일 굶으면 피똥 안 싼다. 그다음 하루 한 가지씩 먹어보자. 그리고 피똥 싸면 그 음식 안 먹으면 고쳐진다.

또 한 부류의 치질이 있다. 피곤해서 생긴 치질이다. 나는 피곤하면 입가가 부르튼다. 수포가 생긴다. 대중 앞에 자주 서는 나로서는 무척 불편하다. 더욱이 주례를 맡고 나면 끝나고 사진을 찍는다. 그 사진을 평생 안방에 걸어놓는다. 내가 보기에도 보기 싫다. 신랑 신부가 좀 못생겼는데 가운데 허술한 사람을 하나 넣어두면 못생긴 두 사람이 덮이는 효과는 있다. 그래도 피곤이 입안으로 왔으면 좋겠다는 생각이 들었다. 생각만 했지 기도는 안 했다. 나는 원래 태어날 때 호흡기 계통이 안 좋아서 선천적으로 기도가 약하다. 그래서 기도를 안 한다. 기도 안 했어도 하느님은 내가 기도한 줄 아시고 속으셨다. 그런데 입안으로 오니 더 힘들다. 주례사도 못 하겠다. 역시 입가로 오는 것이 낫다.

이렇게 자기의 피로가 입가로, 입안으로, 콧속으로 오고, 코피도 나고 눈이 충혈되고 귀에 물이 나기도 하고 볼이 붓기도 한다. 즉 외과도 아니고 내과도 아닌 중간 지점으로 피로가 나타난다. 우리가 옷을 벗었다고 생각하면 외과와 내과가 만나는 자리가 곧 항문이다. 자기의 피로가 항문으로 나타나 치질이 생긴 것이다. 치질 환자치고 피로해서 피똥 안 싸본 사람 없다. 어쩌다 한 사람 있다. 피곤과 치질을 연결 못 지은 사람이다. 그보다 더 예민한 곳이 여성들의 자궁이다. 여성들 피로해서 혈뇨나 자궁출혈 없어본 사람 있느냐 하는 물음이다. 어쩌다 두 사람 있다. 연결 못 지은 사람과 아주 건강하게 태어나서 한 번도 피로를 느껴보지 않은 사람이다.

사람이 병을 나누면 못 고친다. 병을 합해서 병명을 한 가지로 이름 지으면 고치기 쉽다. 나는 어릴 적부터 궁금한 것이 있었다. 이과면 이과, 비과면 비과이지 어째서 이비인후과라고 했는지 궁금했다. 지금 알고 보니 이, 비, 인후, 안眼, 설舌, 자궁, 똥구멍 과가 다 같은 과인 것이다. 모두가 피곤한 데서 생긴 병이다. 피곤하지 않으려면 잠자는 시간을 밤 10시 이전으로 하면 해결된다.

동양인 병과 서양인 병 치료법은 다르다

내가 10대 때 최흥종 목사님이라는 80세 넘으신 노인 밑에 살았다. 그분은 의학을 하셨다. 배탈이 나니 약을 안 드신다. 70세 넘으신 노인들이 약을 가르쳐 드린다. 막무가내로 듣지 않으신다. 나를 조용히 부르시더니 "너 지성인이니 잘 들어두어라. 쟤들과 나는 음식이 달랐고 쟤들은 일 많이 했고 나는 놀았다. 쟤들이 가르쳐준 약이 틀린 것이 아니고 경험상 맞는 말이다. 그러나 내가 먹으면 안 고쳐진다." 이때부터 나는 동양의학과 서양의학이 다르다는 생각을 하게 되었다.

우리 재래식 음식과 치료법은 이렇다. 돼지고기 먹고 병이 나면 새우젓을 먹으면 고쳐진다. 새우 먹어도 안 고쳐진다. 소고기 먹고 병이 나면 배를 먹으면 고쳐진다. 사과 먹어도 안 고쳐진다. 개고기 먹고 병나면 살구 먹으면 고쳐진다. 복숭아 먹어도 안 고쳐진다. 비슷한 것 먹어서는 못 고친다. 그런데 쌀밥 먹고 된장국, 김치 먹고 난 병을 빵 먹고 버터, 치즈 먹고 연구·개발한 약으로 고칠 수 있겠는가. 서양인들 병은 서양에서 연구·개발한 약이 잘 고친다. 물론 외과는 제외한다. 동양 사람이 병이 나면 동양에서 수천 년간 내려온 의술로 고치는 것이 빠르다. 즉 서양 사람은 서의보감으로 고치고 동양 사람 병은 『동의보감』이 고쳐내는 것이 빠르다.

지금 우리의 식생활이 절반은 서양식으로 바뀌었다. 그래도 서의보감이 못 고친다. 5천 년 아닌 5만 년 내려온 우리 기후 풍토의 유전자가 다르기 때문이다. 『동의보감』 역시 더 못 고친다. 허준 시대에는 서양 음식이 없었기 때문이다. 아무리 서양 음식 조금도 안 먹고 살아온 사람일지라도 『동의보감』이 못 고친다. 그때는 비료와 농약도, 식품첨가물도 없었다. 만약 허준 선생이 지금 환생하신다면 공부 다시 해야 한다. 연구가 아니라 공부다. 3년 이상은 다시 배워야 한다. 나하고 같이 다니면 1년이면된다. 이제는 서의보감도 아니고 『동의보감』도 아니고, 중의보감中醫寶鑑이 나와야 한다. 지금 내가 중의보감을 설하고 있는 중이다.

옛날에는 이랬었다. 아이가 태어나면 20일 지나야 귀가 들린다. 100일이 지나야 눈을 맞춘다. 1년이 되면 일어서서 한 발짝 걷는다. 그리고 유치원 갈 때에야 ㄱ, ㄴ, ㄷ, ㄹ 읽고 1, 2, 3, 4 셀 줄 안다. 지금은 다르다. 산부인과에서 3일 만에 문 닫으니 깜짝 놀란다고 한다. 100일 안에 눈맞추고 돌 안에 달음질한다. 유치원 가기 전에 이름 쓰고 구구단 외우고 올케도(옳게도) 쓰고 시누이도 쓰고 거꾸로도 쓸 줄 안다. 이것은 너무나빠르다. 그 원인은 식품첨가물에 성장촉진제가 들어 있는 음식을 임산부가 먹고 지내온 것이다. 성장촉진제는 유기농산물을 제외하고 모든 채소에 사용한다. 유기축산을 제외한 가축에도 사용한다. 이러한 농산물이나 축산물을 임산부가 먹으면 태아가 성장이 빠르고, 출산 후 산모가 먹고 젖을 먹이면 아이가 빨리 자란다.

체질 감별이 중요하다

옛날 이제마 시대에는 사상四象 체질이 정확했다. 그때는 우리나라에 신분제도가 있어 양반과 상민이 나뉘었다. 양반과 상민은 체질이 다르다. 수백 년 동안 생활이 달랐기에 유전자가 다르다. 우선 몸가짐이나 자세부터 달랐다. 지금 '몸살림운동'을 펼치는 연구가들은 잘 알겠으나 몸 자세의 어느 부위가 조금만 틀어져도 내장까지 영향을 받아 병을 앓게 되는 것이다. 옛날 양반들은 우선 가슴을 펴고 고개를 들고 손을 뒤로하고 걸었고, 앉은 자세도 정좌로 의젓했다. 반대로 상민들은 머리는 숙이고 가슴은 웅크리고 허리는 굽히고 앉을 땐 꿇어앉았다. 이처럼 수백 년 동안 내려온 자세 때문에 장 기능도 달랐고 유전자까지 달랐다.

또한 양반은 놀고 부드러운 음식에 고기를 많이 먹었고 상민들은 일 많이 하고 맘 졸이고 거친 음식에 고기를 못 먹었다. 체질이 다르다. 양반 체질과 상민 체질이니 2상 체질이다. 그런 양반들 중에 뚱뚱하고 열 많은 체질이 있었을 것이고, 상민들 중에도 뚱뚱하고 건장한 체질인 이들, 못 먹고 굶주린 가운데 마르고 몸이 차가운 체질로 태어난 이들이 있었다. 이 또한 2상 체질이니 합하여 4상 체질이다. 지금은 다르다. 신분도 없어지고 음식도 같이 먹으니 체질이 제각각이다. 이제마 선생이 환생하셔도 분별 못 하실 것이다. 그래도 체질은 감별해서 음식과 약을 가려서 먹고 써야 한다.

오늘날 성장촉진제 많이 먹고 부은 살, 비만을 보고서 이제마 선생은 태양인이라 할 것이나 그런 사람 중에 몸이 냉한 사람이 많다. 이제마 선생 시대에는 음식이 그렇지를 못했다. 그때는 비닐이 없고 저온 저장고가 없어서 정확히 계절 음식을 먹었다. 또 교통수단이 없어 생 채소가 30리 길을 벗어나지 못했으니 그 지방 음식을 먹는 것이 당연했다. 지금은 요구르트 한 개 마시려면 지구를 네 바퀴는 돌아야 한다. 우유는 미국이나 유럽에서, 유산균도 유럽에서, 딸기는 칠레, 향은 마닐라, 색소는 중동에서, 포장지도 중동에서…, 이런 음료 마신 사람을 이제마 선생이 사상 체질 감별 못 한다.

내가 거짓말이지만 염라대왕과 타협을 보았다. 건강한 사람들은 3분의 1 정도 외식하고 살아도 봐주기로. 그러나 큰 병을 진단받는 사람들은 정확히 유기농산물 먹어야 살려준다고. 목숨을 위하여 무엇을 먹을까 무엇을 마실까 염려하여라. 잘못 먹고 잘못 마시면 목숨을 잃게 된다. 지금 예수가 재림하시면 이렇게 말할 것이다.

모두들 건강했던 1970년대

1970년대에는 우리 국민 모두가 건강했다. 60년대까지 우리나라에 보릿고개가 있었다. 그때까지는 못 먹어서 병이 생겼다. 못 먹으니 몸이 약해지고 백혈구까지 약해져서 전염병이 많이 있었다. 그때까지 우리 국민 사망의 주원인은 홍역, 마마, 염병, 폐결핵 같은 전염병이었다.

그 병들이 지금도 있다. 그러나 크게 무서운 병이 아니다. 물론 의술이 발달한 것도 있으나 몸 자체에 면역 체계가 생겨나면서 대수롭지 않은 병들이 되었다. 그때는 고혈압, 당뇨 같은 병은 부잣집에서나 가끔 있는 병들이었다. 70년대 우리 국민들이 건강하다 보니 병이 아닌 큰 병이 생겼다. 사람이 살면서 병들고 늙고 죽는 것 자체가 일생의 큰 고통이었으나 아예 아이를 낳지를 않는 것이 제일 큰 문제였다. 그때까지는 도무지 생각도 않고 살았던 문제였다.

우리나라가 일제로부터 풀려나면서 전망 없이 헤매다가 5년 뒤 6·25 전쟁이 나고 애를 낳을 겨를이 없었다. 휴전이 되고 나서 출산률이 급하게 높아졌다. 58년 개띠가 많이 태어났다. 59, 60, 61년생들도 많다가

1962년부터 인구가 줄기 시작했다. 그해에 정부에서 본격적으로 산아제한을 시작했다. "아들딸 구별 말고 둘만 낳아 잘 기르자"고 하다가 "딸아들 구별 말고 둘만 낳아 잘 기르자"로 변경했고 다시 "하나도 많다"로 구호가 바뀌었다.

맨 먼저 예비군 훈련장에 보건소 여직원이 나와 훈련 도중 선전을 하고 나서 그 자리에서 정관수술을 지원하면 예비군 훈련을 한두 번 면제해주었다. 부부간에 중대한 일임에도 의논할 시간 없이 혼자 결정하게 된다. 후에 부부간에 싸움을 했는지 축하를 했는지는 알아보지 않았다. "하나씩만 낳아도 삼천리는 초만원", "덮어놓고 낳다 보면 거지꼴 못 면한다", "잘 키운 딸 하나 열 아들 안 부럽다", "많이 낳아 고생 말고 적게 낳아 잘 키우자", "하나 낳아 젊게 살고 좁은 땅 넓게 살자"와 같은 표어들이 나왔다.

그때 정부는 먹고살기 힘드니 인구 증가를 막기 위해 산아제한을 시작한 것인데, 인구 조절과 외화 획득을 명분으로 해외 취업이나 이주도 열심히 장려했다. 그 당시 한국 정부에서 미국 캘리포니아하고 계약해서 이민 막 보냈어야 한다. 이민 간 우리 교민들이 크게 한탄한다. 그때 더 낳아라, 여섯도 적다 아홉 낳아라, 열두 명 낳아서 국내에 두 명 두고 열 명은 이민 보내자 했으면 주지사도 우리 교민 뽑고 시장, 주의원, 시의원 모두 우리 교민들이 차지해 우리가 캘리포니아를 접수할 수 있었다. 거기서 우리 교민들이 농사지은 쌀 실어다 먹고 소 길러 갖고 왔으면 지금도 나라 작다는 한탄 안 하고 살 수 있었을 것이다.

미국 대통령 선거 때 캘리포니아 대의원이 54명이라고 한다. 워싱턴과 뉴욕 주를 합한 숫자보다 많다. 오바마 때는 캘리포니아 표 덕분에 승리했다고 한다. 우리 마을에서 자란 김동석이라는 이가 있다. 중학생 시절부터 나더러 선생님이라 부른다. 80년대 초 미국에 이민 갔다. 가서 보니 흑인이 백인 안 되고 백인이 흑인 안 된다. 황인종은 흑인도 아니고 백인도 아니다. 민주주의라서 표로 결정하는데 미국에 있는 한인들 투표율이 15퍼센트란다. 15퍼센트 가지고 미국 정치인들이 전혀 신경 안 쓴다. 이 사람이 미주한인유권자연대를 조직하고 한인들을 설득했다. 선거 때마다 투표를 권장해서 65퍼센트로 끌어올렸다.

이렇게 되니 미국 정치인들이 한국 교민들에게 관심을 갖는다. 15퍼센트, 65퍼센트, 별것 아닌 것 같으나 당락은 단 몇 표 차이로 결정 난다. 한인유권자연대는 뭉쳐진 표다. 50퍼센트가 늘어난 표다. 이 표를 가지고 오바마를 시카고에서 상원의원 당선시키는 데 큰 역할을 했다고 한다. 그래서 오바마가 대통령 출마 전에 찾아와서 부탁을 하게 된다. 오바마뿐 아니라 미국 정치인들 중 주지사, 주의원, 시장, 시의원들까지 김동석을 모르는 이가 없다. 대통령 선거 때도 앞장서서 도와주었다. 오바마 당선에는 김동석의 힘이 컸다. 그러나 한인들이 오바마 찾아가서 당신 대통령 당선된 것은 한인들이 도와준 덕이라고 한다면 그분 이름이 버락이니 버락 화를 내면서 "오바(over) 마!"라고 할지 모른다.

오바마가 대통령 되기 전 미국에 갔다. 뉴욕에서 내 강의 일정이 변경되어 갈 곳이 없었다. 동석이에게 전화하니 빨리 오시라 한다. 만나자마자 "선생님, 내일 방송에 한 시간 출연하셔야 돼요" 한다. 정치인들뿐 아니라 방송국에도 입김이 있는 것 같다. 갑자기 갔는데도 방송 순서까지 바꾸면서 아침 방송에 출연하게 되었다. 먼저 미국에 오신 소감을 말하라기에 대강 이렇게 이야기했다. "미국에서는 일회용 물건을 너무 많이 써요. 식사하고 나면 쓰레기가 더 많아요. 또 모든 그릇이 너무 커요. 그릇이 크니 음식물이 많이 남아요. 미국에서 그릇만 줄이면 음식이 남지 않겠고,

미국에서 남길 음식 미리 후진국으로 보내면 그 나라 굶어 죽을 사람 없을 거예요. 또 식량 가지고 전쟁하게 되는데 후진국 도와주면 전쟁도 없을 거예요. 전쟁 무기 없애고 식량 대체한다면 세계 평화는 저절로 되겠지요?" 다른 말은 생략하고, 크리스마스가 가까우니 성탄 메시지 좀 들려 달라고 한다. 미국에는 예수 믿는 사람들이 많다. 사실상 기독교 국가다. 이 나라에서 성탄 메시지를 전한다니 나에게 우쭐한 마음도 들었다. 이렇게 말한 것으로 기억한다.

"고요한 밤이라지만 시끄러운 밤이다. 거룩한 밤이라지만 음란한 밤이다. 지금 호텔 예약 다 되었고 성탄이 낀 주일에는 아예 교회도 안 나온다. 어둠에 묻힌 밤이라지만 1년 중 전기를 제일 많이 쓰는 날이다. 기독교는 술 취하지 말자는 종교인데 1년 중 술이 제일 많이 소비되는 날이다. 술 많이 먹으면 딸기코가 된다. 루돌프 사슴 코가 매우 반짝인다.

탄일종이 울릴 때는 깊고 깊은 오막살이나 바닷가에 사는 어부들한테까지 빵이 들어오고 고기가 들어왔는데, 70년대부터 탄일종이 차임벨로 바뀌면서 '성탄을 가족과 함께'라는 구호가 생겨났다. 성탄을 가족과 함께하면 좋으련만 가족과 함께 안 하고 애인과 함께한다. 그러니까 오막살이나 어부들에게 관심이 없다. 추수감사절 때는 칠면조를 노숙자들에게도 나누어주었다. 성탄 때는 아무런 선물도 없고 그냥 쓸쓸하게 빵 한 개 커피 한 잔씩 나누어주게 되었다. 종소리는 일요일마다 들리지만 탄일종이 들릴 때는 떡이 들어오고 빵이 들어오고 칠면조 죽이 있었는데 종소리는 똑같으나 떡도 빵도 칠면조도 없으니 종소리가 징그럽게 들린다. 그래서 징글벨이다."

그러고 한국에 왔다. 아침에 전화가 온다. "여기 방송국인데요, 12월 25일 아침 아홉 시 황금 같은 시간입니다. 성탄 메시지 좀 전하시지요." "시간은요?" "한 시간입니다." 뭐 대충대충 미국에서 했던 대로 했다. 왜 성탄 때 전기 요금 많이 나간다는 이야기는 안 하고 꼭 8월 복중에 전기 많이 쓴다고 방송하는지 모르겠다, 금년부터는 12월 24일 밤에 전기 많이 쓴다고 방송 좀 하라고 강조했다. 아무튼 마무리는 노래로 해야 된다.

> 시끄러운 밤 음란한 밤
> 네온싸인 밝은 밤
> 주의 부모 앉아서
> 시끄러워 기도 못 할 때
> 아기 잘도 깬다
> 아기 잘도 깬다

방송 끝나고 담당 기자가 훌륭한 메시지입니다, 훌륭한 메시지입니다를 반복한다. 이 사람이 다음 성탄 때 또 같은 부탁을 하겠구나 하고서 준비하고 전화 오기를 기다렸다. 역시나 같은 시간에 또 부탁한다. 이제는 같은 말이 아니다. "예수를 만나려면 노숙을 해야 한다. 예수 태어나고 제일 먼저 목자가 알게 되었다. 양 틈에 자는 것 자체가 노숙이다. 그 다음 동방박사들이다. 지금처럼 대학원에서 총장이 수여식을 하는 박사 제도가 없었고 별을 보고 인재들과 성인들이 나오는 것을 알려면 노숙을 해야 한다. 첨성대도 없고, 대낮에 별을 보고 연구할 수는 없다. 노숙을 하다 보니 먼 나라에서 거룩한 아기가 탄생하는 별자리를 보고 찾아왔던 것이다."

방송인은 역시 훌륭한 말씀이라고 거듭 말하고서 끝이다. 아무리 훌륭한 말씀도 한 사람에게 연속 세 번은 안 시킨다. 그래서 준비 안 했다. 준비 안 한 줄 알고 전화 안 온다. 지금은 전화 와도 상관없다. 지난번 것 또 하면 된다. 새로 들은 이들은 새롭고 20년 전에 들은 이들은 더 새롭고 2년 하다 보면 또 20년 가고 그 후에는 내가 없다.

처음에 하던 이야기를 이어가자. 70년대에는 우리 국민들이 무척 건강했다. 보건소에서 할 일이 없다. 건강하기는 했으나 그 대신 일자리가 없다. 도시마다 공장을 짓고 산업화가 되다 보니 시골에서 처녀·총각들이 서울로 올라간다. 70년대에는 공장이 갑자기 늘어나 직원들이 필요했고, 사장들은 조선 시대나 일제 때 근성이 있어 직원들을 대우하기는커녕 그냥 부려 먹다 사장 기분 나쁘면 해고한다. 해고 근로자들이 갈 곳이 없다. 빈손으로 고향에 갈 수가 없다. 해고자가 아니어도 직장을 옮길 때 공백 기간에 갈 곳이 없다.

이 사람들이 우리 집으로 찾아온다. 평균 7~8명, 많이 모일 때는 40명 정도 모여든다. 휴가철에도 갈 곳이 없다. 요즘처럼 휴가비가 있는 것도 아니고 갈 곳이 없으면 우리 집으로 온다. 한 시간 걷기는 해도 숲이 있고 집 앞에 개울도 있어 휴일이면 별일 있어도 몰려온다. 직장 다니는 이들은 휴일에 오고 직장 잃으면 아예 와서 같이 생활한다. 명절 때도 많이 모여든다. 돈이 없어 고향에 갈 수 없는 사람들이다. 집이 서울이라서 명절 아침 먹고 찾아온 이들보다도 실직자들이 줄곧 모여 사는 공간이 되었다. 나는 말로는 혼자 살지만 실제로는 혼자 있는 시간이 1년 중 10일도 안 된다. 더 고마운 것은 밥을 같이 해 먹으니 심심할 겨를이 없다는 것이다.

70년대에 젊은 여성들이 구하기 제일 쉬운 직업이 식모살이였다. 식모食母는 어머니라는 존경어다. 그렇게 높임말을 하대하면서 쓰게 되니 가정부家政婦란다. 가정부라는 말이 더 낮추어서 쓰는 단어이지만 그래도 가정부라는 말이 식모보다 듣기 낫다고 한다. 식모살이는 이력서나 신분증이 필요 없이 아무 때나 들어갈 수 있고 주인들이 먹는 음식 해서 배부를 수 있어 조용히 숨어 살기 좋은 직업이었다. 부족한 것은 외출과 외박이 없다는 것이었다. 집안에 큰 애경사가 있을 때 쉬거나 한 달에 하루 쉬는 날이 있는 정도였다.

그다음 인기 직업이 버스 차장車掌이었다. 차장 역시 아주아주 높인 말이다. 차 안의 주인이라는 뜻인데 이 역시 듣기 싫다고 바꾼 말이 지금은 없어진 안내양案內孃이다. 안내양은 힘은 들어도 월급이 좋았다. 힘든 직업이라서 자주 바뀐다. 월급이 많으니까 집을 산다. 숙소가 있으니 집 사서 전세 주면 된다. 전세 끼고 융자를 받으면 집이 된다. 월급 받아서 융자 갚고 전세금 빼주면 3년 안에 내 집 된다. 안내양 10년 해서 집 세 채 사고 시집간 처녀도 있었다. 내가 돈 관리해서 집 사고 시집간 처녀들 여러 명이다. 안내양이 여러 회사에 있으니 서로 연락해서 대우 좋은 회사로 불러들인다.

그때는 시내버스가 새벽 네 시부터 운행했다. 밤 열한 시까지 근무한다. 그래도 다 견디어냈다. 쉬는 날 별로 없어도 잘 견디어냈다. 병 안 나고 잘 지냈다. 공장에 근무한 공원들도 3교대 2교대 해가면서 병 안 나고 건강하게 살았다. 70년대에는 맹장수술 아니었으면 병원마다 할 일이 없었을 것이다. 병원마다 할 일 없으니 정관, 난관 수술하기로 바쁘게 지냈다. 보건소 직원들은 풍선 장사나 풍선 나누어주기로 바쁘게 살았다. 건강에 대하여 연재하다 보니 70년대 이야기를 하고 지나가야 했다.

대관절

1980년대에 새로 생겨난 병이 관절염이다. 관절염 역시 일본에서 수입해왔다고 생각한다. 일본이 우리나라보다 관절염이 앞섰다. 80년대 초, 우리나라는 가끔씩 있을 때 일본에서는 집집마다 있었다고 한다. 관절염은 70년대까지는 거의 없었다. 요즈음은 관절염이라면 흔한 병이라서 퇴행성이냐 류마티스냐 하고 묻는다. 퇴행성 관절염은 주로 무릎부터 아프기 시작하고, 류마티스 관절염은 주로 손가락 마디부터 시작하는 관절염이라고 구분하고 있다. 퇴행성은 나이가 들어서, 늙어가면서 생겨난 관절염을 말한다. 류마티스란 체내에 부신피질 호르몬이 부족해서 생긴 병이란다. 퇴행성이고 류마티스고 둘 다 관절염이다. 아무튼 고치기 힘든 병이다.

관절염의 원인은 주로 신경 많이 써서 생겨났다고 한다. 의사들은 원인 모르고 못 고치면 신경성이라고 한다. 신경성이든 구경성이든 병명은 몰라도 되지만 고쳐주지는 않고 병명만 이야기한다. 고치기는 하는데 또 재발한다. 또 아픈지 모르게 하는 진통제라는 약만 준다. 신경 써서 생겨난 관절염 환자들이 물론 있지만 모든 관절염 환자들이 그런 것은 아니다.

그다음 일을 많이 해서 생긴 병이란다. 나 어릴 적에 일 많이 하고 자랐다. 나뿐 아니라 나보다 먼저 사신 이들, 우리 국민들, 양반들을 제외하고는 일 많이 했다. 새벽 네 시에 일어나 지게 지고 일 시작하면 밤 열한 시까지 짐 져 나르고 살았다. 짐도 무거웠다. 지금은 볼 수 없으나 쌀 한 가마니가 80킬로그램이었다. 그 쌀가마니 혼자서 지고 메고 다녔다. 우리 마을 젊은이들(지금은 노인이지만)이 정미소에서 가을철 겨울철 일을 했다. 80킬로그램 무거우니 40킬로그램씩 나누어 나르면 되지 않느냐고 했더니 그렇게 두 번 나르는 것보다 한 번에 나르는 것이 훨씬 쉽다고 한다. 이런 말을 여주에서 했더니 쌀 한 가마니가 90킬로그램이었는데, 왜 80킬로그램이라 하느냐고 한다. 멀리 갈 것 없다. 내가 20대에 벼 타작을 다녔는데, 그때 벼 가마니 무게가 170근이었다. 100킬로그램 정도 된다. 그 가마니를 혼자서 어깨에 메고 1킬로미터 정도 걸어 다녔다. 그때도 관절염 안 걸렸다.

지금은 쌀가마니가 점점 작아진다. 쌀 80킬로그램짜리 지고 다니는 것을 일컬어 '일(1)한다'고 하자. 지금처럼 쌀이 20킬로그램이면 한 가마의 4분의 1이니 '0.25한다'고 해야지 '일(1)한다'고 하면 안 된다. 모두가 웃자고 하는 농담이다. 농사 이야기이니 농담農談이다.

관절염의 원인은 신경성도 아니고 일을 많이 해서 생긴 병은 더욱 아니다. 우리 옛 어른들 일 많이 해서 손마디가 굵기는 했어도 지금처럼 비틀어지지는 않았다. 나도 20대에 관절염을 앓았다. 손가락 마디마디마다 아프고 발목이 아파 예비군 훈련장 가서 훈련을 못 하고 계단에 앉아 있기만 했다. 무슨 병이든 음식과 연관 짓는 버릇이 있는 나는 내가 그동안 무슨 음식을 주로 많이 먹었는지 찾아내야 했다.

내가 스물일곱 살 때 양계장을 3년간 했다. 양계장 수입은 사료 파동 때문에 적자였고, 닭을 잡아서 고기로 식당에 갖다주면 닭 잡는 삯, 즉 칼질하는 품값이 좋았다. 매일 밤마다 100마리씩 잡아서 배달하는 일을 했다. 닭을 죽여서 털 뜯고 머리 자르고 날개 조금 자르고 발 자르고 내장 빼내고 배달해준다. 1972년 당시 한 마리 잡는 데 50원씩 준다. 그 당시 공무원 월급이 10만원 정도였다. 고무신 한 켤레 값이 250원이었다. 30여 명이 함께 살면서 쌀을 못 먹고 콩비지나 보릿겨 사다 먹고 굶주린 배를 채우던 때였다. 닭을 잡고 나서 머리 발 내장 모두 버리지 않고 손질해서 식구들이 매일같이 3년을 먹었다. 쌀도 보리쌀도 없이 두부 집에서 비지 사다 먹고 강냉이죽 먹을 때 닭고기를 먹을 수 있었으니 매일 먹어도 질리는 것이 아니라 중독이 되었다. 양계장을 하다 보면 언제나 잘못된 닭이 있기 마련이다. 그러면 이 닭을 지금처럼 버리는 것이 아니고 다 잡아 손질해서 국물까지 남김없이 먹었다. 이제는 혼자 통닭 한 마리는 모자라서 한 번에 두 마리 정도 먹어야 직성이 풀린다.

이렇게 3년을 먹고 나니 관절염이 오기 시작했다. 그때 닭고기와 계란을 안 먹기로 했다. 며칠만 안 먹으면 관절 쑤시는 증세가 없다. 계속해서 안 먹으니 안 아프다. 이제는 끊었다. 전혀 안 아프다. 30년을 끊었다. 다시 먹어보자 옛날 증세가 또 나온다. 40년을 끊고 나니 조금 괜찮다. 50년이 지난 지금은 닭 한 마리 먹어도 안 아프다.

모든 관절염에 닭과 계란이 나쁘다는 이야기가 아니고 나처럼 매일같이 3년 정도 먹은 사람들의 증세 이야기다. 즐겨 먹는 정도가 아니고 나처럼 굶어 죽지 않으려고 먹는 이들에게 오는 증세다. 더러는 나처럼 3년 아니고 6년, 9년 먹어도 관절염 안 걸린 사람도 있다. 그러나 그런 이들은 증세가 관절염으로 안 오고 다른 증세로 올 수도 있겠다. 오해 없기를 바란다. 내가 하려는 말은 닭고기와 계란이 나쁘다는 것이 아니고 누구나 같은 음식을 많이 먹었으면 끊어보자는 말이다. 소고기만 많이 먹었거나 돼지고기만 자주 먹는 이들은 그 고기를 끊어볼 필요가 있다.

얼마 전 104세 된 할머니가 매일 돼지고기를 빼놓지 않고 삶아서 드시는 것도 보았다. 먹고 싶은 음식이 있으면 건강하게 살면서 마구잡이로 먹고 나에게 맞는지 안 맞는지 자기가 알아내야 한다. 내가 닭고기와 계란 때문에 관절염이 오는 것을 3년 걸려서 알아냈다. 어떤 이는 돼지고기가, 어떤 이는 소고기가 더 나쁠 수도 있다. 어떤 이는 사과를 많이 먹어서 관절염에 걸린 이들도 있었다. 그 사람 체질에 맞지 않아서 쑤시고 잠 못 자다 사과를 끊으니 통증이 없어진 사람들이 세 명 있었다.

이제는 우리가 너무나 많이 먹고 있는 기름 이야기를 하련다. 내가 군에 있을 때 보급을 맡았다. 1969년 8월에 내가 복무했던 군부대에 콩기름이 보급되었다. 맛있었다. 제대 후에 인근 교회에 있으면서도 조금씩 얻어다 먹었다. 그즈음부터 군부대뿐 아니라 민간 사회에서도 콩기름이 나오기 시작했다. 그때나 지금이나 맛있는 기름이다. 70년대 초 식당에서 반찬 많은 백반을 시켜 먹었는데, 열다섯 가지 반찬 중에 물김치를 제외하고는 콩기름 안 들어간 반찬이 한 가지도 없었다.

그 맛있는 콩기름이 언젠가부터 식용유로 이름이 바뀐다. 식용유라니, 이름이 참으로 애매하다. 무슨 기름인지 안 밝히고 식용유란다. 먹을 수 있는 기름이란다. 계속해서 궁금했는데, 갑자기 방송에 광고가 나온다. 순 100퍼센트 콩기름이란다. 이제는 식용유라는 단어보다 콩기름, 현미유, 포도씨유, 옥배유, 올리브유, 카놀라유, 해바라기유, 들기름, 참기름…, 정확히 이름을 밝힌다.

문제는 값이 너무 싸다는 것이다. 유기농 콩 8킬로그램 한 말을 기름 짜면 소주병이 아닌 사이다 병으로 한 병 나온다. 유기농 콩 한 말에 10

만원이다. 10만원어치 콩 사서 기름 짜면 0.2리터다. 유전자 변형한 수입 콩은 값이 싸서 유지되는지 모르겠다. 그 콩도 기름 짜보니 유기농 콩보다 더 적게 나온다. 10킬로그램 짜야 한 병 나온다. 현미, 포도씨 모두 압착해서 짜면 기름 아주 많이 안 나온다. 공장에서 무슨 약품 처리를 해서 짜면 나온다.

아무튼 기름 값이 싸니 많이 먹게 된다. 기름이 나쁘다기보다는 우리가 옛날에 비해서 너무 많이 먹는다. 무엇이든지 한 가지를 많이 먹으면 병이 난다. 그 성분이 과다하면 병이 난다. 아무리 안 먹으려 해도 할 수 없이 많이 먹으면 죽게 되는 것이 나이다. 그리고 물에 빠진 사람이다. 물을 안 먹을 수가 없다. 밥이 보약이라지만 밥도 100년 먹으면 죽는다. 그래도 제일 오래 먹을 수 있는 것이 밥이다. 좋은 약도 많이 먹으면 죽는다. 독 있는 식품만 먹으면 죽는 것이 아니고 좋은 약도 한 번에 많이 먹으면 죽는다. 옛날에 비해서 기름을 너무 많이 먹는다.

내 생일이 음력 8월 12일이다. 추석 3일 전이다. 내가 어릴 적 일이다. 생일날 어머니께 나 오늘 생일이니까 부침이 한 장만 부쳐주시라고 말했다. 어머니는 "기름 냄새가 나면 냄새 나는 집까지 나눠 먹어야 한다. 우리 형편에 나누어 먹을 기름이 없으니 이틀만 참고 집집마다 부칠 때 같이 부치자"고 하신다. 물론 내가 떼쓰고 울어대면 할 수 없이 부쳐주신다. 그러나 내가 철이 빨리 들었다. 내가 양보했다.

그 시대에 기름이 이처럼 귀했다. 참기름은 너무 귀해서 양념으로 조금씩 썼고, 들기름은 부잣집이나 종갓집에서 1년에 한두 병 정도 사용했다. 목화씨 기름이 있었으나 맛이 없어 불 켜는 데 사용했고, 피마자기름은 여인들 머릿기름으로 썼다. 머릿기름은 동백기름이 좋으나 해변, 그것도 남해안과 서해안 일부에서만 생산하기에 교통이 불편한 옛날에는 듣기만

한 기름이다.

지금은 기름이 너무나 흔하다. 요리 책 볼 필요 없다. 요리법은 한 가지다. 기름에 볶으면 된다. 콩나물, 기름에 볶자. 고사리, 기름에 볶자. 감자, 채 썰어 기름에 볶자. 묵은 김치, 기름에 볶자. 다시마, 기름에 튀기자. 김, 기름 발라 굽는다. 갈치, 병어, 임연수어, 고등어, 기름에 볶자. 새우, 멸치는 땅콩과 같이 기름에 볶자. 어느 요리 책이든 기름에 볶으면 끝이다.

요리하는 방송에서도 마찬가지다. 요즈음 1주일에 한 번씩 배우 최불암 씨가 전국을 돌아다니면서 음식소개를 한다. 어느 지역, 어느 곳에 가든지 지역마다 특산물 자랑하면서 빠지지 않고 나오는 음식이 있다. 꼭 기름에 튀기거나 굽는 음식이다. 반복해서 말하지만, 기름이 나쁘다는 것이 아니고 좋다 해도 너무나 많이 먹는다는 이야기다. 시중에 돌아다니고 있는 기름들 모두 식약청에서 검사해보고 허가해준 상품들이다. 그러나 우리 국민들이 갑자기 많이 먹는다.

관절염 환자들 3일 또는 7일 굶으면 안 쑤신다. 굶고 나서 한 가지 음식을 하루씩 먹어보자. 일단 굶었으니 맨 먼저 쌀죽을 먹어보자. 여기에 간장 한 가지만 더해 먹어보자. 그리고 관절이 쑤시면 쌀죽 안 먹으면 된다. 밥 먹고는 안 쑤신다. 반찬이 문제다. 맨밥에 간장만 먹어보고 된장, 고추장, 새우젓부터 접근한다. 종일 김치만 먹고 한 가지씩 늘려간다. 콩나물, 두부, 채소부터 시작해서 산나물, 해산물로 점점 늘리다가 먹고 쑤시면 그 음식 안 먹으면 된다. 사 먹지 말고 집에서 해 먹으면서 양념류까지 같이 시험해보면 된다.

소고기, 돼지고기, 오리고기, 닭고기, 계란은 나중으로 돌리자. 무슨 고기가 나쁘다는 것이 아니고, 지금까지 너무 많이 먹어왔으니 나중으로 돌리자는 이야기다. 지금까지 계란 한 번도 안 먹었으면 그 사람은 계란 먹고 병이 나을 수도 있다. 남이 먹고 병 고쳤다는 음식 따라서 먹어보면 효과가 없을 수도 있다. 그것은 그 사람 몸에 그 같은 성분이 부족해서 그런 것이다. 내 병은 내가 알아서 내가 고쳐야 한다.

30년 전 일이다. 방송국에서 내가 관절염 고친다고 방송을 했다. 대단한 방송국이다. 기독교방송(CBS) 라디오였다. 관절염 환자들에게서 전화가 온다. 새벽부터 밤중까지가 아니고 새벽부터 새벽까지 온종일 전화가 온다. 찾아온 사람들이 마당에 가득하다. 아예 우리 집에 들어와 사는 사람들도 있었다. 그때는 다 고쳤다. 1차로 전화 상담을 하고, 안 되면 찾아와 만나고, 그래도 안 고쳐지면 우리 집에 와서 같이 살았다. 우리 집에서 같이 살면 통증은 없다. 어떤 이는 굳어진 관절이 펴지지 않아 앉은뱅이로 살다가 여수 애양원 병원에 가서 굽은 다리 펴고 걷기도 했다. 그분은 그 뒤로 통증 없이 살다가 70살 넘어 재작년에 세상 떠났다. 한동안은 우리 집이 관절염 환자들이 모여 사는 곳이었다.

건넛집 마주보고 사는 80살 넘은 노인이 30년 전부터 관절염으로 고생한다. 내 방으로 찾아오셨다. 몇 가지 먹지 말아야 할 음식 지적해 드렸다. 얼마 지나서, "에이, 못 참겠다. 먹고 고생해야지!" 하시더니 한평생절고 사신다. 관절염으로 죽지는 않는다. 죽을 병은 아니다. 통증이 심하고 굳어지고 마비되고 고생만 하다가 장수한다. 부분적으로 가끔씩 아프고 쑤시는 병은 소관절이고, 부분적이지만 계속해서 쑤시는 병은 중관절이고, 전신이 아프고 굳어지고 못 걸으면 대관절이다.

암은 암이다

90년대 들어와서 흔해진 병이 암이다. 누가 암 진단을 받으면 무슨 암이냐고 묻는다. 무슨 암이든 상관없고 암이냐 아니냐의 문제다. 더 나아가서 누구나 체내에 암세포가 다 있다고 본다. 인류 모두가 암 환자다. 내가 결핵 환자들과 15년을 같이 살았는데 결핵도 비슷하다. 주로 폐결핵만 생각하지만 장결핵, 골결핵, 림프샘결핵, 피부결핵증, 기관지 결핵, 위장관 결핵, 비뇨기과 결핵, 중추신경 결핵 등 우리가 모르는 결핵이 더 있다. 결핵균은 공기를 통해서 전염된다. 전염이 되어도 건강 체질은 병원균을 이겨내지만 몸이 약한 이들은 이겨내지 못하고 병에게 지고 산다. 그러다 이겨내면 고쳐졌다고 한다. 암도 마찬가지다. 암세포는 누구나 다 갖고 사는데, 암세포가 퍼져 나갈 수 있는 생활을 하고 있으면 암 환자고, 암세포가 퍼질 수 없는 생활을 한다면 이겨낼 수 있는 것이다. 주로 식생활을 들고 있으나 의식주를 다 같이 병행해야 한다.

오래전에 한남용에게 들은 이야기다. "나는 술도 안 먹고 담배도 안 피우니 냄새에 민감하다. 누가 사과나무에 오줌을 누면 그다음 날 사과를 따 먹고 무슨 음식 먹고 눈 오줌인지 냄새로 알아맞춘다”고 한다. 가령 커피 마시고 눈 오줌인지 돼지고기 먹고 싼 오줌인지 알아낼 수 있다는 것이다. 농부는 무슨 음식을 먹고 싼 오줌이냐를 가지고 과수의 병충해를 알아내야 한다. 지금은 돌아가신 이웃 마을 노인이 옛날 미군 부대서 똥을 퍼다가 과수원을 했는데 “미국 놈들 똥은 거름 안 돼”라고 하셨다. 그 당시 우리나라에 온 미군들은 미국서 주로 가공식품을 조달해 먹고 지낼 때였다. 지금 우리나라, 주로 서울 사람들도 마찬가지다. 이웃 마을 노인 말씀 따라 시험해보았다. 역시 서울 사람들 똥은 거름 안 된다.

무슨 오줌똥을 싸느냐에 따라서 과수의 건강 상태를 알아낼 수 있는데, 과수원을 운영하는 사람은 무슨 오줌인지 알아내려 하지 않고 쭈그러진 사과 하나 따내고 과수 좋다고 한다. 그러면 병충해가 잎으로 번진다. 이것을 전이되었다고 한다. 또 벌레 먹은 이파리 훑어내고 수술 끝냈다고 한다. 그다음 껍질로 번진다. 껍질 벗겨내면 이제는 뿌리로 번진다. 내가 주장하는 것은 나쁜 음식 먹고 사과나무에 오줌 싸지 말자는 것이다.

암도 그렇다. 가령 유방에 밤톨만 한 암 덩어리가 발견되면 이것은 수십 수백만 개의 암세포가 활동하다가 유방에 나타난 것이다. 유방이든 간이든 폐든 거기에 나타나면 유방암, 폐암, 간암으로 나뉘는 것이다. 암세포는 그대로 두고 유방암 수술만 한다면 그것은 쭈그러진 사과 하나 따주고 수술 끝났다고 하는 것이다. 같은 이치다. 유방암 수술하고 또다시 암세포가 배양될 수 있는 음식을 먹고 나면 전이됐다고 한다. 껍질로 번지면 피부암이고 뿌리까지 번지면 골수암이라고 한다. 암세포가 증가할 수 있는 음식을 먹지 않으면 암세포는 굶어 죽는다. 항암제 주사를 맞고 암세포를 죽이는 약을 먹으면 이 약들이 얼마나 독한지 구토가 나고 손발이 저리고 심하면 머리가 빠진다. 또 암세포만 죽이는 것이 아니고 다른 세포들도 같이 죽는다.

어떤 이들은 이 같은 고통을 피하려고 항암 치료 자체를 거부한다. 거부하고 더러는 살아 있는 이들이 있으나 죽는 이들이 더 많다. 병원 치료 잘 받고, 항암제 주사 맞고 약 먹고 나면 암세포는 100퍼센트 죽는다. 암은 다 고쳐졌다. 그러고 나서 3주 후에 또다시 항암제 주사를 맞는 것은 그간에 암세포가 증가할 수 있는 음식을 먹고 있기에 전이도 되고 재발도 되었기 때문이다. 그러다가 항암제 독을 이겨내지 못하고 몇 번 맞다 포기하고 죽는 이들이 더 많다. 이 같은 고통을 피해 편히 살다 죽으려고 항암제 자체를 거부하는 이들을 만나면 나는 사정사정해서 항암 치료를 받도록 권면한다. 치료를 받고 또다시 암세포가 증가할 수 있는 음식을 안 먹으면 암세포는 증가하지 않고 굶어 죽는 것이다.

그런 음식이 무엇이냐고 하겠으나 너무나 다양해서 일일이 나열할 수가 없다. 그래도 이로운 음식과 해로운 음식은 구별할 수 있다. 누구나가 다 아는 바다. 이로운 음식은 유기농산물, 자연식이고, 해로운 음식은 수많은 학자들과 의사들이 연구해서 발표해둔 것만 찾아보면 된다. 주로 석유제품들이다. 그런데 우리에게 석유제품 쓰는 삶이 너무나 일상화되어 이것이 발암물질이라 하면서도 먹고 입고 덮고 자고 심지어 집을 짓고 생활하면서 대수롭지 않게 지낸다. 먹는 약에마저도 석유제품이 들어 있다.

자연식만 잘해도 암 안 걸린다. 우선 우리 집에서는 암 환자가 안 나왔다. 1980년도부터 시작해서 몇 년 전까지 40여 년을 30~40명이 같이 살았다. 그때까지 암으로 죽은 이들이 없었다. 땅 사고 한 번도 화학비료나 제초제, 농약, 성장촉진제 사용 안 했기에 가능하다. 또 외부에서 음식 사다 먹지 않았다. 심지어 생활협동조합에도 가지 않았다. 그 이유는 돈이 없어서였다. 농사지으면서 30가지, 40가지 종자 심었다. 두부 해 먹고 묵 쑤어 먹고 콩나물 길러 먹었다.

내가 강원유기농연합회 창립회장이었다. 몇 년 전 20주년 행사 때 축사를 하란다. 축사는 간단했다. "우리 회원 중에 암으로 죽는 이들 있었나요?" "없어요!" 정농회가 생겨난 지 44년 되었으나 회원들 중에 암으로 죽은 이들 없었다. 물론 회원 가입하고서 아무 음식이나 사 먹고 몇 년에 한 번씩만 회의 참석하다가 암으로 죽는 이는 있었다. 그러나 전체적으로 그랬다는 것이다.

전국귀농운동본부 회원들도 마찬가지다. 초대 대표와 사무국장이 교육을 맡을 강사 선정을 할 때 정농회 어른들을 시켰다. 그분들 외에 돈 잘 버는 강사들은 아니어도 건강한 정신을 지니고 농사짓는 이들을 초청해서 교육을 했다. 처음 귀농한 이들은 80세 넘은 노인들이 30분이면 끝낼 일 가지고 부부간에 온종일 지치도록 일한다. 그래도 그들이 큰 병 안 걸리고 살아가는 게 기특하기도 하고 고맙기도 하다. 24년 넘도록 지켜온 귀농운동본부의 회원 중에 암으로 죽은 이들이 없다는 것은 자랑할 만하다.

29년 전 일이다. 감리회 제2연수원에서 김영주 원장이 건강교실을 열자는 제안을 했다. 준비에 1~2년 걸렸다. 교육 기간은 3박 4일로 하고 매달 첫 주에 한다, 인원은 오는 대로 다 받되 한 명이 와도 한다, 아무도 안 오면 나 혼자서 어디 안 가고 3박 4일을 교육원에서 보내기로 했다. 현수막을 다섯 군데 걸고, 일간 신문 광고란과 감리회 소식지에도 내고 시작했다.

신문 보고 온 사람은 한 명, 현수막 보고 온 사람도 한 명 있었다. 돈 들여 곳곳에 알리는 일 모두 중단하고, 다녀간 사람들이 추천해서 모인 이들만으로 매달 2년간을 했다. 인원이 적게 모여 2개월에 한 번씩, 1년에 여섯 번 했다. 후임 원장인 이은재 목사가 주관했고 진행은 한주희 목사가 했다. 처음에는 주로 아토피 환자들과 아이들, 관절염 환자들이 많았으나 역시 암 환자들이 갈수록 많아졌다. 어느 때는 암 환자 모임에서 단체로 참석하기도 했다. 이렇게 남양주 감리회 제2연수원(산돌학교)에서 교육을 18년간 진행해왔다. 매 기마다 어려웠던 일, 재미있었던 일들이 많았으나 모두 나열할 수가 없다.

상주에 있는 환경농업교육관에서도 오덕훈 회장이 건강교실을 하자는 제안을 했다. 거기서는 1년에 네 번 계절별로 하기로 했다. 또 남원 귀농학교 주최로 실상사에서 1년에 한두 번 정도 건강교실을 했다. 실상사에서 하게 되니 숙소 따로, 식당 따로, 강의실 따로 복잡했다. 산동면에 있는 귀정사에서 진행하였다. 10여 년을 지속했으나 귀농학교 지원자들이 없어 한동안 중단하고 있다. 부산에서는 양생연구원 교육 기간에 건강교실 교육이 필수로 정해져 있어 지금까지 진행하고 있다. 정농회 주최로 매달 짝수 달 3주째 금토일요일에 진행하고 있다. 강원생명평화회의 주최로 매년 초 한 번씩 건강교실을 열었고, 녹색대학인 온배움터에서는 매년, 양산의 개운중학교에서는 방학 때마다 수년간 진행하였다. 여수 사랑방, 장흥 용산면에서 한창본이 주관하면서 진행해왔다. 가톨릭 고성수도원에서 하다 성공회와 원불교 교당에서도 진행하였다. 미국, 캐나다에서도 진행하다 보니 30년이 지났다.

건강교실 교육을 하다 보면 매 기마다 암 환자들이 주를 이룬다. 암 환자들이 없을 때는 없었다. 더러는 중환자들이 올 때도 있었다. 손등 발등이 붓고 복수 찬 이들, 옆구리에 똥주머니 매달고 오는 이들도 있었다. 자주 있었다. 이처럼 오랜 기간 교육이 1년에 적게는 20회, 많을 때는 30회가 넘었다. 여기에 참가한 암 환자들 가운데 1년에 한 명 정도 죽었다. 지금까지 꼭 30명 죽었다.

그들 가운데 내 말 안 듣고 죽은 이들도 있었다. 그중 한 사람은 돈이 너무 많아서 죽었다. 돈이 있어 암 보험을 보험회사마다 다 들어놓았다. 나는 암 보험 들어놓으면 무조건 1~2억 찾게 되는 줄 알았는데, 알아보니 교통사고처럼 병원에 입원하면 입원비와 일당을 구체적으로 계산해서 지급한다고 한다. 문제는 정부에서 인정해준 병원이나 요양 시설에 있으면 그날 일당이 나오는데 우리 집에 와 지내며 좋은 환경에 좋은 음식을 먹고 있으면 인가 난 시설이 아니라서 보험회사에서 일당이 안 나온다는 것이다. 그냥 일당이 아니고 보험회사마다 주는 그 여러 곳의 일당을 못 받는 것이다. 몇 군데 보험 들었느냐고 물어보아도 안 가르쳐준다. 인터넷에 알아보니 34개 정도의 보험사가 있다. 물론 다는 아니겠고 20군데? 30군데? 아무튼 궁금했다. 일당이 매일 한 곳에서 10만원씩 30군데면 300만원, 20만원씩이면 600만원, 이처럼 많은 액수를 우리 집에 더 있으면 못 받게 되는 것이다. 그래서 인가 있는 시설로 옮겼고 자연식을 못 하게 되니 병이 점점 심해져서 죽게 되었다. 죽기 며칠 전 내가 왜 그랬을까 하는 후회는 이미 늦었다.

한 사람은 종합 비타민을 너무 많이 먹고 죽었다. 비타민은 좋은 약이지만 암 환자가 몸이 약해진 상태에서 과하게 먹으면 몸이 감당을 못 한다. 내가 못 먹게 하니 감추어두고 내가 안 볼 때 계속해서 먹었다. 실컷 먹었다. 죽은 후에도 약이 한 상자 남았다. 그중에 비타민C는 따로 두고 더 먹었다. 갈수록 눈알이 노랗고 얼굴이 노랗고 전신이 노랗더니 손톱도 노랗고 시신까지 노란색이었다.

젊은 여성 한 사람 기억도 난다. 흙집에 가면 안 아프고 흙집이 아니면 통증 때문에 고통이 심하다. 흙집에서 편히 잘 지내다가 집 앞에 도로 포장을 하게 되자 밤새 고통이 심했다. 며칠 후 외가에 흙집이 있어 그곳에 가서 잘 지냈다. 그런데 또다시 50미터 밖에서 도로 포장을 새로 하니 역시 통증이 심했다. 그곳을 떠나 자기 집 한쪽에 흙집 하나 짓고 나서 살아보지 못하고 떠났다. 암 잘 고친다는 곳, 더 잘 고친다는 곳 전국을 돌아다니다가 못 고치고 심해져서 떠났다.

다시 정리해보자. 암 진단 받으면 무조건 수술을 거부하거나 병원 치료를 거부하지 말아야 한다. 수술하고 항암제 주사 맞고 집에 와서 해독이 될 수 있는 음식을 먹으면 된다. 약으로 먹으면 의사의 처방이 있어야 하니 음식으로 먹으면 된다. 무슨 건강식품도 아니다. 그렇게 되면 구토 안 하고 머리 안 빠진다. 큰돈 들여 좋은 약 찾아다니지 말고, 좋은 환경에서 좋은 음식 조금씩 먹어가면서 병원 멀리하지 말고 살아남아보자. 해독시키는 음식 궁금하면 나에게 전화해라. 나보다 나이 많으신 어른들은 젊은 사람 시켜서 전화하시고.

두 가지 피부병

피부병의 종류로는 세균성, 기생충성, 곰팡이성, 알러지성, 아토피성, 개선충성, 진균성, 지루성, 농피증성 피부염 등이 있다고 한다. 이 외에도 우리가 분석을 안 해서 그렇지 수천 가지 종류가 있겠다. 줄이고 줄이면 두 가지 종류다. 한 가지는 몸 안에 있던 독이 밖으로 나오면서 생기는 경우와 밖에 있는 독이 몸에 들어오거나 묻어서 생기는 증세로 구분해본다.

이것은 원인이고 예방법은 독을 먹지 말고 독 묻을 짓을 안 하는 것이다. 치료는 독이 있는 음식을 먹지 말고 땀을 흘리면 된다. 독 있는 음식이 무슨 음식이냐고 묻는다면 나도 잘 모른다. 다만 피부병 환자가 먹어보고 구별하는 수밖에 없다. 우선 2~3일 굶어도 안 되면 4~5일, 6~7일 굶어보자. 가렵거나 아프지 않을 때까지 이왕이면 땀을 흘리면서 굶으면 더 빨리 안 아프다. 굶은 다음 가려움증이나 통증이 없어지면 그때 가서 하루에 한 가지 음식을 먹어본다. 우선 금식했으니 하루 종일 쌀죽만 먹어본다. 그 쌀도 유기농 쌀이어야 한다. 처음부터 가공식품은 먹지 말고 곡식을 한 가지씩 추가해본다.

이틀째 되는 날은 좁쌀을 추가해보고 보리, 밀가루, 옥수수, 팥 등을 추가하지만 콩은 맨 나중에 먹어본다. 그것은 콩에 반응이 있는 사람들이 많기 때문이다. 반찬 역시 처음에는 간장만 먹어본다. 그것도 왜간장이 아니라 집에서 담은 간장부터 먹어본다. 그다음 된장, 고추장, 젓갈 순서다. 채소 역시 유기농 채소여야 한다. 고기나 생선도 하루에 한 가지씩 먹어봐야 내 몸에 맞는지 안 맞는지 구별할 수가 있다.

그다음은 물 자주 마시고 땀을 흘리는 것이다. 물 자주 마시는 것은 우리 몸의 독성이 오줌으로도 똥으로도 빠져나가기 때문이다. 똥오줌으로 나가기 전에 땀을 흘리면 땀으로 먼저 빠져나간다. 그러나 땀을 흘리면 더 가렵거나 더 아프다. 그것은 독성이 피부로 빠져나가면서 생기는 증세다. 다 빠져나가면 가렵거나 아프지 않으니 참으면 된다. 예부터 문둥병이라 불러왔던 나병은 아주 고치기 힘든 피부병이지만 감각이 없어 가렵거나 아프지 않은 병이다. 옛날에는 한번 걸리면 한평생 못 고치고 자손들에게까지 유전시켜준 무서운 병이었다. 지금은 애양원 병원 찾아가서 항나제 주사 맞으면 해결된다고 한다. 약값도 무료라고 한다.

전염성 피부병 중에 옴이라는 가렵고 진물 나는 병이 있다. 시작은 손가락 사이에서부터 전염되면서 전신이 가렵다. 옴 치료법은 간단하다. 유황 가루 바르면 고쳐진다. 유황 가루는 화공 약품 파는 데 가서 구입하면 된다. 원래 유황 그대로인 덩어리가 있고 가공해서 분말로 된 유황이 있다. 주로 과수원에서 많이 사용한다. 활화산이 타고 있는 곳 가까이에서 화상을 입어가며 지고 이고 나온 유황도 있고, 캐나다 토론토에서는 유황이 대량으로 매장된 곳이 있어 작은 동산처럼 쌓아놓은 곳도 있다. 화공 약품 파는 곳에서 분말 유황 가루를 1킬로그램 정도만 사두어도 평생 쓸 수 있다.

분말 유황을 사러 가면 꼭 어디에 쓰려는지 묻는다. 그때 피부병에 바른다고 하면 팔지 않는다. 피부병에 사용하면 의약품이 되기에 판매할 수가 없다. 집에 과수가 몇 그루 있는데 과수에 쓴다고 하면 판다. 그렇다고 과수가 없는데 있다고 하면 거짓말이 된다. 기독교인들은 거짓말하면 지옥 간다고 한다. 피부병 고치기 위해서 지옥까지 갈 수는 없고 당장 분말 유황은 사야 되겠고, 이것은 판단하기가 어렵고 심판관에게 물어볼 수도 없다. 지옥은 나중에 회개하면 면할 수 있으니 걱정 말고 거짓말하고 사면 된다. 거짓말도 두 가지가 있다. 남을 해쳐가면서 자기 이익을 위해서 하는 거짓말이 있고, 생명을 살리기 위해서 하는 거짓말이 있다.

옴뿐이 아니라 피부에 진물이 나고 가려우면 우선 발라보면 된다. 옻이 올랐을 때는 유황이 안 듣는다. 옻은 옻나무 진이 몸에 닿아 피부가 가려운 증세다. 이때는 목욕탕 열탕에서 땀을 흘리면 고쳐진다. 처음에는 더 가렵다. 조금만 참으면 고쳐진다. 안 고쳐지면 다음 날 또 간다. 2~3일이면 회복된다. 밖에 있는 독이 들어와 내 몸에 번졌으니 땀으로 빼내면 되겠다는 생각에서 내가 실험해보았다.

아토피성 피부염은 고질 중에 고질인 병이다. 그러나 못 고친 일은 없었다. 원인은 내 몸에 맞지 않는 음식을 먹었다는 것이고 먹고 나니 그 성분이 밖으로 나가면서 땀구멍이 가려운 병이다. 어떤 의사는 아토피성 피부병 환자더러 "절대로 땀 흘리지 마셔요"라고 한다. 그 땀이 밖으로 빠져나가지 않으면 간이 해독시키느라고 간이 나빠진다. 아토피 환자들이 좋은 점도 있다. 간경화나 간염이나 간에 관련된 질병이 없다. 아토피 환자들 중에 암 걸린 환자들이 거의 없다고 한다.

아토피란 그리스 말인데 '아'라는 단어가 궁금하다는 뜻이란다. '토피'는 장소를 말한다. 어디인지 모른다는 뜻이다. 겨드랑이인지 사타구니인지 무릎인지 팔꿈치인지 얼굴인지, 어디인지 궁금하다는 것이다. 의사들이 그리스 말을 모르기에 처방을 한다. 어디인지 궁금하다는 뜻인데 그냥 약을 처방해준다. 환자들이 그리스 말을 알면 그냥 와야 한다. 약사 역시 그리스 말을 모르기에 약을 판다.

그리스 말을 접어두고 내가 다시 번역했다. 아이가 흙을 피하면 아토피 兒土避다. 그렇다고 흙에서 놀면 고쳐진다는 것은 아니다. 그래도 좋은 흙에서 뒹굴면 가려움증은 없다. 황토나 적토보다는 백토가 좋다. 그러고 나서 몸에 맞지 않는 음식 먹으면 다시 가렵다. 임신 도중에 음식을 잘못 먹으면 태어날 때부터 아토피다. 체질에 맞지 않는 음식을 먹고 젖을 먹이면 안 고쳐진다. 체질에 맞지 않는 음식을 먹으면 평생 못 고친다. 그러나 못 고치지는 않는다. 다 고쳐진다.

이제는 대상포진 이야기다. 대상포진 역시 전에는 없었던 병이다. 대상포진은 아토피와는 좀 다르다. 아토피는 음식에서 많이 생기지만 대상포진은 환경에서 주로 생긴다. 오염된 공기나 물이나 약품이 원인이다. 아토피성 피부염은 가렵지만 대상포진은 아프다고 한다. 바늘로 찔린 것처럼 아프다고 한다. 치료법은 참나무 가지나 껍질을 삶아서 그 물 마시고 목욕하는 것이다. 그러면 안 아프다. 이때 너무 진하게 달여 먹으면 다른 병을 불러올 수도 있다. 고쳐진 뒤에 병이 나기 전의 생활로 돌아가서 같은 음식 먹으면 또 못 고친다.

지난여름(2021년)은 무척 더웠다. 덥다 보니 벌레들이 너무 달려든다. 농사일을 하면 더 달려든다. 얼굴에 망을 쓰고 해도 어느 틈에라도 들어온다. 참나무 가지를 삶아서 씻었더니 가려움증이 없어진다.

무좀도 피부병이다. 무좀은 무좀이 아니고 물좀이다. 일본에서는 '미즈무시'라 한다. 미즈가 물이다. 무좀 역시 전염성이고 외부에서 나쁜 물질이 발에 묻으면 생긴다. 50년 전 경기도에서 농사지을 때 개울 위에 목장이 있어 그곳 개울을 건너다니다가 무좀이 제대로 걸렸다. 겨울에는 발뒤꿈치가 갈라져서 피가 날 때도 있었고 걷지도 못할 정도로 심했다. 계란 흰자위 다섯 개와 빙초산 한 숟갈 반을 잘 섞어서 잠자기 전에 발을 한 시간 담그고 나서 씻지 말고 양말 신고 자면 된다. 매일 저녁 세 번에서 다섯 번 반복하면 고쳐진다.

이 방법 역시 잘못해서 고향 먼 친척 형수님은 엉덩이 살을 뜯어다 옮겨서 결국은 치료했다고 한다. 어떤 여인네는 반대로 빙초산 다섯 숟갈, 계란 흰자위 두 개 해서 발을 담그다 큰일 날 뻔했다고 한다. 빨리 계란에 담가서 모면했다고 한다.

무슨 치료법을 가르쳐주기 두렵다. 몇 년 전 왕탱이 벌집을 제거하다 벌에 쏘였다. 쏘이기는 가슴에 쏘였는데 갑자기 무좀이 생겨난다. 온 발가락 사이에 진물이 나고 가려워서 참을 수가 없었다. 무좀뿐 아니고 심장이 뛰고 전신에 두드러기가 나고 호흡도 거칠어진다. 구급차를 부르려다 조금 지나니 갑자기 똥이 마려워 온다. 똥을 누고 나니 모든 증세가 다 없어진다. 그날 벌에 쏘여보고 우리 몸의 독성이 똥으로 나간다는 것을 알았다.

우리 몸에 독이 들어오면 그 독성을 간이 해독시키는데 쓸개즙을 통해서 독성을 밖으로 내보낸다고 어떤 의사가 가르쳐준다. 쓸개즙, 즉 담즙은 오줌으로 나가지 않고 똥으로 나간다. 똥을 맛보면 쓴맛이 난다. 오줌은 쓴맛이 없다. 내 경우는 벌 독을 간에서 해독시켜 피부로 내보내면서 전신에 두드러기가 생겨났고, 일을 좀 빨리 도와주려 하다 보니 다른 피부를 뚫고 나올 수가 없어 제일 밑에 있고 터지기 쉬운 발가락 사이가 진물이 나고 가려웠던 것이다.

피부병을 앓다 보면 성격이 거칠어진다. 우선 아이들은 성격이 사나워진다. 온몸이 가렵고 아프다 보면 짜증이 난다. 남을 배려할 여유가 없다. 밤낮 가리지 않고 긁다 보니 언제 남의 아픔을 생각해줄 겨를이 없다. 부모나 형제들이 가여워서 도와만 주니 자진해서 스스로 할 수 있다는 생각부터 나지를 않는다. 도움만 받다 보니 이기적인 성격으로 자란다.

20여 년 전이었다. 아토피가 심한 일곱 살 아이가 있었다. 그냥 미운 짓만 한다. 이 아이가 자라서 어떻게 되겠느냐 걱정이 든다. 진흙 길을 걷는데도 일부러 진 곳만 밟고 흙탕물까지 어른들께 튀기면서 걷는다. 웃는 모습은 찾아볼 수 없고 온종일 짜증만 낸다. 나는 가끔 봐서 그렇지만 그 아이 부모들은 너무 가엾다. 아이보다 부모들이 더 불쌍하다. 몇 년 후 아토피성 피부염이 고쳐지고 나니 이 아이가 그렇게 예쁜 짓만 하고 귀여울 수가 없다. 다른 친구들을 그렇게 배려하는 성격이 있는 줄도 몰랐다. 그도 그럴 것이 자기가 병을 앓아보고 고쳐져 보니 다른 아이들의 아픔을 더 잘 알아서다.

어른 아토피 환자들도 마찬가지다. 자기 몸이 밤낮으로 가렵고 아프다 보니 짜증만 난다. 언제 이웃을 생각하고 사회나 정치 신경 쓸 시간이 없다. 가족도 돌볼 수 있는 여유가 없다. 무슨 취미 생활도 할 수가 없다. 악기를 다룰 수도 없고 노래가 나오지 않는다. 그림을 그리거나 무엇을 만들 생각조차 못 한다. 시간만 나면 긁어야 하고, 고쳐진다는 곳 찾아다니면서 돈 버리고 시간 버리고 짜증만 더 난다. 짜증뿐이 아니다. 우울증이 온다. 우울증이 심하다 보면 정신적인 장애가 올 수 있다. 한평생 피부병을 앓고도 우울증 없이 산 사람들을 보면 고맙기도 하고 존경스럽다. 곁에서 돌봐주고 이해해준 가족들이 더욱 고맙다.

태어날 때부터 검고 뱀 허물 같은 피부를 가진 아이가 있었다. 남의 이야기가 아니다. 나의 형님 외손녀였다. 돌 지나서 겨우 걷고 있을 때였다. 짐승 쓸개에다 쥐눈이콩을 불려서 말려놓은 것이 있었다. 이름하여 쓸개 콩이라고 하였다. 이 콩을 먹여보니 아주 잘 먹는다. 말도 잘 못 하면서 "콩" 소리를 한다. 돌아다니다 "콩" 하면 쓸개 콩을 한 개 준다. 그 콩을 입에 넣고 아껴가면서 다 빨아 먹는다. 다 먹고 또 찾아와 "콩" 하면 한 개 주어야 한다. 너무 많이 먹은 것 같아서 주지 않으면 떼를 쓰고 운다. 다시 쓸개 콩을 주면 그친다. 얼마 지나서 피부가 완전히 아름다워졌다. 우연히 쓸개 콩을 접하게 되었는데, 그 아이는 몸에 쓸개 성분이 필요해서 그랬던 것 같았다. 이 아이가 장성해서 남편과 가정을 꾸릴 수 있을까 걱정이었다. 지금은 아름답고 부드러운 피부를 가지고 결혼해 아들 낳고 잘 산다.

옛날에 어떤 이들은 피부병이 낫지 않으면 물을 바꿔서 고쳐진 일들이 많았다. 지금도 우물이나 옹달샘, 계곡에 그런 전설이 내려오기도 한다. 오래된 온천에도 그 같은 전설이 내려온다. 시추기가 나오기 전 삽으로 몇십 자 파서 생긴 온천에 그런 이야기가 있었다. 지금처럼 굴착기로 지하 1,000미터, 1,200미터까지 파낸 온천에는 그런 병 고쳐졌다는 이야기가 없다.

옛날 왕조 시대 임금들에게 피부병이 많았다 한다. 임금은 병이 나면 주로 숨겨왔다. 처음 왕 제도가 생길 때는 건장한 장수들이 왕이 되었다. 그 제도가 조선 세종 때부터 없어졌는데 그래도 왕은 건강한 모습을 백성들에게 보여주어야 한다. 그런데 하필이면 임금들이 속병이 아니고 눈병이 자주 나고 피부병이 많았다. 그 두 가지 병 모두가 땀을 흘리지 않아서 생긴 병이다. 간이 나쁘면 증세가 눈으로 오는데, 임금은 땀을 안 흘리니 독성이 땀으로 빠져나올 수가 없어 간이 해독시키느라고 고생하고 있다는 신호가 눈으로 온 것이다. 또한 고급 음식으로만 편식을 하다 보니 천한 음식을 안 먹어서 생긴 병이다. 이런 병이라도 땀을 자주 흘리면 상관없으나 땀을 안 흘리니 겨우겨우 땀으로 빠져나오면서 생겨난 병이다.

임금들의 피부병은 등 쪽에 많았다. 가려움증 겪는 모습을 신하들에게 보여주지 않으려고 참고 살자니 얼마나 크나큰 고통이었을까 하는 가엾은 생각이 든다. 그러다 보면 임금들의 성격이 거칠어진다. 역사상 어질고 훌륭한 임금들보다는 못된 왕들이 훨씬 많았다. 피부병 환자들은 항상 피곤하고 나른하다. 간이 해독시키느라고 피로 해소하는 데 여유가 없어 항상 피곤하고 나른하다.

의복에서 오는 피부염도 있다. 요즘 물감들은 피부를 보호해줄 물감이 없다. 새 옷 입으면 피부가 예민한 사람들은 입자마자 가렵다. 새 옷은 무조건 빨아서 햇볕에 말리고 빨아서 말리고를 수없이 해서 입어야 한다. 물빨래를 할 수 없어 세탁소에서 기계로만 빨 수 있는 고급 옷은 안 입는 것이 더 좋다. 가능하면 헌 옷을 입으면 좋다. 유전자 변형 목화 면직류나 목화솜보다는 오래된 화학섬유 옷이 더 좋다. 피부병 환자가 입었던 헌 옷만 아니면 상관없다. 화학섬유는 면직류처럼 뜨거운 물에 삶을 수가 없어서 그렇다.

병원 처방으로는 그때그때만 고쳐진다. 원인이 음식이나 환경에서 오기 때문에 환경과 음식이 고쳐지지 않으면 한평생 약 먹고 살아야 한다. 모든 약은 효능이 있지만 부작용이 꼭 따른다. 누구나 약 표지 읽을 때 효능만 읽지 부작용을 읽지 않는다. 부작용을 먼저 읽고 효능을 읽었으면 한다.

용왕의 병과 토끼 간

　판소리 열두 마당 중에 대부분 생략되고 다섯 마당이 전해지고 있다. 〈춘향가〉, 〈심청가〉, 〈흥부가〉, 〈적벽가〉, 〈수궁가〉다. 오늘은 〈수궁가〉를 분석하련다.

　용왕의 병을 내가 관찰해보니, 바다에서 나는 해산물을 너무 많이 먹어서 생긴 병이다. 이나마도 고급으로 많이 먹어서 해산물 과다증이다. 또 육지에서 난 음식을 못 먹었고 주로 산에서 난 음식을 못 먹었다. 해海진미 과다증과 산山진미 결핍증이다. 요즈음 말로 번역하면 해타민 과다증과 산타민 결핍증이다. 아니면 종합 해타민 과다증이고 종합 산타민 결핍증이다.

　용왕의 문제는 해산물을 끊고 산에서 난 음식을 먹으면 해결된다. 하지만 용왕은 해산물에 중독이 되어 있다. 해산물 안 먹기가 죽기보다 어려울 것이다. '사람 인人' 변에 '뫼 산山' 자 합하면 '신선 선仙' 자가 된다. 산에 사는 사람, 산에서 죄짓지 않고 거룩하게 사는 이들을 신선이라고 한다. 신선들은 나이 많아도 눈도 밝고 귀도 밝고 이빨도 좋고 움직이는 것도 날쌔고 허리 병도 없고 관절염도 없다. 고혈압, 당뇨, 중풍 이런 병 없다. 그것은 신선들이 먹는 음식이 산해진미라서 그렇다. 신선들이 산진미만 먹고 해진미를 안 먹으면 역시 산타민 과다증과 해타민 결핍증에 걸릴 것이다.

십장생 중에 일월산천석송죽지日月山川石松竹芝가 있고 움직이는 동물은 거북과 학이 있다. 거북과 학이 오래 사는 것은 산진미 해진미를 고루 먹기 때문이다. 거북이 바다에서만 있고 육지로 나오지 않으면 병이 나고 오래 살 수가 없다. 거북이 느리다지만 상추를 주면 빠르다. 학은 육지에 살면서 물속에 있는 것을 먹기 때문에 오래 사는 것이다.

〈수궁가〉에서는 용왕이 병이 났다고만 하고 어디가 어떻게 아픈지 병명이 없다. 원인은 해진미 과다증과 산진미 결핍증이고 결과는 눈병이 났거나 시력 저하로 본다.

내가 사람을 제일 많이 모아서 강의했을 때가 1만 5천 명이다. 군부대 사열대에서 강의하였다. 자주 하였다. 강의 도중에 질문을 한다. '안경 쓴 군인들만 대답해보아라. 토끼 간 먹어본 사람 손 들어라.' 한 명도 없다. 다시 질문한다. '짐승 간을 날로 먹어본 사람 손 들어라.' 몇 명 있다. '안경 쓰기 전에 먹었느냐, 안경 쓴 뒤에 먹었느냐?' 안경 쓴 뒤에 먹었다고 한다. 사열대에서 강의할 때 군중들은 그 정도이고, 사단 훈련병들을 매주 교육할 때 통계를 내보았다. 매주 수요일마다 내 강의가 네 시간씩 있었다. 한 주에 250명 정도, 4년간 했다. 1주일에 250명 정도를 4년간 했으니 5만 명은 된다. 그중에서 짐승 간을 날로 먹어본 사람들은 몇십 명이다.

시력이 나빠질 때 갑자기 나빠지지 않는다. 눈이 희미하다가 물체가 둘로 보이다 안개 낀 것 같은 증세가 며칠간 온다. 그때 안경점으로 가지 말고 정육점으로 간다. 가서 소간이든 돼지 간이든 사온다. 그 간을 날로 먹으면 간에 해로운 균이 있으니 익혀 먹는다. 익혀 먹으면 간 삶은 고기는 맛이 없다. 맛이 너무 없다. 순대 집에서 간을 곁들여 주는데 맛이 없어 잘 안 먹는다. 지금은 순대 집에서 아예 간을 내놓지도 않는다. 예부터 간이 우리 건강에 필요해서 순대 집에서는 간을 내놓았고, 또 손님들은 맛이 없어도 먹었다. 그러나 너무너무 안 먹으니 지금은 손님이 달라고 해야 준다.

내가 어릴 적에는 어른들이 간을 얇게 썰어서 밀가루에 부쳐주었다. 생간은 얇게 안 썰어진다. 뜨거운 물에 데쳐서 굳어지면 썰어진다. 그래도 맛은 없다. 이 간전을 아이들은 먹어야 한다. 애들 먹일 때 맛있다고 먹으라 하면 안 된다. 애들 먹일 때 '맛있다, 먹어라'고 하는 것은 맛없으면 먹지 말라는 뜻이다. 애들에게 음식의 선택권을 주면 안 된다. 음식에 대해서는 부모에게 배운다. 선택권은 부모에게 있다. '엄마는 맛있는데 너희들은 맛이 없는지도 모르겠다. 그러나 아주아주 이름 높고 건강하신 분이 그러는데 눈이 좋아진다고 하신다'고 말하면서 주면 먹는다. 먹어보고 맛이 없어 뱉으려고 하면, 입에 들어간 음식 맛없다고 뱉어내면 천벌을 받는다고 하면 억지로 먹는다. 자주 안 먹어도 된다. 1년에 서너 번이면 된다. 많이 안 먹어도 된다. 서너 점이면 된다. 이같이 하면 시력은 잃지 않는다.

내 나이 80세다. 그래도 안경 없이 아무리 작은 글씨도 읽는다. 나는 친딸은 아니어도 딸이 넷인데 네 명 다 안경 없이 지낸다. 딸들이 안경을 안 쓰니 외손들까지 안경이 없다. 내 가족사진에 안경이 없으나 사위 녀석이 한 명 끼고 들어왔다.

충주에 사는 70살 넘은 노인이다. 50대에 내 강의 듣고 부부간에 열심히 간을 먹었더니 두 사람이 다 안경 벗었다고 한다. 누가 문의하면 전화번호 대주라 한다. 얼마 전에 찾아왔는데 역시 안경 없이 산다. 나보다 세 살 아래인 사람이다. 술 먹다가 안주로 간을 먹었다고 한다. 안경 벗고 먹다가 밖에 나가는데 평소에 안경 안 끼고는 신발을 못 찾았다고 한다. 그런데 신발이 뚜렷이 보여서 그길로 다시 들어가 안경을 밟아 부숴버리고 지금도 안 끼고 지낸다. 70세 넘어서 고쳐진 사람도 있었다.

지난달 이야기다. 집에서 기른 토끼가 이웃집까지 가서 말썽을 피운다. 너무나 말썽을 부려서 밉다. 어떻게 붙잡았다. 나는 밖에 나와 있는데 토끼 잡았다고 연락이 온다. 고기는 나누어 먹고 간은 제일 중환자를 주라고 했다. 우리 집에 40대 암 환자가 있었다. 그 사람이 토끼 간 먹고 나서 금방 눈이 밝아졌다고 한다. 물론 다 밝아진 것은 아니다. 그러나 더 나빠지지는 않는다.

용왕의 병은 해산물을 과다하게 먹어서 생긴 병이다. 용왕뿐 아니라 누구든지 같은 음식을 많이 먹으면 병이 난다. 적당히 먹어야 한다. 종합 비타민을 먹으면 내 몸에 과다한 성분은 그 성분의 과다증이 온다. 한 가지 부족한 성분 채워지는 것은 좋으나 나에게 필요 없는 성분으로 일곱 가지 과다증이 생긴다. 옛날 어떤 책에 나왔다. 귀신 하나를 쫓아내니 쫓겨난 그 귀신이 나가서 일곱을 데리고 온다는 것이다. 무슨 성분이든 모자라는 것도 병이지만 지나친 것도 병이다. 모자란 성분 채우기는 간단하지만 지나친 성분 빼내기는 정말 힘들다.

젊었을 때 일이다. 한의사 친구더러 보약 한 제 지어달라고 했다. 그 한약 아주 효과가 있었다. 2~3년은 젊어지는 기분이었다. 다 먹고 나서 그 약 그대로 한 제 더 지어달라고 해서 먹어보니 아무런 효과가 없다. 나에게 부족했던 성분은 먼젓번 보약 한 제로 채워진 것이다. 더 먹으면 이제는 과다증이라서 효과가 없다. 멍청하게 다 먹었으면 또 다른 병이 왔을 것이다. 한약 스무 첩이 한 제라는 것은 아침에 한 첩, 점심 때 한 첩, 재탕해서 저녁에 먹고 하루에 두 첩씩 열흘 먹고 그만 쉬라는 뜻이다. 약 많이 팔기 위해서 한의사들끼리 우리 한 제를 오십 첩으로 정하자고 하면 간단한 것 같으나 우리 옛 어른들이 다 경험해보고 스무 첩을 한 제로 정해놓았던 것이다.

한약을 지을 때 좋은 약일수록 많이 넣지 않는다. 좀 많이 먹어도 되는 대추나 생강을 적당히 넣어서 달여 먹으라 한다. 50년 전 일이다. 친구가 산에서 들에서 언덕에서 화단에서 좋은 약을 몇 가지 가져다 가마솥에 달였다. 진하게 달였다. 친구는 그것을 아침저녁으로 한 그릇씩 마셨다. 3일 지나면서 아프기 시작해서 20일간을 앓고 나더니 다시는 그런 약 안 먹었다. 아니 다른 비슷한 한약을 조금이라도 먹으면 친구는 병이 난다. 그때 그와 함께 있었던 나는 왜 같이 먹을 생각이 없었는지 지금도 궁금하다. 좋은 약일수록 양이 많거나 자주 먹으면 독이 된다는 것을 20대에 욕심 많은 친구와 살면서 깨달았다.

지금 우리 마을 이야기다. 인삼 농사를 지어 선별해서 팔고 나니 많은 양이 남는다. 한 노인이 큰 가마솥에 가득 달여서 혼자 아침에 한 대접, 저녁에 한 대접을 3일간 먹고서 병원에 가니 창자가 녹았다고 한다. 결국 돌아가신 것이 아니고 죽었다. 노인 친구들이 "그 녀석 잘 죽었다. 같이 나누어 먹었으면 같이 건강하게 잘 살 수 있었는데" 한마디씩 한다. 20일간 아팠던 그 친구나 인삼을 가마솥에 달여 먹던 그 노인이나 지금 내 상식으로는 녹두죽만 먹었으면 다 살아날 수 있었다.

지금은 한약을 달일 때 집집마다 약탕기가 없다. 약탕기를 사려고 옹기점마다 찾아다니다 광주서 겨우 샀다. 약탕기 역시 앞으로는 골동품상이나 박물관에서나 볼 수 있겠다. 한약은 약국마다 달여서 팔게 된다. 약탕기가 없으면 옹기나 가마솥에라도 달여야 좋으나, 가마솥은 삶아지면서 무쇠가 해독시키는 성질이 있어 좋은 약 성분도 중화되지 않을까 하는 생각도 해본다. 차라리 중탕집에서 사용하는 스테인리스가 더 낫지 않을까 하는 생각이다. 연구가 아니고 생각이다. 달여서 그냥 큰 통에 가지고 와서 조금씩 데워 먹으면 좋으련만 비닐 포장이 문제다. 비닐에 뜨거운 것이 닿으면 발암물질이 된다는 것은 다 아는 상식이다. 그런데 먹기 편하도록 비닐에 포장을 한다. 이것을 다시 뜨거운 물에 적신다. 2차 발암물질이다. 먹기 전 다시 봉지를 뜨거운 물에 데운다. 3차 발암물질이다. 한약을 먹을 때는 불편해도 직접 달여 먹어야 효과가 있다.

평소에 안 먹었던 특이한 식품들은 유행을 탄다. 평소에 안 먹던 성분을 먹어주면 부족했던 성분을 보충해주니 금방 건강해지는 것을 느낄 수 있다. 인삼이 그렇다. 산삼이나 산양삼도 마찬가지다. 귀하고 비싼 약초라서 먹으면 대부분 효과가 있다. 다만 아주 열이 많은 사람들은 아무 효과가 없다. 인삼이나 산삼은 음 체질인 우리나라 사람들에게 효과가 있지 열이 많은 백인들에게서는 열이 더 난다. 인삼이 흔해지고 값이 내려가니 효과를 못 느낀다.

나도 몸이 차가운 체질이라서 삼 종류가 맞는다. 좋다고 연속 먹었더니 머리가 빠진다. 머리숱이 많았고 검은 머리였으나 인삼을 자주 먹었더니 머리가 빠지고 흰머리가 갑자기 난다. 중단했더니 역시 대머리는 아니고 중머리쯤 된다. 무슨 약이든 효능과 부작용이 있다.

한약 중에서 제일 먼저 인삼과 녹용을 써왔다. 옛날에 녹용을 구하기가 무척 힘들었다. 우리나라 산짐승 중 노루나 고라니는 흔했어도 사슴은 드물었다. 그래도 나라가 넓었던 삼국 시대 고구려 정도는 야생 사슴이 흔했고, 조선 시대만 해도 북쪽에 산이 많아 야생 사슴이 있었다. 또 중국과 자유롭게 다닐 수 있어서 녹용을 구할 수가 있었다. 그 후 남북이 갈라지고 갈 수가 없어 남한에서는 사슴을 볼 수도 없고 사슴뿔도 중국산 수입이 아니고는 구할 수가 없었다. 이러한 녹용은 한약재에 한두 쪽씩 넣어주면 금방 효과를 보는 귀한 약이었다.

그러다가 70년대에 사슴을 기르기 시작했다. 그때 꽃사슴 한 마리가 20만 원 정도 했다. 그때 우리 집 집값이 15,000원이었다. 군인 월급 300원이었다. 그러다 사슴이 흔해지기 시작했다. 이제는 전국적으로 사슴 기르는 사람들이 많아졌다.

내가 눈병이 났다. 안구건조증이다. 저녁만 되면 눈이 말라서 운전할 때 물을 바르면서 운전을 했다. 점점 시간이 앞당겨진다. 오후 두 시, 이제는 오전 열한 시만 되면 눈물이 말라 운전하기가 힘들었다. 포천에 사슴 농장 하는 분이 사슴뿔 자르고 피 묻은 솜을 주신다. 이 피 묻은 솜을 막걸리에 빨아서 마셨다. 술이 취하는데 3일간 취한다. 기분 좋게 취한다. 그리고 나서 열한 시 건조증이 오후 두 시로 늦추어진다. 한 번 더 얻어먹었더니 저녁으로 늦어진다. 얻어먹기보다 아예 사슴을 길러보자. 사슴을 기르고부터 안구건조증이 없어졌다. 이제는 안구건조증 있는 이들더러 사슴 피 먹어라, 사슴뿔 먹어라 권하기 시작한다.

안구건조증뿐이 아니다. 70세 넘은 장신대 교수 이야기다. 눈물이 나서 우리나라에서 못 고치고 미국 영국 다니면서도 돌아가실 때까지 그냥 그렇게 사신단다. 강의 한 시간 하려면 손수건 세 개를 적셔야 한단다. 사슴 한 마리 사셔서 피도 마시고 고기도 먹으라고 권했다. 교수들이 다 그런 것은 아니지만 돈 들어갈 일 생기면 돈 있는 대학원생 데리고 온다. 대학원생이 돈은 대고 사슴은 나누어 먹었다. 1주일 후에 일부러 인사차 찾아온다. 눈물도 안 나고 대학원생은 안경 벗었다고 한다.

서울 청량리 어느 목사 사모님이다. 병원에서 대책 없다고 집에 가라고 한다. "모시고 와보세요. 집에 와서 이것저것 해보아야지요." 오면서 쓰러지면 밖에 나와 공기 마시고 하면서 두 시간 거리를 네 시간 걸려 왔단다. 박카스와 희석해서 둔 사슴 피가 있었다. 그 피를 마시고 나서 눕지 않고 앉아 있다. "왜 내 손이 빨간색이지? 얼굴은 왜 빨갛지?" 하면서 앉아서 놀았다. 저녁에 닭고기를 많이 먹고, 다음 날은 닭죽을 쑤었다. 이 죽 먹고 나서 점심때 떠났다. 그 후로 사슴 때문에 자주 찾아온다. 사슴뿔 자를 때가 되어서 피 마시라고 불러들였다. 사슴뿔을 사 가겠다고 한다. 가격이 얼마냐고 해서 먹어보고 효과 있는 만큼만 주시라고 했다.

얼마 후 그 목사님 사택에 갈 일이 있었다. 그 집 딸이 무척 친절하게 인사를 한다. 점심은 전화로 짜장면을 배달시키기로 했다. 그 딸이 무척 즐거워하면서 점심을 같이 먹었다. 알고 보니 그 목사 딸께서 아토피가 심해서 고쳐지지 않아 자살을 꿈꾸고 있었다 한다. 아토피는 고쳐져도 음식을 잘못 먹으면 재발한다. 그러나 이 처녀는 점심때 짜장면 같이 먹고 나서도 아무 이상이 없다. 그 외에도 몇십 명 있으나 지면상 생략하고 사슴을 모두 정리했다. 이제는 가끔씩 눈병이나 안구건조증이 생기면 약재상 통해 러시아산 녹용을 잘 사서 먹는다.

사슴이 이처럼 효과가 있었으나 지금은 다르다. 전 국민이 사슴을 거의 먹었기 때문이다. 또 처음에는 사슴에게 배합사료를 먹이는 것을 몰랐다. 70년대에는 배합사료 수입이 없었다. 사슴은 풀을 먹는 초식동물이라지만 풀보다는 나뭇잎을 더 잘 먹는다. 염소와 사슴을 기르다 보면 나뭇잎과 풀잎을 주면 염소는 풀을 먼저 먹고, 사슴은 나뭇잎을 먼저 먹는다. 포천에 사슴 농장을 하는 분더러 그냥 수입 목초 먹이지 왜 힘들게 나무를 하시느냐고 하니 "약 효과가 없어!" 한다. 그 말을 듣고 나도 수입 목초나 사료를 안 먹였다.

나뭇잎을 먹이려면 강원도에는 참나무가 제일 많고 구하기가 쉬웠다. 지금 생각해보면 청량리 목사 딸의 아토피성 피부염이 고쳐진 것은 참나무 잎을 먹여 기른 사슴뿔이라서였던 것 같다. 요즘 흔한 대상포진도 참나무 잎이나 가지 달여서 먹고 씻으면 고쳐지기도 한다. 사슴 피나 사슴뿔 사용할 때 그 사슴을 뭘 먹여서 길렀느냐에 따라 약이 되고 열이 나기도 한다. 옛날이나 지금이나 수입산이 들어오는데 열대지방에서 오는 것보다는 한대지방인 러시아나 알래스카에서 오는 녹용이 효과가 있다. 사슴 기르는 사람들이 줄어든 것은 수입 사료 주어 기르면서 소비자들이 먹어봐도 효과가 없으니 자연스럽게 줄어든 것이다.

60년대 월남 다녀온 이들이 무슨 곤충을 가져왔다. 월남 버러지라 했다. 이 버러지는 과일을 먹고 자란다. 과일 껍질 주면서 길렀다. 이 또한 약효가 좋아서 집집마다 기르면서 먹었다. 몇 년간 전국에 유행되었다가 지금은 없어졌다. 그때는 우리가 과일을 못 먹고 지낼 때라서 약효가 있었던 것이다.

70년대에 컴프리라는 풀이 들어와 전 국민을 먹게 만들었다. 이 풀 역시 우리가 안 먹었던 풀잎이었다. 러시아 컴프리라 했다. 컴프리는 자생력이 무척 강하다. 강한 만큼 다양한 토양분을 섭취해서 효과가 있다. 이것도 오염된 토양에서 기른 것은 독이 된다. 상업적으로 비료 주어서 기른 것은 먹으나 마나 하면서 기억에서도 사라진다.

알로에가 등장하면서 그래도 제법 오래가고 있다. 우리나라에 없었던 것이라 먹어보니 효과가 있고, 몸에 바르면 피부가 부드러워져 화장품으로도 많이 쓰인다.

동충하초가 등장했다. 6촌 형님이 기르고 가공까지 하셨다. 먹어보니 2~3년 더 젊어지는 기분이고 실제 건강해지는 것을 느낄 수가 있다. 다 먹고 나서 또 얻어다 먹었더니 아무런 효과가 없었다. 내 몸에 동충하초 성분이 부족했고 다 채워지니 효과가 없다.

우리 집에서 살다가 나가서 산약초를 채취하여 판매하는 여성이 있다. 사향을 넣어서 만든 환이라고 여섯 개를 준다. 덕분에 1년 동안 건강 유지했다. 순천에 선교사가 구했다는 사향주를 주어 홀쩍홀쩍 다 마셨다. 이 역시 효과는 있었으나 좋다고 계속 먹으면 딴 병 부른다.

안 먹어서 생기는 병이 더 많다. 장수에 살고 있는 노인 안 된 60대 여인 이야기다. 50대부터 이가 안 좋고 잇몸도 안 좋아 찾아가는 치과마다 서로 미룬다. 생선을 전혀 안 먹는다. 못 먹는다. 아무리 먹어보라 해도 못 먹는다. 자란 곳이 평야라서 생선을 안 먹고 자랐고, 지금도 못 먹는다. 생선만 먹으면 고쳐질 병이지만 도무지 못 먹는다. 생선으로 만든 오메가 어쩌고 하는 약도 먹기 싫어 안 먹는다. 안 먹어서 생긴 병은 먹고 나면 고쳐진다. 고쳐졌다고 계속 먹으면 없는 병 불러온다. 좋아졌을 때 중단해야 현명하다.

무엇이든 안 먹었던 것은 먹어보자. 먹어보고 부작용 있으면 중단한다. 효과 있으면 더 먹어보고, 효과 있고 기분 좋고 왕성할 때 중단하자.

대보름

우리 선조들은 일 년 중 명절을 한 달에 한 번씩 정해놓았다. 정월과 7월 8월은 두 번씩이다. 정월엔 초하루인 설날이 있고, 또 대보름이 있다. 이날 오곡밥을 먹는다. 대보름날 흰밥을 하면 집안이 망한다는 말도 있었다. 꼭 오곡이 아니다. 오곡 이상이면 더욱 좋고, 맛은 없다. 이 중에 찹쌀과 팥은 필수로 들어간다. 다섯 가지 이상 곡식을 넣으면 멥쌀 가지고는 진기가 없어 먹기 힘들다. 어른들은 인식이 되어 먹게 되지만 아이들이 안 먹으려 한다. 이 밥을 먹게 하려면 아이들이 배가 고프도록 놀이를 시켜야 한다.

다른 명절은 쉬는 날이지만 대보름 행사는 주로 힘든 행사다. 정월 열나흘 날은 해질 무렵에 아이들 시켜서 논둑과 밭둑, 하천에 불을 지른다. 어른들은 온 마을 사람들이 모여 달집을 태운다. 나는 평야에서 자라서 산에 있는 소나무나 흔한 대나무는 태울 생각도 못 했다. 산에 흔한 소나무 가지를 쌓아야 불꽃도 강하고 연기도 많이 난다. 대나무도 있어야 한다. 대 마디가 타면서 나는 소리가 듣기 좋다.

달집은 풍물을 준비해두고 있다가 달이 뜨는 시간에 맞춰 불을 붙인다. 그리고 함성을 지르고 각각 소원을 빈다. 절에 다니는 이들은 부처님께, 기독교인들은 하느님께, 안 기독교인들은 한울님 아니면 신령님, 그도 없으면 돌아가신 조상님께 소원을 빈다. 이때 주로 비는 소원이 우리 부모 건강, 우리 아이들 건강, 좋은 학교 다니고 좋은 직장 구하고 좋은 짝 만나는 것 정도다. 이때 그런 소원을 빌면 안 된다. 아무리 작은 소원이라도 우리 마을의 평안, 우리나라의 평화 그리고 통일, 나아가서 세계 평화를 빌어야 한다. 러시아와 우크라이나 전쟁, 이스라엘과 팔레스타인의 전쟁 종결을 두고 빌어야 한다.

20여 년 전 효순이와 미선이 사건이 있었다. 미군 장갑차가 여학생 두 명을 치어 죽였다. 이 사건의 주범인 미군 운전자를 처벌하지 않고 귀국시켰다. 여기에 분노한 학생들이 광화문에 모여 종이컵에 촛불을 켜 들고 시위를 했다. 부시 미국 대통령이 사과를 했으나 한국 사람들의 화만 돋구었을 뿐이다. 종이컵 촛불이 대통령도 바꾸었다. 그렇다면 전국에서 같은 시간에 논둑 밭둑에 불이 타고 마을마다 달집을 태우고 풍물을 울릴 때 통일을 외친다거나 러시아 전쟁, 이스라엘 전쟁의 종식을 외친다면 국제적으로 이목을 끌고 외신 기자들이 모일 것이다. 러시아나 이스라엘에서도 반성하고 전쟁 종식을 위해 노력하는 사람들이 더 생겨날 것이다.

어릴 때 왜 불을 지르느냐고 물으면 부스럼 안 나라고 하는 것이라는 답을 들었다. 부스럼은 전염병이다. 훈제를 시키면 없어진다. 전염병이기에 같은 날 같은 시에 전국적으로 훈제를 시킨다. 나 어릴 때는 깡통에 구멍을 내어 나뭇조각을 넣고 불을 붙여 돌리기도 했다. 이 광경은 건넛마을에서도 보인다. 아이들은 들에서, 어른들은 아이들과 같이, 남녀노소 가리지 않고 다 나온다. 달집도 마찬가지이지만 모닥불도 연기는 꼭 피하는 사람 따라간다.

원래 제사를 지내려면 제사가 있는 그달 초하루부터 초상집에 가지 않는다. 제사 지내기 전 목욕을 한다. 그리고 깨끗한 옷으로 갈아입는다. 원칙은 갓을 쓰고 도포를 입는다. 제사에 쓸 장을 보러 가서는 제물에 손가락질하면 안 된다. 가격을 깎아서도 안 된다. 양이 많고 적고 안 따지고 제일 상품으로 고른다. 고르기도 전에 상점 주인이 제물로 판매할 상품은 따로 보관했다가 내어준다. 상점 주인도 큰 이익을 안 보고 원가에 판다. 아침 첫 손님이 제사 장 보러 왔다 하면 더욱 정성 들여 판매한다. 그날 재수가 좋다는 것이다. 또 음식 장만할 때 맛을 보면 안 된다.

그런데 대보름날 제사는 지내기 전날 밥을 서로 갖다준다. 물론 제사 때 올릴 밥을 미리 떠놓고 갖다준다. 내 생각에는 서로 바꾸어 먹으면 편식을 안 하고 골고루 먹게 되어서 그럴 것이다. 나는 좁쌀을 안 심은 지가 30년이 넘었다. 건넛집 사는 이태석 형님은 매년 좁쌀을 심는다. 우리 집 오곡밥은 좁쌀이 안 들어가고, 건넛집에는 수수가 없기에 바꾸어 먹어야 한다. 수수가 안 들어가면 비타민S가 부족하고, 조가 안 들어가면 비타민J가 부족하고, 콩이 안 들어가면 비타민K가 부족하고, 팥이 안 들어가면 비타민P가 부족하기 때문에 '연중 골고루타민'을 먹는 날이다.

제사 음식을 하게 되면 광에다 보관해둔다. 정월대보름 오곡밥만은 시루를 장독대에 둔다. 이때 젊은이들이나 어린아이들이 밥을 훔쳐다 먹는 풍습이 있다. 대보름날은 해질 무렵부터 논둑 밭둑에 불 지르고 달집 태우고 줄다리기, 편싸움, 발 방아 훔쳐 오기 같은 힘든 놀이를 즐긴다. 밤이 깊어지면 배가 고프다. 지금까지는 배고픈 것을 잊고 있다가 행사가 어느 정도 끝나고 밤이 깊어지면 배가 고프다. 라면은 한참 후에나 나올 음식이고 밥 훔쳐 먹는 방법뿐이다.

제대로 된 오곡밥이나 약밥을 먹으려면 부잣집으로 가야 한다. 가난한 집은 오곡밥이 없다. 부잣집 막내아들을 앞세워야 그 집 개가 짖지 않는다. 훔치다가 들키면 "도둑놈들!" 하고 포도청에 신고하지 않는다. 다만 "잘 갖다 먹고 시루는 깨지 말아라" 하는 정도다. 그 뜻은 두 가지다. 하나는 그 집 막내아들이 식성이 까다롭다. 잡곡밥을 싫어하고 흰쌀밥만 찾는다. 무슨 음식이든 배고프면 맛있다. 훔쳐다 먹으면 더욱 맛있다. 그 다음 날, "엄마, 나 흰밥 말고 오곡밥 줘" 한다. 또 한 가지, 오곡밥은 보험에 들어 있다. "저 집은 밥 훔쳐가고 없대" 하면 서로 가져다준다. 한 시루 잃고 다섯 시루 받는, 보험료 없는 보험이다. 나는 어릴 적부터 가난해서 이 보험에 가입도 못 했다. 오곡밥은커녕 찹쌀에 겨우 팥만 넣어 밥 짓는 어머님을 보았다. 그러나 외롭지 않다. 어느 집에 가든 얻어먹을 수 있다.

아침 일찍 밥을 얻으러 다닌다. 그때는 부잣집 찾지 않는다. 우선은 성씨가 다른 집이어야 한다. 각성各姓바지 오래 산 노인네 집에서 얻어먹고 들어와야 한다. 팥을 안 먹는 집안 자녀들도 남의 밥을 먹으면 팥을 먹게 된다. 또 조상이 오래 산 집안은 자녀들도 오래 살고 단명한 집안은 단명한다.

지금은 결혼하면 신붓감을 고를 때 학교 어디 나왔느냐, 직장이 어디냐, 키가 몇이냐, 취미가 무엇이냐를 따진다. 학교 어디 나왔으면 무엇 하나. 여자들 시집가서 40 되면 배우나 안 배우나 똑같고, 50 되면 이쁘나 미우나 같고, 60 되면 서방 있으나 없으나 마찬가지고, 70 되면 자식 있으나 없으나 똑같고, 80 되면 죽은 이나 살아 있는 이나 똑같은데, 학교 어디 나온 건 아무 상관도 없다. 옛날에는 부모님 계시느냐?, 안 계신다, 언제 돌아가셨느냐?, 환갑 진갑 다 지나서 가셨다 하면 그냥 개의치 않고 맞아들였다. 그러나 30대 또는 40대에 돌아가셨다 하면 꺼리고 안 데려온다. 단명한 집안은 단명하기에 그렇다.

억지로 결혼해서 맞아들였다가 3년 안에 시아버지나 남편이 죽으면 며느리 탓을 한다. 시집가서 시아버지가 시집살이 시키면 3년 안에 시아버지 병들거나 죽게 만들 수가 있다. 시아버지가 좋아하는 음식만 해주면 3년 안에 병나고 죽을 수 있다. 이때 병간호만 잘해주면 효부상 받을 수 있다. 나는 아들이 없지만 만약 그런 며느리 들어오면 안 죽을 수 있다. 내가 좋아하는 음식을 안 가르쳐주고 싫은 음식을 좋아하는 척하면 병 안 나고 오래 살 수가 있다.

우리나라뿐 아니라 외국인들도 명절만은 고향을 찾는다. 우리는 설과 추석에 고향에 가고, 중국인들은 며칠씩 걸려 다녀온다. 미국에서는 추수감사절에 비행기 타고 고향에 왔다가 저녁 먹고 또 비행기 타고 떠난다. 그것이 명절이다. 우리나라 대보름만은 타향에 멀리 가서 지내라고 한다. 지역마다 음식이 같고 마을마다 같은 음식이다. 좀 다른 지역 음식을 먹어야 한다. 가령 해변에 사는 이들은 깊은 산에서 명절을 지내야 해산물보다는 산나물을 먹게 되고, 깊은 산에 사는 이들은 산나물보다는 해산물을 먹게 되면서 편식을 안 하고 영양 성분에 균형이 잡힌다.

대보름날에는 껍질이 딱딱한 음식을 먹는다. 부럼 깬다고 한다. 옛날에는 부스럼이 많았다. 가난한 집 아이들이 더 그랬다. 눈에는 다래끼에 콧속이나 입가도 헐고, 머리에는 기계충(두부백선), 몸에는 종기와 등창, 얼굴에는 마른버짐, 진버짐이 생기는데, 이 모두가 단백질 부족 때문이다. 이때 껍질이 단단한 음식을 먹어주면 다 해결된다. 잣, 호두, 은행, 땅콩 등이 해당한다. 물론 동물성 단백질도 있으나 식물성 단백질이어야 고쳐진다.

대보름은 마른 나물 먹는 날이기도 하다. 할머니께 들었는데, 대보름은 나물 명절이라 하신다. 실은 정월달에 채소가 없다. 같은 채소라도 말렸다가 먹으면 더욱 좋다. 마르면서 흰 곰팡이가 피었기에 그렇다. 금년 대보름에는 토란대, 애호박, 가지, 고구마순, 무, 망초, 고사리…, 또 있다. 피곤하니 그만 세련다.

　대보름날에만은 귀밝이술이라 해서 어린아이들도 술을 준다. 약물 때문에 어두워진 귀는 귀밝이술을 마시면 고쳐진다. 내가 먹고 고쳤다.

추석과 송편

이 나라에 기독교가 들어오고부터는 우리나라 고유의 명절을 소홀히 하게 되었다. 아니, 그대로 없어진 명절도 있다. 그리고 우리와 상관없는 외국 명절이 판을 치고 무슨 기념일, 무슨 날들이 상술과 함께 등장했다. 초등학교 학생들이 3·1절이 무슨 날인지는 몰라도 빼빼로 데이는 잘 알고, 8·15가 무슨 날인지 몰라도 초콜릿 주는 날은 잘 알고 있다. 국경일은 그런다 치고 삼월삼짇날, 칠월 칠석, 백중날, 시월 모날 등은 거의 완전히 사라져가고 있다. 이대로 가면 추석마저도 몇 년이나 가다가 없어질까 두렵다.

추석에는 크게 조상의 산소에 벌초하는 일과 조상께 제사하는 일, 그리고 민속놀이가 핵심이다. 그리고 햇과일과 햅쌀이지만 금년 추석에는 햇과일도 햅쌀도 기대하기가 어렵다. 옛날에는 이처럼 추석이 일찍 돌아오면 아예 제를 지내지 않고 9월 9일로 미루었다. 그때 지낸다. 우리 선조들은 첫 열매를 그냥 먹지 않고 조상들 제사상에 먼저 올려 제를 지내고 먹어왔다. 그냥 나무에 매달린 과일이 잘 익었다고 먼저 따 먹지 않는다.

기다렸다가 명절이 오면 잘생기고 잘 익은 과일로 골라서 제사 먼저 지내고, 그러고 나서도 어른들 먼저 드리고 먹기 시작했다.

햅쌀이 나서 방아 찧어 왔어도 그냥 밥해서 먹지 않고 기다렸다가 명절 때 제사 먼저 지내고 먹었다. 금년처럼 추석이 일찍 들어 아직 쌀과 햇과일이 나오지 않았을 때는 벼를 세 이삭 정도 뽑아다가 익혀서 묶은 이삭 그대로 쌀밥 그릇 위에 올려놓고 제를 지냈다. 과일도 마찬가지로 먹을 수 없지만 익지 않은 밤이나 대추를 파란색 하얀색 그대로 제사상에 올린다. 감은 생감이라 된장을 넣고 떫은맛을 우려내서 제사상에 올린다.

추석이 늦게 들어 햅쌀과 잘 익은 과일이 풍성할 때는 먹고 놀기는 좋아도 제사를 위주로 명절을 지낼 때는 무척 불리하다. 모든 것을 제사 먼저 지내고 먹어야 하기에 그렇다. 이런 때는 맨 먼저 수확한 과일은 제사용으로 먼저 두고 먹기 시작한다. 그러나 쌀만은 다르다. 집집마다 먼저 나온 쌀을 가지고 명절 기다리지 않고 떡 하고 밥해서 제사 먼저 지낸다. 떡은 가족끼리만 먹지 않고 이웃끼리 나누어 먹는다. 우리 집은 조상께 제사 먼저 지내고 햅쌀을 먹는다는 것을 이웃에게 알리는 기회도 된다.

이처럼 집집마다 제각각 제를 지내느니보다 마을이 함께 지내는 제사가 있다. 내 고향 평야 지역에서는 볼 수 없었으나 지금 내가 사는 강원도에서 지내온 산신제가 있다. 집집마다 쌀이나 돈을 거두어 제물을 마련하고 돼지도 잡고 돼지머리를 가지고 벼랑 밑으로 가서 해마다 제사 지내는 제단에서 지낸다. 원칙은 돼지를 통으로 지고 올라가야 되지만 무겁고 번거로우니 머리만 가지고 간다. 그도 무거우면 아래턱은 떼어두고 위턱만 가지고 올라가 지내고 온다.

그간에 지켜야 할 의무 조항으로 주의할 일이 있다. 돼지를 잡고 나면 우선 간을 식기 전에 생으로 먹고 쓸개도 먹고 고기를 구워 먹는 것이 돼지 잡는 사람들의 특권이다. 하지만 산신제 지낼 때는 제사가 끝날 때까지 돼지고기 맛을 보면 안 된다. 제사를 지낸 다음에만 고기를 먹을 수 있다. 그리고 이처럼 산신제를 일찍 지내고 나면 그때는 햅쌀이든 햇곡식이든 햇과일이든 맘 놓고 먹어도 된다.

금년처럼 추석이 일찍 드는 해는 산신제를 따로 지낼 필요가 없다. 처음 난 곡식이나 과일을 조상들께 먼저 제물로 바쳤기에 상관이 없다. 추석 차례를 지내려면 8월 초하루부터는 상갓집 가서 조문을 해도 안 된다. 언제나 그랬듯이 제사 지내기 전에 목욕하고 지내야 한다. 목욕 시설이 없는 옛날에는 여인들은 머리 감고 단정하게 빗고 옷 갈아입고 제물을 준비했다.

제사의 의미는 이렇다. 기독교에서는 모든 제사를 하나님께만 지내야 한다. 불교에서는 다른 신들에게 지내도 된다. 유교에서는 중국과 한국이 다르다. 중국에서는 하느님에 해당하는 상제上帝께 제사를 지낸다. 일반 백성들은 하느님께 제사를 드릴 자격이 없다는 것이 중국인의 신앙관이다. 또 하느님과 만날 수 없고 대화할 수도 없다. 오로지 임금만이 하느님과 만날 수 있다. 그러기에 임금만 잘 섬기면 상제 하느님께서 복을 주고 화도 준다고 믿어왔다. 우리나라 유교는 중국과 좀 다르다. 우리나라의 신앙관에 따르면 우리는 하느님과 만날 수 없고 조상의 신은 신이기에 하느님과 대화할 수 있다. 조상의 신이 하느님께 부탁하여 복도 주고 재앙도 준다고 믿었다. 우리 백성은 조상만 잘 섬기면 되는 것이다. 그래서 돌아가신 조상들에게 제사를 잘 지내는 것이 신앙관이었다.

추석 한 달 전, 즉 백중이 지나면 산소 찾아가서 벌초를 한다. 백중이 지나면 가을에 들어선지라 모든 풀이 힘을 쓰지 못한다. 이때 깎아주면 더 이상 자라지 않고 추석을 맞이할 수가 있다. 역시 조상의 산소를 잘 돌보는 것이 복 받을 일이라고 믿어왔다. 지금은 기독교가 들어와서 우리가 마치 무슨 서양인들인 것처럼 조상의 산소에 잔디 가꾸고 비석도 세우고 음식 차리고 절을 하고 하지 않는다. 어떤 게으른 기독교인들은 핑계 삼아 아예 산소마저 돌보지 않는다. 그들은 기독교를 핑계 삼은 게으른 기독교인이기에 '개독교인들'이라 해도 상관없다. 게으른 개독교인들은 제사도 핑계 대고 지내지 않는다. 명절마다 놀러 다닌다. 그렇다고 해서 하나님께 열심히 예배하지도 않는다. 하기 싫은 제사 정성 들이기 싫어 가족끼리 놀러 다닌다.

조상 제사 지내는 것이 우상이라면 음식 준비해놓고 목욕하고 정성껏 하나님께 예배해야 한다. 조상들의 영혼을 잘 돌보아주시라고 예의를 갖추어 절을(禮拜) 해야 한다. 1년 중 한식과 추석 때 산소 찾아가 절하고 제상 차리는 것이 우상이라면 그곳에서 하나님께 찬송하고 기도드리면 되는 것이다. 아무도 안 볼 때 절하고 싶으면 절하고 그 자리에서 하나님께 죄지었다고 용서를 빌면 된다. 하나님은 용서하기를 좋아하시니 하나님께서 좋아하시는 일 한 가지 더 하면 된다.

추석의 대표적인 음식이 송편이다. 떡 없는 제사는 없다지만 명절 따라 떡이 다르다. 설날에는 주로 흰떡을 한다. 삼월삼짇날에는 쑥떡을 하고 오월 단오에는 수리취떡을 하고 추석에는 송편을 하게 된다.

송편을 만들 쌀은 역시 햅쌀이어야 한다. 쌀이 귀한 강원도 지역에서는 감자 가루로 송편을 했는데 쌀보다 더 맛있고 고급 음식이다. 송편의 색깔을 내기 위해서 여러 가지 천연 식재료를 사용한다. 파란색을 내기 위해 쑥을 넣어서 만드는데 전라도와 충청도 일부 지역에서는 모시 잎을 넣어 모시 송편을 만든다. 팥물을 들이거나 오미자나 오배자, 치자 물을 들여가면서 오색 송편을 만들어 보기 좋게 하지만 나는 서민으로 커서 그런 사치스런 떡은 구경만 했지 만들어 먹지는 못했다. 겨우 쌀가루를 더운물에 반죽해서 송편 속 재료 몇 가지를 준비한다. 제일 흔한 풋콩이 있고 밤 주워 와 까서 밤이 있고 참깨 찧어 꿀에 반죽한다. 그리고 삶아 껍질 벗긴 팥 정도다.

여기서 궁금한 것은 송편이나 만두에 들어가는 재료를 왜 송편 소, 만두소라고 하는지다. 나는 아무리 표준말이 '소'라고 해도 '속'이라고 고쳐 나가고 싶다.

송편 속을 준비할 때 한 가지만 준비하면 안 된다. 음식을 먹을 때 편식을 하면 병이 난다. 음식 골고루 먹어야 한다는 것은 초등학교 교과서에도 나왔다. 처음에는 몸에 그 음식 성분이 부족해서 먹고 싶어진다. 그러나 그 음식을 계속해서 먹으면 질려서 먹기 싫어진다. 그때 그만두어야 한다. 그래도 계속해서 먹으면 그 음식에 중독이 된다. 그때부터는 몸 세포가 아예 포기해버린다. 그러나 멍청한 몸의 주인인 정신머리는 몸에서 필요해 식성이 요구하는 줄 알고 계속 먹어준다. 그때부터 병이 난다. 이 같은 음식이 주로 고기다. 고기가 처음에는 맛있다가 계속 먹으면 위나 장은 질린다. 그래도 입에는 맛이 있으니 계속 먹는다. 이때부터 몸 따로 입맛 따로 정신 따로 논다. 이때 정신머리가 입맛 편을 들지 말고 몸 편을 들어주어야 한다. 음식을 먹을 때 맛을 가려서는 안 된다.

나라마다 음식 먹는 법이 다르다. 일본인들은 눈으로 먹는다. 눈으로 먹기에 색깔을 가지고 못된 짓을 한다. 처음에는 색깔을 맞추기 위해서 천연 식재료를 찾아 오색찬란하게 꾸미다가 대학이 생기고 식품학과가 생기면서 학위 받은 박사라는 자들이 석유에서 색깔을 뽑아낸다. 그리고 황색 5호 4호, 적색 2호 3호를 찾는다. 그것들을 이름하여 식품첨가물이란다. 또 뭐 1일 허용 기준치란다. 물론 1일 동안에 간이 해독시킬 수 있는 허용 기준치가 있다. 그 1일 기준치가 초과되지 않으면 다행이다. 가령 과자 한 봉지에 들어가는 색소, 즉 색독에 하루 동안 간이 작업할 수 있는 허용치가 있다. 그 기준치를 초과해서는 안 된다. 하루 동안 아무것도 안 먹고 과자 한 봉지만 먹으면 간은 24시간 동안 그 한 봉지 과자에 들어간 색깔의 독을 해독시켜낸다. 여기서 하루에 과자 두 봉지 먹으면 간의 작업량 100퍼센트 초과다.

과자 두 봉지만 먹고 살 수는 없다. 밥을 먹어야 한다. 밥을 먹기 위해서 반찬 여러 가지 준비해야 한다. 반찬이야말로 색깔 맞추어야 한다. 노란색을 즐기는 일본인들은 무에 꼭 노란색을 넣어야 한다. 처음에는 치자로 노란색을 넣다가 귀한 것 구하려면 돈이 들어가니 그냥 노란색의 인조 물감 넣는다. 그 색깔이 1일 허용 기준치가 초과되면 안 된다. 단무지 몇 쪽을 먹어야 노란 물감의 1일 허용 기준치인지는 표시도 없다. 단무지 흰색 그대로 먹으면 더 맛있다. 그래도 멍청하게 색깔을 넣어 만든다. 단무지를 물그릇에 몇 쪽 넣어보면 물 한 그릇이 노란색이 된다. 일본인들이 즐겨 먹는 우메보시가 있다. 매실 김치다. 그냥 매실 발효시켜 먹으면 좋으련만 색깔 내기 위해서 차조기 잎을 넣는다. 차조기 잎이 귀하면 역시 인공 색깔 넣는다. 이렇게 먹으면 문화인이고 지성인이고 현대인이고, 자연 그대로 먹으면 미개인이란다.

중국인들은 음식을 코로 먹는다. 냄새를 좋아하기에 음식마다 향을 넣는다. 향을 찾다가 천연 재료가 없으면 석유에서 뽑아낸다. 냄새 찾아 식품첨가물에 무슨 향 1호, 2호 찾는다.

미국인들은 머리로 먹는다. 물론 머리로 먹어야 한다. 머리로 먹어야 지성인답다. 그래서 그들이 유럽에 살 때부터 백인들 체질에 맞도록 임상 실험을 해보고 연구해왔다. 1일 섭취량이 있다. 그 섭취량을 채워야 살 것 같다. 황인들보다 큰 체격에 필요한 1일 섭취량이 있다. 이 같은 음식 표준치를 키 작고 채식만 해오던 동양인들, 아시아인들, 더운 지방 사는 사람들에게 권고한다. 그렇게 먹어야 지성인이고 그렇게 먹지 않으면 후진국 미개인들이란다. 그리고 그들은 일찍부터 고혈압, 당뇨병 달고 살면서 그것을 고치기 위해 약을 먹는다. 약도 처음 개발할 때는 천연 재료를 써왔다. 하지만 지금은 이 일이 귀찮으니까 석유에서 뽑아내 인류를 먹이고 있다.

우리나라 사람들은 배로 먹는다. 어릴 적에 이 말을 가지고 나는 우리나라 사람들이 제일 미련하다고 생각했는데 날이 갈수록, 달이 갈수록, 해가 갈수록, 세월이 갈수록, 늙어갈수록 한국인이 제일 현명하게 살았다는 생각이 든다. 배고프면 먹고 배부르면 먹지 않는 것이 상책이다. 아니 최상책이다. 배와 입맛과 같이 먹으면 된다. 입 따로 배 따로 먹으면 안 된다.

누구든지 좋아하는 음식이 있고 싫어하는 음식이 있다. 나는 어릴 적부터 콩을 싫어한다. 송편 먹을 때마다 콩이 없었으면 하는 생각이 든다. 그래도 우리 송편에는 콩이 들어가야 한다. 콩을 안 먹으면 내 몸에 미국인들이 말하는 콩 성분이 부족하기에 꼭 먹어주어야 한다. 싫어하기에 평소에 콩밥이나 콩 반찬은 안 먹는다. 나에게 콩을 먹일 수 있는 방법은 반죽한 쌀에 콩이 안 보이도록 싸서 먹게 하는 것이다. 쌀 반죽으로 콩을 싸되 모양이 다르면 안 된다.

송편 빚는 모양이 다 다르다. 한 사람은 콩만 넣어 만들고 한 사람은 참깨만 넣어 만들면 모양이 다르니까 콩이 들어간 송편 모양을 보고 안 집어간다. 모두가 다른 솜씨로 송편 속을 골고루 넣어야 한다. 그 집 어른들이 좋아하는 송편 속과 싫어하는 송편 속을 같이 넣어야 한다. 한 사람이 송편을 만들 때 한 사람은 밤만 넣어 만들고 한 사람은 팥만 넣어 만들면 안 된다. 한 개는 콩을, 그다음은 팥을 두루두루 섞어서 만들면 좋다. 제일 좋은 방법은 모두가 앉아서 콩만 넣어 만들고 다음에 팥만 넣어 만들고 밤, 참깨 두루두루 다 만들어서 모두 섞어서 찌면 된다.

시아버지가 콩 싫어하시니 따로 찧어 제쳐놓고 시아버지 좋아하는 팥만 따로 쪄서 시아버지 따로 드리면 며느리는 효도한 것 같으나 시아버지는 병이 난다. 그 시아버지는 팥을 많이 먹어 미국인들이 말하는 비타민D는 과다하고 콩을 안 먹으니 비타민K는 부족해져 병이 난다. 한 가지 병이 아니고 두 가지 병이 난다. 비타민D 과다증이고 비타민K 결핍증이다. 이렇게 글을 쓰고 있는 나도 송편 먹을 때 콩이 안 들어간 송편이 집히기를 바란다. 먹고 나면 콩이다. 입에 들어간 것 뱉으면 천벌을 받는다.

요즈음 송편은 솔잎도 안 들어가고 송편이라 한다. 모양은 아무리 달라도 솔잎이 들어가야 송편이다. 솔잎은 위장병·고혈압·중풍·신경통·천식 등에 효과가 있다고 한다. 『동의보감』도 솔잎은 풍습창風濕瘡(바람과 습기 탓에 뼈마디가 쑤시고 아픈 병)을 다스리고 머리털을 나게 하며 오장을 편하게 하고, 곡식 대용으로 쓴다고 전하고 있다.

지금 세상에는 떡집에서, 아니 떡 공장에서 주물러놓은 것 같은 가지각색 오색 칠색 찬란한 송편들이 시장에서 판을 친다. 송편만은 가족들이 모여서 아이들과 같이 만들어 먹어야 한다.

동지와 팥죽

지금은 없어졌으나 오래전부터 교회마다 겨울철이 되면 부흥회가 있었다. 나는 겨울이 되면 바쁘게 지냈다. 강사로 초빙되어 여러 교회를 다녔다. "이번 동짓날 팥죽 쑤어 먹은 이들 손 들어보셔요." 거의 없다. "대보름날 오곡밥 하신 분 손 들어보셔요." 몇 명 나온다. 마을 회관에도 강의하러 많이 다녔다. 마을 회관 노인들 중에는 손을 드는 사람이 여러 명 있다. 때로는 공동으로 팥죽도 먹고 오곡밥도 해 먹는다. 이것은 교회가 지켜내지 못하고 없앤 풍습이다. 이 같은 풍습을 살리는 데 우선 신학생들을 인식시키는 것이 빠르다. 초청되어 찾아간 신학교마다, 또 내가 초청해 다니러 온 신학생들 교육할 때마다 동지의 필요성, 대보름의 필요성을 강조해왔다. 지금은 교회에서 동지나 대보름 행사를 하고 있으나 빈약하다.

동지 팥죽 먼저 이야기하련다. 내가 1970년대에 경기도 양주서 10여 년 살았다. 내가 사는 마을이 김씨들 집성촌이고, 타성은 나 혼자였다. 동지가 돌아오는데 아무도 팥죽을 안 쑨다. 이유인즉, 옛 조상 중에 팥죽을 잡수시다 돌아가신 분이 계셔서라고 한다. 초상 치르고 나서 우리 집안은 팥죽 쑤지 말자는 가풍이 생겼고 그 풍속이 지금까지 내려온단다.

그러나 그 집안에 공통점이 있다. 모두가 대머리다. '팥을 안 먹으면 대머리가 지는구나' 하는 생각에 관심 갖고 통계를 내보았다. 우선 신학생들 교육할 때 팥을 안 먹으면 대머리 진다는데, 대머리 진 학생들만 대답해보아라. "팥 싫어하지?" "아닌데요!" 아차, 내가 통계를 잘못 냈구나 싶어 다음 교육 때는 대머리 진 학생들만 일으켜 세웠다. "오늘 일어선 학생들은 팥 싫어하지?" "어떻게 아셨어요?" 물론 틀릴 때도 있다. 그렇지만 통계적으로 많은 숫자였다. 군인들 교육할 때마다 통계를 내보았는데, 거의가 맞다. 어떤 이는 내 이야기를 듣고 팥을 자주 먹었더니 머리카락이 난다는 이들도 있었다. 이 같은 사실은 결과이고, 원인을 몰랐다.

40년 전 일이다. 경희대학교 한의과대학에 안덕균 교수가 계셨다. 유명한 교수다. 학생들을 데리고 강의 들으러 우리 교회에 찾아온다. 내 말이 무척 빠르다. 그런데 한의대 학생들은 빨리 알아듣는다. "말씀 좀 빨리 해주셔요. 더 빨리, 더 빨리. 두 번 올 걸 한 번만 와도 되니 귀한 시간을 더 아끼려고 그래요." 내가 건강 강의를 하려면 원고 없이 며칠을 한다. 그러나 한의대 학생들에게 다섯 번을 하고 나니 바닥이 났다. 물론 하루에 몇 시간씩 했다. 또 오겠다는 연락이 왔고, 강의할 내용은 다 했고, 반복할 수는 없고, 도착할 때까지 강의 주제를 정하지 못하고 있었다. 도착 후 한의대 교수들을 보니 모두 대머리였다. 그때 주제를 정했다.

"한의사치고 대머리 안 진 사람 있소?" 이 말 끝에 서로 쳐다보고 웃는다. 물론 그 시간에 다른 한의사들과 제자들 얼굴을 떠올려보았을 것이다. 빨리 인정하고 안덕균 교수께서 나에게 되묻는다. "왜 대머리가 집니까?" "그것은 좋은 해석도 되고 나쁜 해석도 되는데, 약을 짓다 좋은 약이 있으면 먼저 먹고 지어주니 그렇습니다." "그것을 무엇으로 증명하시나요?" "거지들치고 대머리 진 사람들 보았어요?" 그리고 다시 강의가 시작된다. 잘 먹으면 대머리 지고, 큰 기업 회장, 사장들 중에 대머리가 많다. 한의사협회 총회는 아마 대머리 총회로 보면 좋겠다. 지금은 머리도 심고 가발도 하고 모두가 모자를 쓴다. 오래전에는 실내에서 모자를 안 쓰는 것이 우리나라 풍습이었다. 지금은 공식적인 행사에서도 쓰고 지낸다. 큰절을 할 때도 쓰고 한다.

그럭저럭 몇 시간 강의는 했으나 팥을 안 먹으면 대머리가 진다는 결론을 얻지는 못했다. 문득 생각이 나기에 콩과 팥을 구별해보았다. 중국인들은 콩과 팥을 구별한다. 우리나라 사람들이 구별을 잘 못한다. 콩 태太, 콩 두豆, 모두 콩이다. 태는 콩 이름에 쓰고 두는 주로 팥 이름에 붙는다. 흑태, 백태, 서리태, 훈조태(메주콩)는 콩이고 흑두, 적두는 팥이다. 성분은 다르다. 콩은 보補하는 식물이고, 팥은 사(쏟을 사瀉)하는 성분이 있다. 보하는 성분을 먹어준 만큼 사하는 성분도 같이 먹어야 머리카락을 유지하는데, 보하는 성분만 먹어주고 사하는 성분인 팥을 안 먹어주니 대머리가 지는 것이다. 음식으로만 잘 먹으면 머리가 빠진다. 짐승을 기르다 보니 소나 돼지나 닭이나 개나 모두 잘 먹이면 털이 빠지는 것을 보고서 알았다.

슬기로운 우리 조상들께서 팥을 먹는 명절을 정해놓으셨다. 동짓날만은 전 국민이 팥을 먹는 날이다. 그날 흰밥을 하면 집안이 망한다는 경고까지 했다. 이 같은 풍습을 서양에서 온 무식한 선교사들이 잘못 가르치고 기독교인들이 없애는 데 앞장섰다. 겨우겨우 내가 살려보고 있으나, 이름 있는 신학 교수도 아니고 이름 있는 큰 교단 목사가 아니기에 해결 못 하고 늙어가고 죽어가고 있다. 그러나 불교계에서는 유명 무명 따지지 않고 우리나라 전통 명절인 동지를 지켜나가고 있다. 팔십 평생 팥죽 한 그릇 안 잡수시고 돌아가신 석가모니 부처님 덕으로 유지되고 있다. 강낭콩은 원산지가 중남미인데, 번역을 콩으로 잘못했다. 팥으로 번역을 했어야 한다. 강낭콩은 성분이 콩 성분이 아니고 팥 성분이다. 땅콩은 콩 성분이다.

봄맞이 가자

　겨울이 춥다 보면 봄이 기다려진다. 또 겨울 동안 움직이지 못하고 웅크리고 지냈기에 봄이 오면 일이 하고 싶어진다. 겨울 동안 싱싱한 채소도 못 먹었기에 봄나물이 먹고 싶어진다.

　내가 주장하는 계절 음식은 봄에는 잎채소, 여름에는 열매채소, 가을에는 과일, 겨울에는 뿌리채소다. 봄에는 잎채소라지만 이른 봄에는 잎채소가 없다. 얼음이 녹기 전 이른 봄에는 주로 달래, 냉이, 고들빼기 등이 있다. 이 이른 봄나물은 공통점이 노지에서 월동한 봄나물이라는 것이다. 노지에서 월동한 채소 중에는 달래, 부추, 마늘, 파가 있다. 부추, 마늘, 파는 재배한 채소이고, 달래는 인위적으로 재배 안 해도 된다. 노지에서 월동이 된 봄나물은 열을 내는 채소다. 일찍이 석가모니께서는 부추, 달래, 파, 마늘을 먹지 말라고 명하셨다. 내 생각에 이 같은 채소는 열이 나는 음식이기에 인도처럼 더운 지방에서는 먹지 말아야 할 채소인 것이다. 불교 단체에서 초청 강의가 오면 이런 이야기를 수시로 했다. 부처님의 금기 식품 중 고기나 술은 지키되 채소만은 우리나라 불교에서 개방시켜도 되지 않겠느냐 하는 의견들이 있어 불교인들이 논의도 했다 한다.

교리 중에 고칠 수 있는 것도 있고 고칠 수 없는 교리도 있다. 경서라고 하는데 서는 경을 설명한 것이다. 『성경』은 모세오경인 「창세기」, 「출애굽기」, 「레위기」, 「민수기」, 「신명기」까지가 경이다. 나머지는 서다. 경은 신의 말씀이고 서는 경을 설명하는 것이기에 「여호수아」부터는 서가 된다. 신약에서는 4복음이 경이다. 그리고 「사도행전」부터 서가 된다. 정확히 설명이 되어 있다. 「로마서」, 「고린도서」, 「갈라디아서」, 「에베소서」, 모두가 서다. 경은 신의 말씀, 서는 사람들의 해석이다. 사서삼경四書三經도 그렇다. 삼경은 『시경』, 『서경』, 『주역』이고, 사서는 『논어』, 『맹자』, 『중용』, 『대학』이다. 삼경은 공자 이전에 있었던 책이고, 사서는 공자 이후에 기록된 글들이다. 주로 선대의 말씀을 해석해놓은 글이다.

불경에는 팔만사천대장경 같은 경이 있고 불서가 있다. 서는 고칠 수 있어도 경은 고칠 수 없다. 그래도 불경에는 언제나 예외가 있다. 부처님께서 무슨 말씀을 하신다. 이것이 곧 계명이다. 그러고도 '병자는 제외한다'는 말씀이 수시로 있다. 부처님의 말씀이지만 인도에서는 먹어서는 안 되는 오신채五辛菜를 한국에서는 먹어야 된다는 말을 하고 싶다. 인도같이 더운 나라에서는 먹으면 몸에 열이 많이 나서 병이 나고 죽을 수도 있지만, 우리나라같이 사계절이 있는 나라에서는 이른 봄에 꼭 먹어야 건강을 찾을 수 있다. 그렇다고 내 종교도 아닌 이웃 종교까지 속속들이 간섭하고 설명할 수가 없다. 다만 사찰에서나 불교 교육기관에서 초청 강의가 있을 때는 빼놓지 않고 설명하고 있다.

오신채 중에 달래, 부추, 파, 마늘은 우리나라에도 있고 인도에도 있으나 흥거興渠라는 채소는 인도와 중국에 있고 우리나라에는 없는 채소다. 흥거를 우리나라에 자생하고 있는 무릇이라고 하지만 다른 채소다. 똑같이 생겼다 해도 인도에서 자란 흥거와 우리나라의 무릇과는 성분이 차이가 있다. 오신채 중 네 가지는 날로 먹을 수 있다. 독성이 적고 열이 나는 채소지만, 무릇은 날로 먹을 수 없고 익혀도 2~3일은 우려서 먹어야 독성이 없다. 혹 산마늘을 흥거로 번역할 수 있겠으나 산마늘은 부추나 마늘과 비슷하기에 흥거는 외롭게 되었다.

불경을 다시 보아도 좀 다르다. 부처님은 아무런 설명 없이 다섯 가지 채소를 금하셨다. 승려들의 해석은 '성욕이 왕성해지니 금하라 하셨을 것이다'라고 한다. 몸이 건강해지면 성욕도 왕성해진다. 부처님께서 제자들더러 몸 약하고 성욕 없이 살기를 바라시는 것은 아니다. 내 돌파리突破理 상식으로는 성욕이 생기고 안 생기고를 떠나서 더운 지방에서 열나는 음식 먹으면 병이 나고 오래 못 살기에 내리신 계명으로 본다.

마늘은 월동이 되고 뿌리채소다. 봄철에 잎줄기를 먹지만 마늘은 잎만 먹고 버리기는 아까운 채소다. 몸이 차서 생긴 병은 마늘만 지속적으로 먹고도 고친 이들이 많다. 내 어릴 적에 아버지께서 마늘을 구워 먹으라고 하셨다. 날로 먹기는 어려운데 구워서 먹으면 여러 통도 먹을 수 있다. 한 번에 많이 먹으면 간이 다 소화시켜내지 못할 것 같다. 아침저녁 한 통씩 먹어봄이 어떤가 한다. 아버지께서 말씀만 수시로 하셨지 마늘이 귀하고 비싼 채소라서 한 번도 구워주시지 않았다. 입으로만 상속해주셨다. 지금은 좀 여유가 생겨서 마늘 정도는 매일같이 먹을 수 있는 형편이 된다. 먹어볼까 한다. 매일같이 마늘 두 통씩 드신 어른이 계셨는데 방귀가 많이 나오고 방귀가 시원하게 나오니 장도 편하고 좋은데, 냄새가 너무 고약해서 대중을 상대하는 사람은 조심스럽다. 외딴 곳을 찾아가서 며칠씩 먹고 있어야 될 것 같다.

달래는 이른 봄에 맛있고 여름 되면 맛이 없다. 호텔 식당에 가보면 한

여름에 고추장 얹어서 내놓는다. 아무도 집어가지 않는다. 초봄에 먹어야 맛있다. 초봄에 몸에서 필요한 성분이 있기에 그 채소가 먹고 싶어진다. 열나는 음식인데 여름에 입맛이 당길 이유가 없다. 성분은 마늘이나 비슷해서 열을 내고 피를 맑게 하고 춘곤증을 없애고 빈혈이 없어지고 잇몸과 뼈도 튼튼해진다고들 한다. 지금 시장에 나온 달래들은 비닐 씌워 재배한 것이다. 노지에서 월동한 달래여야 효과가 있지 비닐 속에서 기른 달래는 맛도 적고 효과도 적다.

부추 역시 초봄에 맛이 있으나 달래보다는 좀 늦게 나오는 채소다. 달래보다 좀 늦게 나온 만큼 초여름까지는 맛이 있다. 또 노지재배를 하다 보면 여름이 되어 종(鍾)이 올라오고 꽃이 피면서 잎이 빳빳해져 먹기가 힘들다. 부추는 채소라기보다는 약재에 가깝다. 부추의 효능을 알아보려면 만병통치는 아니고 백병통치도 못 되지만 50병 통치약은 되겠다. 꼭 병이 나서 먹으려고 애쓰지 말고 봄부터 여름까지 반찬으로 수시로 먹어주면 병이 안 난다. 열을 내는 채소이기에 태양 체질에는 맞지 않고, 음식으로 섭취할 때는 별 이상이 없으나 즙을 내서 마시는 이들은 설사를 하면 양을 줄이거나 중단하는 것이 좋다.

파는 대파가 있고 쪽파가 있는데, 쪽파는 그런대로 쪽파지만 대파는 개량종이 너무 많다. 1970년대에는 일본에서 개량된 종자를 수입해서 심었으나 우리나라 종자도 좋다. 개량된 대파는 남쪽 지방에서는 월동이 되지만 이곳 강원도에서는 노지 월동이 되지 않는다. 재래종은 월동이 된다. 쪽파는 뿌리 번식이지만 대파는 열매 번식이다. 파 씨는 1년째에는 꽃이 피지 않고 2년째 되어야 꽃이 된다.

강원도에서는 쪽파도 남쪽 지방처럼 여러 쪽이 안 생긴다. 대파 중 개량종은 월동을 할 수 없어 종자를 유지할 수가 없다. 토종 파 종자여야만 월동을 할 수 있고, 개량 대파 종자는 해마다 남쪽에서 가져오거나 종묘상에서 사온다. 왜 개량종, 재래종을 찾는가. 파의 월동 여부에 그 첫 이유가 있고, 둘째 이유는 봄에 심어 가을에 뽑아서 김장한 파와는 열을 내는 성분과 효과가 다르기에 그렇다. 가령 '감기에는 파를 달여 먹어라' 하는 예부터 내려오는 우리 의학이 있다(요즈음은 서양의학이 들어와서 우리 의학을 대체 의학이라고 하지만). 그러나 어떤 파를 달여 먹느냐에 따라서 감기가 치료도 되고 안 되기도 한다. 파는 사계절 다 먹는다. 추운 지방일수록 더 먹는다. 중국인들은 생파 그대로 끼니때마다 먹는다. 추운 지방에서 몸을 따뜻하게 하는 데 큰 역할을 하고 있는 채소다.

일제 때부터 '다마내기'라는 뿌리(根) 파가 우리나라에 들어오기 시작했다. 8·15 이후 일본 말을 쓰지 않으면서 양파라고 했다. 미국서 오면 양파고, 일본서 오면 왜파라 했어야 하지만 양파 이전에 유럽에서 먹었고, 원산지는 중앙아시아라 한다. 둥글게 생겨 둥근 파나 옥파, 구슬파라고 했어야 했으나 아무튼 미국 거쳐서 왔으니 양파다. 양파 역시 이곳 강원도는 노지에서 잘 안된다. 다른 파보다 매운맛이 덜하고 덜한 만큼 열 내는 데 효과가 적다. 반면에 날로 많이 먹을 수 있으니 마찬가지다. 우리나라에서는 원래 양파를 지금처럼 많이 먹지 않았다. 양념으로 썼으나 지금은 부식 재료가 되었다.

파와 양파의 효능은 비슷하다. 우선 몸을 따뜻하게 하고 피를 맑게 하기에 여러 가지 병을 고치기도 하고 예방하는 등 우리 몸에 꼭 필요한 식품이다. 부추처럼 50여 가지의 병에 도움이 된다. 파, 양파, 부추, 달래, 모두가 비닐 씌워 키운다. 그리고 2차로 또다시 땅에 비닐 깔고 구멍 뚫어 마늘이나 양파 꽂아서 길러낸다. 이 같은 채소는 이름과 모양만 마늘, 양파지 성분은 열대 과일이나 마찬가지다. 그런 생산과정을 모르는 한의사들이기에 한의원이 병을 잘 못 고치고 오히려 중탕 집에 의지한다.

이른 봄나물 중에 냉이를 들 수 있다. 냉이 역시 노지 월동이 되기에 몸을 따뜻하게 하는 나물이다. 냉이는 약간 단맛이 있고 마늘이나 파, 달래처럼 매운맛이 없기에 그렇다. 이 역시 봄철이 지나면 맛이 없다. 호텔식당에 보면 언제나 있으나 누가 먹지 않는다. 간에 좋다고들 하는데 해독 성분이 있다기보다는 피를 정화시키는 나물로 보련다. 피를 정화시키니 출혈과 치질에도 좋고 월경 과다증에도 좋겠다. 눈에도 좋으나 치료는 안 되고 눈병 예방에는 좋겠다. 눈병이 따로 있는 게 아니고, 간이 안 좋으면 눈이 안 좋아진다. 눈병을 고치려면 간을 고치면 따라서 좋아진다.

어릴 때 친구 아버지가 눈병을 잘 고치셨다. 걸어서 80리 밖에서도 환자들이 모여들었다. 그 아버님은 간이 안 좋아서 눈병이 나는데 의사들은 안약만 넣는다고 하신다. 눈알을 안약에다 3일을 담가놓아도 소용이 없다. 간을 고쳐야 눈이 좋아진다. 어릴 때 친구 아버지께 들은 말씀을 지금도 써먹고 있고 내 눈도 보존한다. 친구 이름이 최일천이다.

냉이의 효능은 피를 맑게 하는 것이고, 더 좋은 점은 피가 탁해서 생기는 병들을 예방할 수 있다는 것이다. 피가 탁해질 수 있는 음식을 안 먹으면 되지만 알면서도 그런 음식을 먹어야 될 때가 있다. 우선 맛이 있어서 먹고, 먹다 보니 중독성이 있어 끊지 못하기도 하고, 또 몸에 필요하지만 약간의 독이 따라 들어오기도 하는 식품들이 많다. 주로 고기 종류다. 고기 먹으면 피가 탁해지고 기름기 많아서 지방질이 몸에 쌓인다. 간이 모두 작업을 해야 한다. 이럴 때 냉이가 한몫하니 간이 할 일을 도와주어 피로가 풀린다. 봄철에 쉽게 피로를 느끼는 증상이 춘곤증이다.

씀바귀와 고들빼기 역시 봄나물인데 남쪽 지방에는 씀바귀가 많고 북쪽 지방에는 고들빼기가 많다. 씀바귀는 잎, 고들빼기는 뿌리가 더 강하다. 성분은 비슷하다. 남쪽은 따뜻하니 쓴 뿌리보다는 잎이 있어야 하고, 중북부 지방은 뿌리가 많아야 된다.

지금까지 나열한 봄나물의 공통점이 잎채소도 아니고 뿌리채소도 아닌 이른 봄나물이라는 것이다. 이 나물들은 거의 모두가 오장 중에서 위나 간이나 심장이 좋아지는 나물들이다. 오장 중에 폐와 장이 빠졌다. 고들빼기가 폐와 장을 돕는 나물이다.

우리가 음식에서 느끼는 맛 중 오미는 맵고, 달고, 시고, 짜고, 쓴 것이다. 사람이 성장할 때는 단맛과 신맛을 좋아하고, 성인이 되면 쓴맛, 짠맛, 매운맛을 찾게 된다. 다섯 가지가 역할이 다 다르다. 여기서 쓴맛은 쓸개 액을 만들어낸다. 쓸개 액이 부족하면 지방질을 소화시킬 수 없다. 지방질 많은 음식을 먹으면 쓸개가 즙을 내뿜어 지방질을 소화시켜야 한다. 지방질을 소화 못 시키면 우선 소화시킬 능력이 없으니 간에게 맡겨놓는다. 쓴 음식이 들어와 간이 쓸개 액을 만들어주면 쓸개는 빨리 담도를 통해서 장으로 보내줄 것이다. 장으로 보내주면 지방질을 잘 소화시켜 몸 안으로 골고루 보낸다.

그런데 쓴 음식은 안 들어오고 계속해서 지방질만 들어오면 간은 지방질이 많아져 지방간이 되고 배도 나온다. 지방질이 많아지면 간은 다른 작업을 못 한다. 우선 피로를 해소할 시간이 없다. 피곤하다. 해독과 피 정화도 시킬 시간이 없다. 간을 도와주려면 쓴 음식을 적당히 먹어주어야 한다. 지방질이 들어오고 쓸개 액이 부족하면 빨리 밖으로 내보내는 방법이 있다. 배탈이 나서 설사로 내보내는 방법이다. 이 또한 좋은 방법이다. 간에다 저장해두어도 계속해서 쓴 음식이 들어오지 않으니 아예 밖으로 쏟아 보내는 방법이다.

지방질을 장에서 잘 소화시켜서 골고루 보내주어야 우선 추위를 이길 수 있다. 추위를 이기면 폐 기능이 좋아지고 기관지도 좋아지고 핏줄도 굵어진다. 또 지방질을 잘 소화시키면 피도 맑아지고 핏줄에 찌꺼기가 끼지 않는다. 그러나 주인 하는 꼴 보니 쓴 음식을 싫어해서 먹지 않는다. 그래서 고생하기보다 그냥 대장을 통해 직장을 거쳐 밖으로 쏟아 내보내자는 현명한 판단이다. 고기 먹으면 설사, 우유 먹으면 설사, 콩 종류만 먹어도 설사, 모두가 쓴 음식 싫어해서 생긴 병이다. 그래도 설사 자주 하면 암은 잘 안 걸린다. 지방질을 간에 저장하는 사람들이 주로 암을 불러들인다. 또 지방질을 간에 저장할 여유가 없으면 신장에 저장해둔다.

이 모든 것이 쓴 음식 안 먹는 데서 오는 증세이니 씀바귀, 고들빼기의 효능은 50가지가 아니고 100가지가 넘는다. 이 외에도 현대 의학이나 한의학에서 더 찾아내지 못한 것도 많다. 돈 많이 주고 나온 대학에서 어렵게 경쟁해 박사 따낸 사람들이 학위 값 받아내느라 정부에서 연구비 받아내서 1년은 모자라고 2~3년씩 연구하고 3억, 6억, 10억 원 들여 겨우 한 가지 연구 결과 나왔다고 발표한다. 연구 그만하고 이른 봄에 씀바귀, 고들빼기 자주 먹으면 100가지 병 다 좋아진다. 그럼에도 안 좋아지는 것은 이런 고급 나물 먹고 못된 음식을 더 많이 먹어준 것 때문이다.

쑥은 조금 늦게 나온다. 쑥은 뿌리가 없고 잎을 먹는다. 잎은 월동을 안했어도 뿌리가 월동을 했기에 몸을 따뜻하게 하는 봄나물이다. 봄철에는 나물로 먹고 자라면 약으로 쓰면 좋다. 쓴맛은 위에도 좋고 장에도 좋다.

쑥이 또 한 가지 효과가 있는 것은 지혈이다. 탁한 피가 돌아다니다 약한 쪽으로 터진다. 코로 터지기도 하는데 코피가 나기 전에는 우선 눈알이 빨개진다. 우리 핏줄 중에 다른 것들은 보이지 않으나 눈알에 있는 핏줄은 보인다. 눈알에 핏줄이 보이는 것은 '너 지금 피곤해 있다. 쉬어주어라'는 신호다. 이때 쉬어주면 간단하다. 쉬지 않으면 이제는 코피가 난다.

우리 몸에서 눈으로 볼 수 있는 곳이 코안과 입안과 자궁과 항문이다. 몸이 피곤하면 이 네 군데 핏줄이 터진다.

우리가 눈으로 볼 수 없어서 그렇지 위출혈, 장출혈도 있을 수 있다. 위나 장에서 나는 피는 음식물과 섞여 내려가다가 색이 변해서 잘 모른다. 그냥 변 색깔이 검다고 알 뿐이다. 이마저도 많은 출혈이 있으면 검게 보이지만 조금씩 흐르는 피는 잘 모른다. 많은 피가 섞이면 순대 색으로 보면 되겠다. 위나 장에서 흐르는 피는 순대 색이고, 직장에서 나는 피는 변 색이 붉은색이다. 붉은 변도 두 가지이다. 속까지 붉으면 직장에서 묻은 피이고, 변의 겉에만 묻어 있으면 똥구멍에서 나는 피, 곧 치질이다. 첫 솔질을 하다가 나는 피도 있고 기침 오래 하면 가래에 피가 섞여 나오기도 하지만, 이런 피도 눈에 보이지 않으면 그냥 넘어가 잘 모른다. 이 같은 모든 증세들은 쑥을 먹으면 모두 지혈이 된다.

어느 약이든 좋기만 한 약은 없다. 부작용도 있다. 흘려야 되기에 흘리는 피가 있다. 나쁜 피가 좁은 혈관을 따라 돌다가 혈관 벽에는 무슨 이물질이 붙어 있고 피는 탁해서 빨리 돌아야 사는데 갈 길이 막히니 우선 조금이라도 약한 쪽을 찾아 흘려야 살 수 있기에 흘리는 것이다. 죽지 않으려고 흘리는 것이 코피, 입안에서 나는 피, 자궁출혈, 치질 등인데, 이 외에도 내장에서 흐르는 피는 조금이라도 흘러야 살 수 있기에 밖으로 흐르는 것이다. 이 같은 이치를 잘 이용해서 침으로 찌르고 부항을 붙여 뽑아낸다.

농민들이 건강한 이유는 수시로 피를 흘리기 때문이다. 옛날에 장갑이 없어서 맨손으로 가시덤불도 잡고 가시에 수시로 찔리고 연장 쥐느라 손바닥 지압하고, 맨발로 일하다 보면 발바닥 지압, 지게 지면 어깨와 등, 엉덩이 지압까지 하게 된다. 예전 국회의원이었던 서경원 형님의 이야기다.

국회에 들어가기 전 농민운동을 하면서 시위하다 수시로 끌려가 죽기 전까지 맞고 피 흘리는 것이 사혈이고 지압이고 건강 비결이란다. 흘려야 할 피를 멈추면 안 된다. 여인들 월경 때 나온 피는 흘러 나와야 건강하다.

쑥은 몸을 따뜻하게 하기에 몸이 차서 생긴 병은 모두 고쳐진다. 단군 신화에도 쑥을 먹은 곰이 사람이 된다. 나 같은 미련한 곰이 금년 봄에 쑥 자주 먹고 사람이 되고자 한다.

여름에는 열매채소

여름이 되면 잎채소는 자연스럽게 없어진다. 봄나물, 산나물 모두가 질겨서 먹을 수 없게 된다. 말려서 보관은 하지만 맛이 없다. 옛날에 제사를 중요시할 때는 마른 나물을 반드시 제상에 올렸기에 꼭 말려서 보관해두었다. 지금도 보관은 해야 하지만 겨울에 주로 먹게 된다.

여름이 되면 맨 먼저 딸기가 나온다. 초여름에는 잎채소가 무성하다가 한여름이 되면 잎채소가 견뎌내지 못한다. 겨울에 먹어야 제격인 삼겹살을 연중 먹다 보니 상추와 깻잎은 제철이 아님에도 늘 먹게 된다. 깻잎은 잎채소가 아니고 곡식에 가까운 열매를 먹기 위한 잎이다. 그러나 상추는 봄에 나는 잎채소다. 그래도 초여름까지는 유지해주지만 한여름에는 견디기 어렵다.

농사를 지어본 적 없는 이들이 상추 값이 비싸다고 하지만 비싼 줄 알고도 농사짓기가 힘들다. 속없는 이들이 삼겹살 고기보다 상추가 비싸니 삼겹살에 상추를 싸 먹는 것이 좋다고 한다. 맞는 말이다. 아무튼 돈 많은 이들은 먹어야 된다. 병이 나도 치료할 돈이 있기 때문이다. 상추는 찬 음식이고 삼겹살은 열이 나기에 많이 싸서 맛있게 먹으면 상관없다. 식당 주인들 여름철만은 상추 값을 따로 받아야 한다. 비싼 상추를 접시에 몇 잎 담아 내놓으면 손님들은 "상추 더 주셔요! 더 주셔요!" 한다. 식당 주인은 병난다. 속으로 욕한다. 기분 좋게 가져다준 음식은 몸에 이로우나 기분 나쁘게 가져다준 음식은 고급 음식이 아니다. 가져오면서 독으로 변한다. 여름철에 상추는 있다고 해도 두 시간이면 시들어버려 시들지 않도록 약품 처리를 해야 한다.

오래전 일이다. 포천 이동에 갈비 집 많다. 갈비 집에서 지하수가 모자라 물을 찾아주러 갔다. 찾아주고 나니 당연히 갈비 대접이다. 사장과 같이한 자리라서 좋은 고기로 가져다주었을 것이다. 나는 사장이 상추를 먹으면 먹고 안 먹으면 먹지 말아야겠다는 생각이었다. 사장은 상추를 안 만진다. 같이 앉은 지하수 개발업자도 안 먹는다. 나 또한 안 먹었다. 이쯤 되면 서로 "상추 잡수셔요, 드셔요" 한 번쯤은 인사를 할 터이나 아무도 권하지 않는다. 물론 한여름이었다. 이유를 혼자서 분석해본다. 상추가 비싸서일까? 비싸면 더 귀한 채소라 권했을 것이다. 그것은 권해서는 안 될 채소였을 것이다. 상추가 비싼데 시들지 않도록 약품 처리를 했을 것이다.

삼겹살은 돼지 한 마리에서 몇 킬로그램 안 나온다. 나머지 고기는 처리하기 힘들다. 삼겹살 있는 고기는 여름 음식 아니다. 옛말에 "여름에 돼지고기는 잘 먹어야 본전이다" 했다. 고기 중에서 돼지고기가 제일 빨리 상한다. 또 지방질이 많아서 건강상 좋지 않다. 지방질은 우리 몸에 꼭 필요한 영양소이지만 겨울에 필요한 영양분이지 여름에는 필요 없다. 필요 없는 성분이 계속 들어오면 병난다. 돼지고기는 겨울 음식이었다.

삼복만 되면 개고기를 찾는다. 옛날에 모내기하고 20일 지나서 호미로 논바닥을 한 번 뒤엎어주었다. 호미질이라고 한다. 모내기는 하지를 기준으로 전 닷새 후 닷새, 아니면 전 칠일 후 칠일이면 적합하고 6월이 지나 7월이 되면 늦모라고 한다. 소서(금년은 7월 7일)가 지나면 모내기는 안 한다. 요즈음은 양수기가 있어 가뭄에도 물을 끌어올려 아무 때나 모내기를 하지만 양수기가 없는 시절에는 비가 와야 모내기를 한다. 소서 때까지 비가 안 오면 모내기를 중단하고 좁쌀을 심었다. 그래도 비가 안 오면 메밀을 심는다. 하지 지나 20일이면 호미질을 하게 되고, 그때 머슴들이나 일꾼들은 고기를 한 번쯤 먹어주어야 쓰러지지 않고 일을 할 수 있다. 머슴이나 일꾼들이나 종들을 생각해서 고기를 먹이는 것이 아니고 주인들이 농사를 짓기 위해서 일꾼들을 먹인 것이다. 이때 개고기를 먹는다고 하지만 머슴들이나 일꾼들에게 개고기 먹도록 한 주인들은 한 번도 못 보았다. 옛날에는 부잣집에서나 개를 길렀지 가난한 집에서는 기를 수가 없었다. 개 한 마리가 사람보다 더 먹는다. 있는 식구들 먹을 식량이 없는데 개가 먹을 식량이 없다. 주인이 남긴 밥 먹는다 하지만 배고픈 시절에 주인이 밥 안 남긴다. 아이들이 먹다 남긴 밥도 어른들이 깨끗이 먹었다.

닭고기는 먹도록 했다. 부잣집에 논 호미질 끝나면 끝나는 날 저녁에 닭 한 마리를 잡고, 일꾼이 20명 넘으면 두 마리 정도 잡는다. 일꾼들만 먹는 것이 아니다. 일하러 온 사람들 가족과 주인집 가족과 이웃 친척까지 다 모여 50~100명이서 나누어 먹는다. 물 많이 붓고 삶아 닭을 먼저 건져서 살을 바른다. 바른 살은 잘게 찢어서 다른 그릇에 두고 닭 국물 그릇에 몇 점씩 놓아준다. 그래야 일꾼들이나 참가자들이 고루 맛볼 수 있다. 물론 어른들 상 먼저 차리고 일꾼들 상을 차려서 먼저 대접한다. 그날은 일꾼들이 고기를 조금 더 먹는다. 그럼 고기는 3분의 2가 없어지고 나머지를 몇십 명이 나누어 먹는다. 국물 맛이다. 이것이 복날이다. 더러는 하루 쉬게 하고 머슴들과 일꾼들 따로 가서 닭 한 마리 잡아먹도록 해준 주인도 있으나 별로 없다. 그래도 일꾼들은 쉬도록 해주면 강가에서 물고기 잡아 영양 보충을 했다.

그다음 10일 지나서 논 전체에 맨손으로 풀을 맨다. 풀이 나기 전 호미질했던 흙덩이를 풀어주면 풀이 나지를 않는다. 이것은 부잣집 논이고 우리 집에서 짓던 논은 물이 모자라서 풀이 너무나 많이 난다. 또 뿌리가 깊이 뻗어 뽑아지지도 않는다. 다시 호미로 긁지만 땅이 말라서 호미질도 잘 안된다 아무튼 10일 지나서 중복이라 한다. 그다음 20일 지나서 마지막 논김을 맨다. 그때가 말복이다.

초복, 중복, 말복에서 엎드릴 복伏 자는 사람 인人 변에 개 견犬을 쓴다. 사람이 개고기 먹는 날이라 해도 된다. 복날 개고기 먹는 풍습은 여기서 생겨난 것인데, 지금은 모내기도 기계로 하고 논김은 우렁이나 오리를 넣거나 제초제 치고 하니 복날은 없어져야 한다. 농민들도 특별히 고기 먹을 필요가 없다. 그러나 농민들은 그나마 일을 하니 복중에 개고기, 닭고기 한두 번 먹어주는 것은 이해할 수 있다. 농사일과 아무 상관도 없는 공무원이나 회사 직원들이 잊지 않고 복날을 찾는다. 땀 안 흘린 사람들 한여름에 고기 먹으면 좋지 않다. 아니 더러는 병난다.

'복날 삼계탕'이란 옛날에는 듣지도 보지도 못했다. 삼이란 약으로 쓴다 해도 비싸서 못 사 먹었다. 닭고기에 삼을 넣으면 이것은 보약 중 보약이다. 또 비싸기도 하다. 여기다 찹쌀과 녹두를 넣어서 팔기도 하고 먹기도 한다. 찹쌀은 좋으나 녹두는 해독도 시키지만 인삼이나 산삼 성분을 중화시킨다. 값비싼 삼, 헛삼이다. 한여름에 열나는 닭고기에 열나는 삼을 먹으면 몸이 찬 사람들은 효과 있다. 이는 부자들 음식 아니다. 가난한 사람 음식이다. 몸이 아주 약한 사람도 갑자기 좋은 음식 먹으면 병난다. 결과적으로 삼복 행사는 옛날 옛적 이야기고 지금은 없어져야 될 행사다. 그리고 식당 운영하는 사람들은 다른 음식 개발해서 대체 음식 내놓아야 한다.

이제는 먹어야 할 음식 이야기다. 여름에는 열매채소다. 딸기는 초여름에 며칠 먹으면 되고, 한여름에는 오이, 애호박, 가지가 나온다. 수박, 참외, 토마토가 열매채소다. 이 열매채소들은 공통점이 몸을 차게 하고 소변이 잘 나온다는 것이다. 여름에 열매채소 열심히 먹으면 더위 식힌다. 독성이 땀으로 빠지지만 오줌으로도 빠지니 소변이 시원하게 잘 나오면 독성도 빠져나가면서 여름을 잘 넘길 수 있다.

언제나 예외는 있다. 옛날 우리나라에는 겨울에 과일이 없었다. 있어도 귀한 과일이라서 제사 때나 명절 때 몇 개 구경하는 정도였다. 그나마도 온 식구가 큰집에 모여 한 쪽도 아니고 20분의 1쪽씩 맛보았다. 그도 어른들 먼저 드리고 여인들 몫은 없을 때도 있었다. 그것은 여인들에게 큰 다행이었다. 옛 우리 여인들이 추위를 잘 견디어낸 것은 과일을 먹을 기회가 없어서였다.

과일은 먹어야 한다. 더욱이 고기 많이 먹고 사는 백인들은 안 먹으면 병난다. 우리나라도 지금은 고기를 많이 먹기에 먹어야 건강하다. 그러나 몸이 찬 사람들은 여름에 과일 먹으면 더 차진다. 여름 감기는 꼭 그렇지는 않겠으나 과일 먹어서 감기에 걸리는 수도 있다.

어떤 사람은 나더러 물어본다. 내가 몸이 찬 사람이냐? 따뜻한 사람이냐? 그것은 본인이 안다. 여름에 긴 옷 입고 냉방에서 잘 수 없는 사람은 몸이 찬 사람이다. 더운 날 땀이 안 나는 사람은 몸이 찬 사람이다. 옛날에는 비닐하우스 시설도 없고 냉장 시설도 없었다. 외국에서 들어온 열대 과일도 없었다. 제철 아니면 먹고 싶어도 돈이 많더라도 먹을 수가 없었다. 제철에 나는 과일이나 채소만 먹었으니 건강할 수밖에 없다. 몸이 스스로 조정하여 겨울에는 따뜻한 체질이 되면서 추위를 이겨낼 수 있었고, 여름철에는 먹을 것이 여름채소만 있어서 찬 바람 나오는 기계 없어도 잘 살아왔다.

겨울철에 과일 많이 먹으면 몸이 찬 상태로 여름을 맞이한다. 여기서 또다시 여름 과일 많이 먹으면 몸이 따뜻해질 기회가 없다. 이런 이들은 여름에도 여름 과일인 열매채소를 먹지 말아야 건강하다. 몸이 찬 사람들은 여러 가지 병을 불러온다. 우선 배탈이 자주 난다. 몸이 찬 사람에게 다시 차가운 음식이 들어오니 어서 밖으로 내보내야 된다. 또 자주 체한다. 몸이 찬 체질에 차가운 음식이 들어오면 위에서 장으로 넘어가면 안 되겠기에 붙들어두는 것이다.

여성 중에 냉이 심한 사람은 대하증도 있으나 생리통이 심하다. 물론 임신도 잘 안된다. 미세한 생명체가 아예 머무르지 않는다. 조금 따뜻한 날 머무르다 찬 음식이나 찬 과일 들어오면 살 곳이 아니라서 열 달 못 채우고 궁 밖으로 나온다. 죽어서 피가 되어 나온다. 거기까지 가지 않아도 성욕이 없어서 아기 갖기 힘들다. 몸이 차면 감기는 물론 기침, 가래, 해소 생긴다.

춘천에 병을 잘 알고 잘 고쳐내는 돌파리 목사가 있었다. 우리 집에 같이 사는 처녀가 진단받으러 간 것은 아니고 그냥 놀러갔다. 전문가들은 그냥 병을 안다. 체온을 재어보더니 대뜸 내기를 하자고 한다. 100퍼센트 암이니 조직 검사를 해보란다. 이유인즉 체온이 34도면 암 환자 아닌 사람이 없다 한다. 급하게 체온조절을 했더니 이제는 완치 상태란다. 물론 열매채소 안 먹고. 지금까지 암은 부자 병이었다. 고기 많이 먹고 살찐 사람들에게 걸린 병이었다. 그런 환자들은 과일 많이 먹고 녹즙 먹고 금식하고 풍욕하고 생식을 하면서 고쳐왔다.

몇 년 전부터는 고기 안 먹고 채식, 그것도 자연식 하는 이들 가운데서 암 환자들이 많이 나온다. 몸이 차서 생겨난 병이다. 몸에 독이 들어오면 땀으로 빠져나가야 하는데 몸이 차면 땀이 나지를 않아서 독소가 몸에 쌓여 생겨난 병이다. 몸이 차면 풍 맞는다. 입이 틀어지기도 한다. 주로 여름철에 생겨나는 병이다. 옛날에는 입이 틀어지는 병도 부자들에게만 오는 병이었다. 그 병을 한의학에서는 구안와사 풍이라 한다. 주로 여름철에 몸 한쪽이 차가우면 생기는 병이다. 옛날에는 다듬돌이 집집마다 있었다. 이 돌을 베고 자다가 생기는 병이다. 차가운 돌을 베고 잤으니 그쪽 혈관이 마비되면서 입이 틀어진 것이다. 지금은 운전할 때 한쪽 문만 열고 운전하다 입이 돌아가는 일도 있다.

이 모든 것은 결과이고, 원인은 피가 탁해서 핏줄 타고 돌다가 제대로 돌지 못하니 입이 틀어지는 것이다. 한쪽으로 입이 돌아가는 병도 있으나 얼굴 전체에 마비가 오는 때도 있다. 이때는 얼굴 전체가 차서 오는 병이다. 옛날에는 중풍도 살찌고 열 많은 이들에게 많이 왔다. 지금은 다르다. 완전 유기농업, 완전히 자연식만 하는데도 오는 풍이 있다. 뇌경색이라고도 한다. 이 병도 몸이 차가운 데서 온다. 피는 탁하지 않고 맑으나 핏줄이 가늘어서 오는 병이다.

사람의 핏줄 길이가 12만 킬로미터란다. 지구 한 바퀴가 5만 킬로미터 정도니 한 사람 핏줄이 지구 두 바퀴 반을 돈다 한다. 머리카락보다 수십 배 수백 배 가는 핏줄에 구멍이 뚫려 있어 그 구멍 사이로 피가 도는 것이다. 탁한 음식을 먹으면 이 핏줄의 벽에 이물질이 붙는다. 그것을 의학계에서는 콜레스테롤이라 한다. 자연식만 하는 이들은 콜레스테롤이 낀다든가 피가 탁하지는 않지만 핏줄이 가늘어서 맑은 피라도 빨리 못 도는 증세다. 몸이 차면 핏줄이 가늘어지고 가늘어진 핏줄 속으로 피가 빨리 돌지 못하니 역시 뇌경색이 오고 풍 맞는다. 바람 맞는다.

　여름철에 나온 과일은 과일이지만 열매채소다. 모든 과일은 몸을 차게 하지만 열매채소는 더 차다. 삼복더위를 햇볕 아래서 이겨내려면 자기 몸을 차게 해야 한다. 이 같은 과일은 우리나라에서 생산되지만 열대 과일이나 마찬가지다. 몸이 차서 핏줄이 줄어 있는데 열매채소를 먹으면 더 차가워지고 핏줄이 가늘어진다. 핏줄이 가늘어져서 피가 빨리 못 돌고 마비가 되면 풍 맞는다. 여름 열매채소는 주로 수박, 참외, 오이, 토마토, 풋고추, 애호박, 가지 등이다. 공통점은 소변이 잘 나오게 한다는 것이다. 이뇨제다. 몸을 차게 한다는 것도 공통점이다. 그중에도 가지에 차게 하는 성분이 제일 많다.

　해법은 있다. 익혀 먹으면 차가운 성분이 없어진다. 호박, 가지는 익혀 먹어도 맛이 있다. 풋고추는 날로 먹어야 맛이 있으나 익혀 먹어도 역시 맛있다. 풋고추는 몸을 차게 하지만 조금 낫다. 토마토도 익혀 먹으면 맛은 없으나 유럽에서는 익혀 먹는 요리에 많이 들어간다. 토마토는 열매채소지만 우리나라에 들어온 지 얼마 안 되었다. 내가 어릴 때는 없었다. 이 같은 열매채소 먹을 때 몸이 찬 사람은 익혀 먹어야 올 여름 잘 넘길 수 있다. 열나는 사람들은 열매채소 안 먹으면 더위 먹는다.

가을에는 과일을

요즈음에는 복숭아가 여름에 나온다. 알아보니 우리나라 옛 종자가 아니고 수입된 종자라서 일찍 나온다. 우리나라 옛 종자, 즉 개복숭아는 가을에 나오고, 서리 맞으면 더 맛있다. 복숭아는 누구든지 먹어주어야 한다. 이런 이야기를 강의 때 자주 했더니 어떤 이는 두고두고 먹으려고 사재기를 했다고 한다. 이 복숭아도 자두와 접붙여서 자두도 아니고 복숭아도 아닌 중간 복숭아, 천도복숭아란다. 우리나라 개복숭아가 볼품은 없으나 맛도 더 있고 영양도 풍부하고 약성도 좋다.

실험실에서 독사에게 담뱃진을 먹이니 독사가 시들시들 까라져 죽어간다. 복숭아 즙을 먹이니 금방 펄펄 살아났다고 한다. 담배 연기 마셔도 복숭아 먹으면 해독된다. 복숭아는 완전 유기농으로 농사짓기가 어렵다. 농약 조금씩 친 복숭아는 말기 암 환자를 제외하고는 먹어도 괜찮다. 그러나 제초제나 성장촉진제 사용해서 농사지은 복숭아는 아주아주 건강한 사람을 제외하고는 먹지 않았으면 좋겠다.

복숭아 다 익으면 포도가 나온다. 포도는 유럽에서 잘되는 과일이고,

모든 과일 발효시킨 음료는 기독교인들이 먹어서는 안 되는 술이지만 포도주는 허용된다. 예수께서 처음 만든 이적이고 마지막 임종 전에 가져다 드린 술이었다. 한동안 칠레산 포도가 한겨울에 수입이 많았다. 길가에 포도 파는 이들이 무척 많았고, 값이 싸고 맛있었다. 이 포도 두 송이 사 먹으니 감기가 금방 든다. 목욕탕 연속 세 번 가고 고쳤다.

고양시에 사는 친구가 찾아온다고 약속하고서 오지 않는다. "3일 후에 갈게." 또 어긴다. "5일 후에 갈게." 또 어긴다. 두 달을 어긴다. 나는 그 친구 기다리다 다른 일정을 늘 취소했다. 두 달 후에 찾아온다. "무슨 약속을 두 달을 어기는 사람이 있어?" "감기가 심하게 걸려 3일 후에 고쳐지려나 5일 후에 고쳐지려나, 아무리 고치려 해도 안 되다가 이제야 고쳐졌어." "포도 먹고 감기 들었지?" "맞아. 포도가 싸서 두 상자를 샀어. 그런데 감기는 2~3일 지나면 고쳐지는데 왜 두 달을 가지?" "3일을 굶었으면 고쳐지는데 포도를 먹고 있으니 안 고쳐지지." "나는 입맛이 없어 포도만 먹었지."

홍성에서 포도 농사를 짓는 이후근이라는 정농회원이 있다. 포도가 큰 알맹이는 검은색이어야 하고, 작은 알맹이는 녹색이어야 하는데, 모두가 까만 것은 포도에다 염색을 해서 그렇다는 것이다. 그 염색 포도를 먹고 내가 감기에 걸렸고, 그 친구도 감기가 걸린 것이다. 이 친구 말, "포도를 먹으니 이빨까지 까맣고 칫솔까지 까만색으로 바뀌더라."

이 같은 사건은 글로 알려야겠다는 생각에 글을 썼다. 한국포도회 김성순 회장님이 내 글을 읽고서 포도회 회지에 당신이 쓰고 싶다고 필자의 승인을 얻고자 하신다. 포도 농사를 짓는 생산자들이 염색을 하는 것이 아니고 상인들이 하고 있다는 이야기다. 아무튼 칠레산 수입 포도가 전국 도로에서 팔리는데 새까만 포도였다. 물론 나와 내 친구가 사 먹은 포도만 그랬을 것이다. 그 글을 쓰고 난 후 염색은 안 한다.

　포도 역시 가을 과일이다. 산열매로 머루와 다래가 있고 남쪽 지방에는 으름이라는 과일도 있다. 사과, 배, 감, 밤, 대추 같은 가을 과일이 있으나 몸이 찬 사람들은 먹어보고 결정해야 한다. 대추와 밤은 찬 성질이 아니다.

겨울에는 뿌리채소

사철 교향악

1 봄의 교향악이 울려 퍼지는 청라 언덕 위에 나물 돋을 때
봄나물을 찾아 향내 맡으며 달래 냉이 씀바귀 모두 캐보자
돌나물 질경이 쑥과 민들레 춘곤증에는 쓴 나물이다
산 취 고사리 피어날 적에 모든 춘곤증 사라진다

2. 더운 여름에는 더위 먹는다 열매채소 먹고 더위 식히자
수박 참외 오이 가지 애호박 토마토 강냉이 이뇨제란다
몸이 차면은 핏줄이 줄고 핏줄 줄면 풍 맞는다
땀이 안 나면 익혀 먹어야 모든 독성이 사라진다

3. 가을철 되면 포도 익는다 복숭아 배 사과 대추 감 알밤
열나는 사람들은 과일 먹고서 피를 정화시켜 건강 찾는다

소음 체질은 과일 끊고서 땀 흘려야 살 수 있다
내가 내 체질 바로 알아야 모든 질병이 사라진다

4. 추운 겨울 오면 김장을 하자 뿌리채소 찾아 갈무리하자
마늘 양파 무 생강 도라지 뿌리채소들은 가래 삭는다
은행 잣 호두 견과류 들은 한겨울에 먹어두자
기침할 때에 곰보 배추는 모든 기침이 사라진다

냉장고가 있기 전에는 토굴 속에다 농산물을 저장해두었으나 과일은 오랫동안 보관할 수가 없었다. 뿌리채소들은 봄까지 보관할 수 있었다. 오래 두고 먹으려면 말리거나 소금에 절여두었다. 더러는 땅을 파고 묻어두고 필요한 만큼 구멍을 뚫고 꺼내 먹고 지냈다.

한겨울에 먹을 수 있는 뿌리채소들은 무, 양파, 마늘, 생강, 도라지, 감자, 고구마, 당근 등을 들 수 있다. 무, 양파, 생강, 마늘은 열을 내는 뿌리채소들이다. 당근, 감자, 고구마는 열 내는 채소가 아니지만 몸을 차게 하지는 않는다. 땅속에 얼마 동안 있었느냐 하는 기간에 따라서 열을 내기도 하고 못 내기도 한다. 마늘, 양파, 파, 도라지는 겨울을 땅속에서 지낼 수 있고, 무는 서리 맞고 눈 오기 전까지 추위를 견딜 수 있어서 몸을 차게 하는 채소들이 아니다.

고구마는 18세기 중반 우리나라에 들어온 종자이고, 일본에서는 사쓰마이모さつまいも라고 부른다. 지금 규슈 지방 최남단 가고시마 현에 해당하는 사쓰마에서 온 뿌리채소라는 뜻이다. 우리나라에 들어온 지 260년 정도 되어 열을 못 낸다. 감자는 200년 정도 된다. 역시 찬 성질은 아니지만 열을 못 낸다. 뿌리채소 중에 우리나라에서 제일 오래된 마늘은 열을

제일 많이 낸다. 1980년대에 우리나라에 새로 들어왔는데 널리 뿌리를 내리지는 못한 야콘이라는 시원하고 맛있는 먹을거리가 있다. 야콘 역시 200년, 300년 되면 몸을 차게 하는 성질에서 벗어날 것이다.

감기 들면 과일 끊고, 배추김치도 먹지 말고, 생채소 먹지 말고, 뿌리채소로 바꾸어보자. 오래전에 기침을 심하게 하고 있었다. 옆방에서 자고 있던 이우길, 신미경 내외가 곰보 배추를 차로 달여서 준다. 먹고 나서 기침 안 한다. 이 같은 이야기를 우리 집에서 살았던 김복자에게 전했더니 곰보 배추도 월동이 된 배추여야 효과가 있다는 것이다. 귤 역시 겨울에는 몸을 차게 하는 과일이라고 먹지 않았으나 유기농으로 재배한 귤은 기침도 멎고 감기도 안 걸린다. 태양은 뜨거우니 모든 과일이 견디어내려면 자기 몸을 차게 해야 하고, 땅속은 차기 때문에 거기서 살아남으려면 몸을 따뜻하게 해야 하는 것이다.

무와 배추 역시 따뜻할 때 갈무리하지 않고 최대한 서리 맞으며 눈 오기 전까지 밭에서 견딘 것이 맛도 더 있고 약효도 더 있다. 당근도 마찬가지다. 갓도 남쪽에서는 노지 월동이 된다. 찬 성질이 아니다. 토란처럼 뿌리, 줄기, 잎, 세 가지 다 먹을 수 있는 식물은 드물다. 겨울 다 지나면 봄맞이다. 달래, 냉이, 고들빼기, 다 잎채소도 아니고 뿌리채소도 아닌 봄나물이다. 설이 되기 전 해남 사는 박우석 친구에게서 노지 배추를 선물로 받았다. 그 배추는 그대로 맛있으나 노지에서 억지로 월동한 냉이처럼 생긴 봄동이 더 맛있다는 이도 있다.

지방 음식

　나라마다 지방마다 음식이 달라야 한다. 더운 나라와 추운 나라는 물론이고, 온대지방에서도 조금씩 달라야 건강하다. 선교사들이 병이 많고 일찍 죽는 것은 다른 지방에 가서 살면서 그 지방 음식을 못 먹고 본국 음식을 많이 먹기 때문이다. 그래서 병이 나고 고치기 힘들다.

　내가 건강교실 할 때마다 선교사들이 꼭 참석한다. 선교사들 중에서도 온대지방을 선택한 이들은 병이 적다. 주로 열대지방이나 한대지방 선교사들이 병이 많다. 건강교실에 참석한 선교사들 중에 사할린에서 온 이들이 있었다. 그들은 나를 꼭 초청해서 건강교실 하자고 약속해놓고 아무런 답이 없다. 몇 년 전 러시아 선교사도 나와 일정 잡아 진행하려다 죽고 없다. 동남아 선교사 역시 선교사 대회 때 초청하겠노라고 하고서 무소식이다. 물론 내가 강의한다고 강사비를 요청하지도 않았다. 내 경비는 내가 부담하겠다고 하였음에도 연락이 없다. 그간에 병이 났는지 아니면 무슨 생각을 하고 있는지 모르겠다.

　내가 선교사들의 선교지를 처음 가본 곳이 필리핀 마닐라였다. 아침 밥

상을 차리는데 그곳에 가 있는 신학생들이 숟가락과 포크를 놓는다.

"이 나라 사람들 숟가락, 포크 쓰느냐?"

"아니요. 맨손으로 먹어요."

"그럼 선교사 너희들도 맨손으로 먹어."

"여기 사람들도 우리들 안 볼 때는 손으로 먹다가 우리가 보면 숟가락 들어요."

"이 사람들아, 이 나라에 왔으면 복음만 전해! 그리고 풍속을 바꾸려 하지 마. 풍속은 이 사람들에게 배워. 숟가락 문화는 한국 문화야. 한국 문화를 전하니까 이해는 하지만 우리나라 식당에도 없는 미국식 포크는 왜 내와. 거름 뒤집는 연장 축소판 같은 것을…. 이 사람들에게 담배 못 피우게 했느냐."

"당연하지요."

"이 사람들아, 복음만 전해. 여기는 더운 지방이라 담배를 피워야 건강 해."

담배를 피우면 지방질, 단백질이 파괴된다. 우리나라 사람들은 아주 비만인 사람을 제외하고는 담배를 피우면 감기가 걸리고, 기침도 하고, 폐가 나빠진다. 지금까지 우리나라에서 무서운 병 중에 하나가 폐결핵이었다. 서양 선교사들이 우리나라 와서 담배 못 피우게 한 것은 크게 고마운 일이다. 선교사들 먼저 담배 끊고 우리에게 가르친 것은 대단히 칭찬할 만한 일이었다. 그들도 안식년 되어 본국에 가면 담배 피우다가 오는 선교사들이 있다. 그러나 우리나라 선교사들이 열대지방에 가서 그들의 문화를 고치려 든 것은 잘못이다. 열대지방 사람들은 지방질, 단백질이 많으면 병이 난다. 베트남이나 태국은 어린아이들도 담배를 피운다. 그들이 건강 찾으면서 살아가는 방법이다.

오래전 일이다. 역시 마닐라에 가 있는 선교사 이야기다. 목사이고 병원 원장인 선교사가 암에 걸렸다. 사진을 보니 몸이 차서 오는 암이었다. 벌꿀 두 병이면 해결될 병이었다. 꿀 두 병 가지고 찾아갔다. 의사 체면에 내 제안을 거부하려 든다. 아침에 원장 부인이 "어제 밤에 목사님 책 두 권 다 읽었어요. 내가 고쳐낼 터이니 꿀 주고 가셔요" 한다. 꿀 두 병 전해 주고 며칠 있다가 왔다.

내가 겪어본 바로는 열대지방에서 감기가 걸리면 고쳐낼 식품이 없다. 열대지방 사람들은 먹는 음식이 주로 과일인데, 모든 과일은 몸을 차게 하는 식품이다. 고기가 있기는 하다. 그러나 열대지방에 사는 가축들은 자기들도 살아남으려고 몸을 차게 유지한다. 거기서 자란 짐승 고기들은 열이 나지 않는다. 닭고기, 소고기가 열나는 음식이지만 열대지방에서 기른 가축들은 열이 안 난다. 열대지방에는 사계절 풀이 많다. 그곳에서 놓아먹인 소들 가운데 살찐 소를 못 봤다. 다 말라 있다. 풀들이 그렇게 많아도 자기들 살아남으려고 적게 먹고 말라 있다. 닭들도 마찬가지다. 벌레들이 넘쳐 나도 조금씩 먹고 말라 있다. 돼지도 오리도 모두가 조금씩 먹고 말라 있다. 그 가축 잡아먹으면 열 안 난다.

열대 사람들은 태어날 때부터 더운 공기 마시고 뜨거운 햇볕 받으며 자랐다. 그 사람들은 과일을 많이 먹어야 살아남는다. 고기는 먹지 말아야 한다. 고기를 먹는다 해도 그곳에서 기른 고기를 먹어야 한다. 우리나라 선교사들은 더운 공기에 적응을 못한다. 선교사들은 우선 집 자체가 시원하다. 또 찬 바람 나는 기계를 설치해놓고 산다. 햇빛 가리고 자동차 타고 다닌다. 자동차 안에도 찬 바람 나는 기계 설치하고 다닌다. 몸만 열대지방에서 살지 실은 온대지방도 아니고 한대지방에서 산다. 이렇게 살면서 과일 많이 먹으면 금방 병난다. 그나마 그곳 사람들처럼 담배 안 피우는 것은 다행이다.

열대지방 사람들은 술을 먹어서는 안 된다. 그러나 우리 선교사들은 몸만 열대지방에 있지 생활은 한대지방에서 하기에 술을 먹어주어야 한다. 그렇지만 한국 기독교인들이라서 술을 안 먹는다. 고기를 먹어도 열나는 고기가 아니다. 열을 내는 음식이 없기에 병이 난다.

나도 태국과 라오스에 갔다가 병이 났다. 감기가 걸려 아무리 고치려 해도 못 고쳤다. 집에 와서 사흘 지나 고쳤다. 이유인즉 평소 못 먹는 열대 과일을 열대지방 가서 실컷 먹어보고 싶은 생각에 넘치게 먹은 것이었다. 그러고 나서 몸이 차가워지면서 감기에 걸린 것이다. 그 지방에는 어떤 음식이든 몸을 따뜻하게 하는 음식이 없다. 내 몸은 라오스에 있었어도 생활은 한국 생활이었다. 날마다 타고 다닌 차에는 찬 바람 나는 기계가 작동했고, 잠자리에서도 마찬가지였다. 필리핀에 두 번 갔을 때는 병이 안 났다. 그때는 여행사 끼지 않고 갔기에 더운 시간이 많았다. 잠 잘 때도 찬 바람 나는 기계 안 돌리고 그냥 선풍기 밑에서 잤다. 인도에서도 여행사 없이 우리끼리 다녔기에 병이 안 났다. 이제야 알았다. 앞으로는 열대지방 가면 될수록 땀을 많이 흘려야겠다.

똑같은 온도에 있어도 노인들은 땀이 안 난다. 늙은이들은 대개 몸이 차다. 인도에 가서 병이 안 난 것은 저녁마다 술을 먹은 덕분이다. 열대지방에서 매일 술을 먹어도 병이 안 난 이유를 이제야 글을 쓰면서 알았다. 인도 사람들은 술을 먹으면 안 된다. 더운 나라 사는 사람들은 술 먹으면 열이 많이 나기에 잘못하면 그냥 죽는다.

인도에 가서 부처님처럼 살면 80세 넘도록 살 수 있다. 우선 집을 나가야 한다. 여러 명이 모여 살면 열이 나기에 흩어져 살아야 한다. 집을 나가도 돌아다니면 열을 받는다. 한곳에 오래 앉아 있어야 한다. 열사병은 피해야 한다. 앉아 있어도 햇볕에 앉아 있으면 금방 병난다. 일사병이다. 그늘에 앉아 있어야 한다. 고기 많이 먹으면 안 된다. 고기 안 먹을수록 좋다. 살생 안 해도 살 수 있다. 무엇이든 많이 먹으면 열을 받는다. 금식을 할수록 좋다. 부처님은 6년간 금식은 아니지만 적게 먹고 고행을 많이 하셨다. 술을 마셔서는 안 된다. 아니 금식하면서 먹으면 즉사한다. 부처님은 목숨을 다하여 술을 마시지 말라고 하셨다. 술은 좀 살찌고 뱃살도 있고 힘이 있는 사람들이 마셔야지, 더운 나라 살면서 뱃가죽이 등에 붙고 눈방울만 튀어나오고 갈비뼈가 보이는 사람들은 마셔서는 안 된다. 기름진 음식을 먹어서는 안 된다. 먹을 수도 없다. 먹고 나면 금방 배탈이 난다.

추운 지역 사는 사람들은 다르다. 러시아나 북유럽 사람들은 고기를 많이 먹는다. 채소는 여름 한철에 나고 과일 또한 잘되지 않는다. 지금은 추운 나라에서도 과일을 수입해서 먹고 있는데 그것은 병을 수입해오는 것이다. 그곳에 살려면 고기를 많이 먹어야 한다. 고기를 많이 먹어야 추위를 이길 수 있다. 우유 많이 먹어야 건강히 살 수 있다. 러시아나 유럽의 젊은 여성들이 담배 피우는 것을 보고 이해가 안 갔다. 거기 가서 그들은 담배를 피워야 건강히 살 수 있다는 것을 알았다. 고기를 매일같이 사시사철 먹고 사는 사람들이기에 담배를 피워주어야 한다는 것을 알게 되었다. 그들은 술 또한 독한 술을 먹는다. 보드카 알코올 도수가 40~60도씨가 있으나 97도씨도 있다. 추운 지역에서 이 술들을 마시면 추위를 이길 수 있다. 그 지역에서 막걸리, 맥주 마셔서는 안 된다. 그냥 그대로 독주를 마셔야 한다.

온대지방은 다르다. 우선 고기를 적당히 먹어야 한다. 과일이나 채소도 적당히 먹어야 한다. 의사나 학자들 중에 누구는 채소 과일 많이 먹어야 한다고 하고 다른 이는 고기를 먹어야 건강하다고 하는데, 두 가지 이론이 다 맞다. 온대지방 사람들은 금기 식품은 없으나 고기나 과일을 많이 먹어도 병이 나고 안 먹어도 병이 난다. 과일을 많이 먹어도 병이 나고 안 먹어도 병이 난다. 적당히 적당히가 답이다.

동물들의 이빨을 보면 알 수 있다. 호랑이, 사자, 고양이, 늑대는 송곳니만 있다. 이런 동물들은 고기만 먹어야 건강하다. 채소나 과일 먹으면 병난다. 개는 송곳니와 어금니만 있다. 곡식과 고기만 먹어야 건강하다. 개가 풀 뜯어 먹고 토하는 것은 잘못 먹었던 것을 내보내려는 것이다. 애완견 귀엽다고 사과 주고 귤 주면 안 된다. 물론 주인이 준 것이라 먹는 개도 있으나 그것은 개를 위하는 행동이 아니다. 돼지는 어금니, 송곳니, 앞니 다 있다. 사람과 같다. 돼지는 사람처럼 채소, 과일, 고기, 곡식 다 먹을 수 있다. 문제는 비율을 맞추어야 한다는 것이다. 이빨 서른두 개 중 송곳니가 네 개이니 고기를 32분의 4만 먹어야 건강하다. 다시 계산하면 8분의 1이다. 8:1로만 먹어야 건강하다. 생선까지 합한 계산이다.

한국 최저기온은 영하 25도, 중국 최저기온 영하 40도, 러시아는 영하 70도다. 소주 25도, 고량주 40도, 보드카 70도다. 그 지역에서는 그 술 먹어야 한다. 고량주를 우리나라에서 먹을 때는 작은 잔에다 마셔도 너무 독하다. 1월 1일을 기해서 북경에 간 적이 있다. 나는 지역을 옮기면 그곳 음식을 먹는 것이 원칙이라서 식사 때마다 한 잔씩 마셨다. 거기는 고량주 술잔이 우리 정종 잔처럼 크다. 겨우 한 잔만 마셔도 몸에 열이 난다. 저녁 때 마시면 네 시간 열나고 이불 덮고 잔다.

이처럼 살아가는 방식을 한국의 예수교 장로회가 알아차리지 못했다. 우리나라에 술 중에 소주 도수는 25도지만 영하 25도 추위는 평양 표준이다. 우리 남한은 최저기온이 영하 25도기 아니다. 그런데 진로 소주 회사에서 계속해서 25도 만들어낸다. 답답해서 진로 회사에 전화하려고 했다. 한국 최저기온은 25도 아니라고. 이 이야기를 정농회 모임 때 했더니 정농회 회원 중 한 사람이 모임 끝나고 가서 14도짜리를 만들어냈다. 알코올 도수 내려가기 시작하더니 진로 회사에서도 19도짜리 만들어낸다. 지금은 25도보다는 14도, 10도 술이 더 잘 팔린다.

막걸리는 남쪽 술이다. 최저기온이 영하 5도일 때 막걸리다. 맥주 또한 5도다. 그러나 막걸리와 맥주가 도수는 같아도 맥주는 최저기온이 영상 5도 되는 지방 술이다. 같은 5도지만 막걸리는 열을 올리면서 5도이고 맥주는 열을 내리면서 5도다. 맥주는 우리나라 술이 아니다. 더운 나라 술이다. 몸이 찬 사람들 중에 맥주 마시고 병난 사람들 많다. 겨울에 마시면 감기 든다. 그래도 맥주는 집 안에 두어야 한다. 한여름 삼복 때 더위 먹을 것 같으면 맥주 마셔야 해결할 수 있다. 더위 먹을 것 같은 느낌이 올 때는 얼음물 마시면 안 된다. 소금물도 안 된다. 어떤 음료수도 해결할 수 없다. 맥주만이 해결해준다. 국산보다는 외국산이 더 좋다. 그러나 목회자들은 교인들 안 보는 곳에서 사이다 병에 따라 마셔야 한다.

돼지 이야기 되풀이하련다. 도살장에서 언제나 강원도 돼지는 값이 싸고 전라도와 경상도 돼지는 비싸다 한다. 경매 가격이 그렇다. 강원도 돼지는 비계가 5센티미터, 전라도 돼지는 2센티미터, 제주도 돼지는 1센티미터 정도 된다 한다. 강원도나 제주도나 배합사료를 무제한 급식하지만 돼지들이 알아서 남쪽 지방 돼지는 적게 먹고, 강원도 돼지들은 추위를 이기려 많이 먹고 살이 쪄 있다. 물론 다 그렇다는 것은 아니다.

군 사단 훈련병들을 매주 수요일마다 네 시간씩 4년간 교육하면서 군인들 체격을 보니 출신 지방을 알 수 있었다. 남쪽에도 비만인 군인이 있고 중부 지방 군인 중에 말라 있는 군인도 있으나 250여 명을 한눈에 놓고 보니 정답이 나온다. 그 후부터는 대대장더러 설명하지 말라고 하고 내가 먼저 알아냈다. 이번 병력은 충청도 병력이라거나 경기도, 강원도, 경상도, 전라도, 미리 알아낼 수 있었다. 그리고 훈련 다 마치면 서로 비슷해진다. 나는 군 생활을 이곳 화천에서 했다. 신병들은 언제나 추위를 못 이기고, 고참이 되면 추위를 잘 견딘다. 그것은 계급 때문이 아니고 이곳에 적응하려고 기름진 음식을 몸이 알아서 저장해주기 때문이다.

군인이 아닌 사람들도 알아서 먹어주어야 한다. 남쪽에 살려면 적당히 남쪽에 맞추어 먹고, 북쪽에 살려면 그곳 환경에 맞춰 적당히 먹어주어야 한다. 기름기 있는 음식만이 아니고 열나는 음식과 몸을 차게 하는 음식을 구별해서 먹어야 한다. 그렇게 못 하는 사람들은 돼지에게 배워야 한다. 돼지도 그냥 안 가르쳐준다. 큰절하면 가르쳐준다. 낮에 돼지에게 큰절하면 정신병자라고 병원 데리고 가니 밤에 몰래 가서 큰절하고 가르쳐달라고 해보자. 죽은 돼지 대가리 놓고 절하면 우상숭배지만, 살아 있는 돼지에게 절하면 안 된다는 말은 『성경』에 없으니 하나님의 계명을 어긴 것이 아니다.

나도 노인이라 멀리 출타하지 않으면 노인 회관에 빠지지 않고 가서 점심 먹는다. 먹고 나면 꼭 귤을 준다. 사과가 아니고 귤이다. 사과는 깎아주기 귀찮아서 귤을 내놓는다. 모두들 반가워하지 않는다. 그냥 쳐다보고만 있다. 한 개씩 나누어주면 마지못해서 먹는다. 구체적으로 분석해보았더니 강원도서 태어난 사람들은 귤을 싫어하고 제주도가 고향인 노인은 귤을 좋아한다. 나 역시 먹고 싶어도 참고 안 먹었다. 감이 한 상자 선물로 들어왔다. 대봉이다. 아주 먹음직스러운 감이다. 경로당에 갖다주었다. 무척 고마운 척하지만 막상 먹을 사람 손 올려보라고 하니 올리는 사람이 거의 없다. 나누어주니 억지로 먹기는 한다. 강원도에 태어나서 살아온 노인들의 삶의 비결이다.

화천 어느 마을 회관에 강의하러 갔다. 방석을 세 사람만 깔고 앉아 있다. 강의 시작 전에 "모두 강원도 출신이고 세 사람만 타 지역에서 오셨네요" 하고 세 사람을 알아맞추었다. 어떻게 고향을 알아냈느냐고 한다. 화천에서 나고 자란 이들은 어릴 적부터 이곳에서 나는 음식, 추위에 견딜 수 있는 음식만 먹어왔기에 추위를 덜 탄다. 어느 해 설날에 사단장이 세배 온다고 음료수 세 상자를 경로당에 사다 준다. 아무도 안 마시고 그대로 있다. 여름까지 기다리면 먹게 된다. 사단장이 몰라서 그렇다. 쌍화차나 인삼, 더덕, 도라지 제품 사 왔으면 다 먹었을 것이다.

2부

식중독

음식 먹을 때 음식의 궁합이 있다. 같이 먹어서 좋은 음식도 있고, 같이 먹으면 독이 되는 음식도 있다. 내가 어릴 때 같은 마을에 사는 가겟집 주인인데, 본처는 자살하셨고 후처와 사신다. 본처는 생감을 기름과 같이 드시고 돌아가신 것이다. 우리 고향에서는 감 먹고 기름 먹지 말라는 이야기를 수없이 듣고 자랐다. 이 같은 음식들이 상극이다. 인터넷에 상극인 음식이 뜨고 있으나 거기 안 나오는 상극이 있다. 사랑방교회 방희정 원장 이야기인데 도토리와 김, 문어와 고사리, 수박과 튀김, 감과 수수, 팥과 설탕, 간과 수정과가 상극이다. 인터넷에도 나왔지만 맥주와 튀긴 통닭은 상극 중에 상극이다.

상생도 있다. 같이 먹어서 미리 병을 치료하는 것이다. 잘 아는 이야기대로, 돼지고기는 새우젓과 같이 먹으면 병이 안 난다. 혹 병이 난다 해도 새우젓 먹으면 고쳐진다. 내가 가끔씩 돼지고기 먹고 배가 아플 때 새우젓 먹는다. 그냥 먹으면 짠맛 때문에 안 먹어진다. 물에 타서 마시면 맛있다.

소고기 먹고 병이 나면 배를 먹으면 고쳐진다. 소고기 집에서 후식으로 배를 한 쪽씩 주는데 지금은 주는 집도 없고 주어도 먹지 않고 나가니 아예 없어진 풍습이 되었다. 이 같은 풍습은 살아나야 한다. 이제는 앞으로 영원히 없어질 풍습이지만 개고기 먹고 병이 나면 살구를 먹으면 고쳐진다. 보신탕 집에서 살구씨를 접시에 담아서 같이 나오기도 했다. 앞으로도 개고기를 몰래 먹었다면 살구를 먹으면 고쳐진다. 살구씨도 좋고 살구나무 가지를 삶아 먹어도 고쳐진다. 죽일 殺, 개 狗 자 살구라고 하면 안 잊는다.

생선은 미나리와 같이 먹으면 병이 안 나고, 생선 먹고 식중독 걸려도 미나리 먹으면 고쳐진다. 생선찌개는 미나리가 같이 들어가야 하는데, 요즈음 해물탕에는 쑥갓을 넣는다. 쑥갓은 미나리와 같은 모양이지만 성분은 다르다.

농림부 장관과 캐나다에 갔었다. 우리나라는 행사가 끝나고 음식을 먹는데 그 나라에서는 음식을 차려놓고 행사를 한다. 장관이 갔기에 영사가 나와서 환영사를 하고 있다. 외국에 가면 나는 언제나 바쁘다. 어떤 이가 뒤에서 옷을 당긴다. 변소에서 사람 죽어가니 빨리 가보라고 한다. 왜 그러느냐고 물으니 새우 두 마리 먹고 그런단다. 새우 먹고 병났으면 미나리만 먹으면 되는데 미나리가 없다. 캐나다에 미나리가 없는 것이다. 내가 외국 갈 때 미나리를 꼭 말려서 가지고 가는데 숙소에 있다. 가져오려면 가는 데 한 시간 걸리고 갔다 오면 두 시간, 그간에 죽겠다.

사람이 죽으면 고국에서 가족들이 오고 가는데 죽은 사람 눕혀놓고 여행 다닐 수도 없고 모처럼 온 외국 여행에 초상만 치르다 가겠다는 생각이 든다. 이때 급하니 기도를 하는 수밖에 없다. 그러나 나는 기도를 안 하는 고집이 있다. 기도 안 하고 고쳐보고, 그래도 못 고치면 그때 가서 기도하고, 나 혼자 기도로 못 고치면 일행들 모두 합심해서 기도하게 하고팠다.

문득, 음식 차려놓은 것을 보고 싶었다. 행사장에 가서 보니 새우 곁에 미나리 비슷한 채소가 꽂혀 있다. 이 채소를 뽑아다가 먹이니 우둑우둑 씹어 먹는다. "됐어요, 가셔요" 하고서 긴 의자에서 잠이 든다. 조금 전에 물을 먹이고 배를 주물러보려 했으나 냉수도 안 넘어갔다. 냉수도 약간의 독이 있으니 들어오지 말라는 몸의 신호다.

그 채소 이름이 파슬리란다. 나는 기도 안 하고 고쳤으나, 하느님은 내가 기도하는 줄 알고 그 같은 생각을 하도록 해주신 것이다. 이번에도 하느님이 나에게 속으신 것이다. 하느님은 자주 속으신다. 그도 여러 번 수시로 속으신다. 이제부터는 생선회 먹으려면 파슬리를 꼭 뽑아 먹는다. 그리고 와사비는 반드시 찍어 먹어야 한다. 와사비는 해독도 시키고 소화도 시킨다. 해물탕 끓일 때 미나리는 반드시 들어가야 한다.

전봇대 하나 지나려면 세 번을 쉬어가야 하도록 관절염이 심하셨던 분이 있다. 은수저를 쓰는데 손가락 닿는 곳 세 곳이 까맣고, 숟가락에 침이 묻은 부분 3분의 1이 까맣다는 말씀이다. 마나님도 은수저를 쓰지만 마나님 수저는 깨끗하다고 하신다. 관절염이 고쳐지니 은수저가 깨끗하다는 것이다. 관절염이 있는 이들은 손끝에서 독이 땀으로 나오고 침도 독이 있다. 환자들이 음식을 하면 맛이 없는 이유를 알았다. 요즈음은 은수저나 은반지를 잘 안 쓰지만, 은반지를 끼고 음식을 버무릴 때 오른손잡이는 오른쪽 손가락, 왼손잡이는 왼쪽 손가락에 끼고 음식을 무칠 때 은반지가 색이 변하면 먹지 말아야 한다. 또 은수저는 노인들이 쓰도록 해서 어린아이가 노인들보다 먼저 음식을 먹으면 버릇없다고 쥐어박고 어른들이 몇 숟가락 뜨신 후 은수저 색이 변하지 않으면 그때에야 아이들이 먹도록 하는 것이 가정에 질서가 잡힌다. 해물탕을 끓일 때 은수저가 검은 색이었는데 미나리를 넣고 저으니 은수저가 깨끗해졌다.

파슬리와 와사비와 미나리는 항상 있을 것이나 그중에 제일은 미나리다. 미국(파슬리)과 일본(와사비)과 한국(미나리)은 항상 있을 것인데 그중에 제일은 한국이니라. 몇 년 전 캐나다에 건강교실 일로 갔다. 강의 도중 캐나다에는 미나리가 없다고 했더니 목사님 말씀 듣고 한국에서 갖다 심었으니 이제부터는 캐나다에 미나리 있다고 하란다.

묵을 만들어 먹는 음식은 모두가 해독제다. 도토리, 메밀, 녹두다. 도토리는 중금속을 해독시킨다. 메밀로 유명한 평창 사람들은 집단 식중독 같은 일이 없다고 한다. 평창에서는 결혼식 같은 행사 치를 때 메밀묵이나 메밀 전병이 나오기에 그렇다. 요즈음은 메밀 막걸리가 하나 더 늘었다.

묵이 될 수 있는 것으로 녹두를 무시할 수가 없다. 녹두의 해독 기능은 내가 수시로 강조했다. 대표적인 것이 30년 전 일이다. 우리 집에 같이 사는 손녀가 돌잔치 1주일 전에 아스피린 50여 개를 집어 먹고 죽어간다. 녹두 가루 먹이면 해결될 것 같은데 먹이다 죽으면 큰일이다. 빨리 병원 가서 해독제 주사 맞도록 해라. 그런데 의사가 주사를 안 놔준다. 주사 놓다 죽으면 의사는 구속된다. 의사가 선택한 것은 집으로 보내는 것이다. 집에 가서 15분만 기다리라고 보낸다. 녹두 가루 먹여나 보자고 녹두 가루를 먹이니 땀 흘리며 자고 깨끗이 깨어났다.

이 사연을 글로 썼다. 책을 낼 때 그 원고를 외과 병원 원장님이 모두 교정을 보아주셨다. 의사들이 보고서 오해가 없도록 교정을 봐주신 것이다. 다 인정하지만 아스피린 50알 먹고 살았다는 이야기는 빼내자고 하신다. 현대 의학으로는 살 수가 없다고 하신다. 그렇지만 나의 경험인데 왜 빼내느냐 하고서 책에 넣었다. 묵이 될 수 있는 도토리와 메밀과 녹두는 항상 있을 것인데 그중에 제일은 녹두니라.

도토리

내가 초등학교 다닐 때는 소풍이 아니고 원족遠足이었다. 일제 때 써온 원족이라는 말이 해방 후 소풍으로 바뀌면서 "산골짝에 다람쥐 아기 다람쥐"도 소풍을 가게 되었다. 알밤이 아니라 도토리를 점심으로 갖고서. 맛은 알밤이 더 있으나 건강상 도토리 점심이 더 가치가 있다.

옛 노래 〈울고 넘는 박달재〉에서 금봉이 처녀는 과거 보러 가는 박달에게 왜 많고 많은 먹을거리 중 도토리묵을 싸서 허리춤에 달아주었을까? 우선 도토리 가루나 묵은 변질이 빨리 안 된다. 곰팡이가 쉽게 나지 않고 신맛이 빨리 안 난다. 묵이 될 수 있는 재료는 녹두나 메밀이 주재료이지만, 녹두나 메밀은 사(쏟을 사寫)하는 성분이 있어 빨리 소화가 되고 기운이 떨어진다. 배고픔이 빨리 온다. 박달재가 지금은 교통이 발달되어 편리하지만 〈울고 넘는 박달재〉 노래가 나올 때만 해도 깊은 산골이었다. 논밭이 귀해서 쌀은 거의 없고 밀, 보리도 평야에서 생산되는 곡식이다. 천등산에서 흔히 구할 수 있는 먹을거리는 도토리였다고 할 수 있다.

참나무가 어떤 나무냐고 묻는 이들이 많다. 도토리나무가 참나무다. 상수리라고도 한다. 조선 시대 어느 임금이 전쟁 때 산속으로 신분을 감추고 피난했단다. 오막살이 집주인은 식량이 없이 도토리 가루만 있었다. 이 도토리 가루 가지고 임금의 허기를 메꿀 수 있었다. 날마다 먹어도 맛이 있어 묻는다. "이것을 무슨 나무의 열매로 만들었느냐?" "토리라는 나무이옵니다." "토리가 무엇이냐, 참나무라 해라." 그리고 나중에 "참나무요 최고의 나무이기에 윗 상上, 나무 수樹, 상수리라고 불러라!" 했단다. 전쟁이 끝나고 환궁한 뒤, 피난 갔을 때 제일 맛있게 먹었던 음식 중 으뜸인 상수리 열매, 참나무 열매를 가져와 요리해준다. 먹어보니 떫고 맛이 없어 수라상을 물리면서 "도로 토리라 해라!" 했다지. 이렇게 임금님 명을 받아 도로 토리가 되었다는 도토리다.

우리나라에서 제일 많은 나무가 참나무다. 전에는 소나무였으나, 6·25 전쟁 후 점점 변하면서 참나무가 주목이 되었다. 지금도 경상도와 전라도에는 소나무가 많다. 참나무는 주로 경기도, 강원도 지역에 많다. 6·25 전쟁이 터지자 어느 예언가가 이번 전쟁에는 만세를 잘 불러야 산다고 했단다. 어느 여인이 깃발을 두 개 가지고 인민군 오면 "인민군 만세", 국군 오면 "국군 만세" 하면서 피난을 안 갔다. 인민군이 후퇴할 때 국군 옷을 입고 후퇴하는 것을 보고 태극기 들고 만세 부르다 인민군이 총을 쏘았으나 맞지는 않았다. 허겁지겁 집으로 돌아오니 개가 주인인 줄 모르고 물려고 한다. 이 여인이 "우리 워리 만세", "워리 만세" 하니까 주인 목소리 알아듣고 개가 안 문다. 그 여인이 지금까지 살아 있다면 90세가 넘었을 것이다. 지금도 만세 잘 부를 힘이 있으면 산다. 천국 가서 "부처님 만세" 하면 지옥 간다. 그러나 극락 가서 "성모님 만세" 부르면 살 수 있다.

오래전 원불교 방송국인 원음(둥근소리)방송에 출연했었다. 1년 전에는 이현주 목사가 다녀갔다고 한다. 방송 시작하면서 "오늘은 목사님이 오셨기에 기독교 음악을 틀겠습니다" 하면서 찬송가를 튼다. 기독교방송에서는 스님이나 원불교 교무를 초청하지도 않겠지만 혹시 출연해서 염불 먼저 하고 방송 시작했다면 방송국이나 담당자는 어떻게 되었을지 상상에 맡기자. 원음방송에서는 찬송가가 울려도 기독교방송에서는 염불이 안 된다. 만세 잘 불러야 한다. 극락에서는 "하느님 만세" 해도 상관없다. 하나님보다는 부처님이 너그럽다.

이같이 만세 잘 불러 살아난 고장이 주로 경기도, 강원도다. 이 지역이 소나무가 참나무로 바뀐 곳이다. 참나무가 제일 많은 곳이 강화도다. 강화도 도토리묵이 유명하다. 또 맛이 있다.

참나무 열매인 도토리는 중금속을 해독시킨다. 참나무 잎도 해독제로 좋다. 도토리가 매년 열리지는 않는다. 평균적으로 7~10년 만에 많이 열린다. 무척 귀한 열매다. 역사상 도토리가 연속 3년 풍년이 든 때가 있었다. 노인들은 다 안다. 6·25 전쟁 때였다. 전쟁 나고서 화약 터지고 수류탄 터지고 폭탄이 터지자 참나무 종류들이 우리 죽을 때 되었으니 종자를 널리 퍼트리자고 열매를 많이 맺은 것이다. 이 도토리로 그 전쟁 때 굶어 죽지 않고 살아남은 우리 국민들 많았다.

도토리의 효능은 생각보다 우수했다. 40년 전쯤으로 생각된다. 어느 젊은 여인이 항암제 맞고 머리털이 다 빠졌다. 머리가 다시 나면서 2~3센티미터쯤 길어지니 보기가 사나웠다. 이웃집 노인이 보기 싫다고 미장원으로 데리고 간다. 머리 염색하고 파마를 했다. 그랬더니 염색약 독성이 퍼지면서 전신이 부풀고 진물이 나고 머릿속까지 뼛속까지 아프다고 찾아와서 마당에서 뒹군다. 살려달라고. 물론 병원 먼저 갔다. 병원에서 못 고친다고 다른 병원으로 보낸다. 다른 병원도 마찬가지다. 내 생각에는 이것저것 15일 정도 시험해보면 고쳐질 것 같았다. 우선 맨 먼저 도토리 가루를 먹여보고 발라보려고 찾아보니 찾을 수가 없었다. 하도 시끄러워 급한 김에 참나무 가지를 삶아서 먹여보고 싶은 생각이 들었다. 낫 가지고 산으로 가서 참나무 가지를 한 단 묶어왔다. 가마솥에 삶아서 마시니 뼛속 아픈 것, 골 아픈 것이 가라앉는다. 그 물로 목욕을 시키니 가렵고 진물이 나던 피부가 가라앉는다. 다음 날 점심 먹고 떠났다.

그 후부터 대상포진이라고 전화가 오면 참나무 가지 달여 먹으라고 한다. 그러면 고쳐진다. 그렇다고 다 고쳐지는 것은 아니다. 병이 나면 병원 먼저 찾아가고, 병원에서 안 고쳐지면 다른 병원 찾아가고, 그래도 안 고쳐지면 한의원 가고, 그래도 안 될 때 마지막으로 해보는 것이다. 언젠가는 모든 병을 병원에서 고치게 될 것이다. 내 돌파리 처방으로는 안 고쳐질 수도 있다. 아니 내 말 듣고 더 심해질 수도 있다. 미련한 사람들이 내 말 듣는다. 나는 의사가 아니다. 한의사도 아니다. 의학 상식도 없다. 다른 목사들처럼 기도의 능력도 없다. 치유의 은사도 없다.

한번은 어떤 이가 아무리 가르쳐주어도 참나무를 모른다기에 비 오는 날 비 맞고 산에 올라가서 한 단 묶어다 홍성까지 갖다주었다. 그이는 한 번에 안 고쳐지고 2~3일 후에 고쳐졌다고 한다. 도토리 가루나 도토리 묵은 중금속을 해독시키지 않을까 하는 생각이 들었다. 내가 대장염으로 배가 심하게 아파서 밤잠을 못 자고 구르다가 도토리 가루를 한 숟가락 먹었더니 통증 없이 잘 잤다. 그렇다고 치료제는 아니다. 내가 일본에 가서 강의할 때나 일본인들 만나면 1주일 넘기지 말고 도토리 먹으라고 일러준다. 도토리나 메밀이나 녹두 등 묵이 될 수 있는 것들은 해독을 시킨다.

녹두 좋다고 자주 먹으면 보약 성분도 중화된다. 메밀 자주 먹으면 몸이 차가워진다. 도토리는 자주 먹어도 상관없다. 아니, 사람마다 다르다.

6·25 전쟁 때 친구가 학교에 왔는데 머리가 다 빠졌다. 이유인즉 먹을 것이 없어 매일같이 도토리를 먹어서 그렇다는 것이다. 그때 그렇게 빠진 머리는 보릿고개 지나서 다시 났다.

우리 마을에서 자라서 의정부 사는 60대 여인 이야기다. 형부가 암 치료 중에 방사선을 쏘는데 다른 음식은 못 먹고 도토리묵만 먹을 수 있다고 한다. 그렇다고 모든 사람이 방사선 치료할 때 도토리를 먹으라는 것이 아니다. 도토리 가루 가공된 것은 상관없으나 섣불리 도토리 주워다가 그냥 먹으면 독성이 있어서 안 된다. 3일 이상 물에 우려서 먹어야 한다. 도토리니까 비타민D 과다증이 올 수 있다.

미국에는 공원에 도토리가 깔려 있는 정도가 아니고 쌓여 있다. 담아다가 묵 쑤어 먹어보니 맛이 너무 없다. 중국산 도토리는 국산만은 못해도 약 효과는 있다. 지금 생협에서 취급하는 도토리묵 중에는 중국산도 있다. 중국산이나 북한산이라도 효능은 있다. 따지거나 추적하지 말고 그냥 대충 넘어가고 먹어도 상관없다.

내가 같이 사는 중환자들이 있다. 옆집에서 집을 새로 짓는데 건축물 쓰레기를 모두 불태운다. 심지어 합판, 상수도관, 하수도관까지 마구 태운다. 산골이라서 불이 날까 봐 비 오는 날 이틀간 태운다. 관공서나 소방서에 전화하면 해결되지만 시골에서는 불법이라고 신고하면 살기 힘들다. 우리 집 환자들 모두가 힘이 빠지고 통증이 와서 밤새 고통을 겪었다. 그때도 도토리 가루 한 숟가락 먹고 나니 통증이 가라앉는다. 몇 년 전부터 상비약으로 도토리 가루는 꼭 가지고 다닌다.

도토리 가루가 국산이 좋으나 부족하다. 도토리가 매년 열리지도 않고 이제는 주우러 다니는 노인들도 늙고 없다. 중국산, 이북산이 많이 들어온다. 지금 우리 집 환자들에게 먹이는 도토리 가루도 중국산이다.

잘 쑤어진 도토리묵은 던져도 으깨지지 않는다. 다 그런 것은 아니고 도토리 종류가 있다. 갈참나무나 상수리나무가 아니고 늦게 열리는 가을 도토리가 있다. 도토리 크기는 작고 길쭉하다. 참나무 잎 역시 길쭉하면서 낙엽이 늦게 진다. 어떤 나무는 봄까지 안 떨어지고 있다. 갈참나무라고 하는데, 나무하시는 어른들이 한겨울에 그 나무를 찾아다니면서 해 오신다. 다른 나무에 비해서 생나무라도 불에 잘 탄다. 젖은 나무로는 싸리나무 다음으로 잘 타고 불꽃도 좋고 연기도 덜 난다. 연기가 아주 없는 관목은 청미래덩굴이다. 6·25 전쟁 때 북으로 돌아가지 못하고 남아 있는 지리산 패잔병들이 청미래덩굴로 밥 지어 먹으면 연기가 안 나서 군인이나 경찰이 찾지 못했다 한다. 그냥 명감나무(망개) 넝쿨이다.

도토리묵을 쑬 때 가루를 몇 시간 풀어서 쑤면 더 맛있다. 그리고 끓는다고 바로 불 끄지 말고 약한 불에 오래 저어야 맛있다. 3년 전 추석 전날 묵을 쑤고 있는데 나와 싸우려고 밖에서 기다리는 여인이 있었다. 나가서 만나기가 싫어서 묵을 오래 저었다. 그때 그 묵이 제일 맛이 있었다.

메밀

메밀은 메밀이어야 맞다. 쌀은 아니고 보리도 아니고 밀인데, 삼각으로 모가 진 밀이다. 모밀을 경기 지방에서 메밀이라 부르던 것이 표준어가 된 것이다.

40년 전 일이다. 우리 마을에서 여름 잔치가 있었다. 결혼식 음식이 잘 못되어 전부 식중독에 걸렸다. 나 역시 전신에 두드러기가 나서 한 주간 고생했다. 그다음 주에 또다시 그 예식장 그 식당에서 결혼식이 있었다. 그러나 아무도 음식을 안 먹는다. 몇백 명이서 숟가락도 젓가락도 들지를 않고 서로 이야기만 한다. 그 광경을 그냥 볼 수는 없었다. 내가 나서서 "오늘은 음식 마음 놓고 드셔요" 했더니 모든 하객들이 나에게 따진다. 웅성거리는 정도가 아니다.

그 당시에는 내 말에 따지거나 이유를 달고 그러지 않았다. 마을에 큰 일이 있을 때마다 내가 필요했다. 온 동네 일 있을 적마다 내가 결정해준 것이 많다. 결혼식 날짜, 초상 나면 입관시時, 하관시, 산소 자리, 심지어 고사 지내는 날짜까지 물으러 올 때였다. 그러나 식중독 사건만은 이해가 안 되는 것이다. 그때 내 생각에는 묵을 먹으면 될 것 같았다. "지난주에는 잔칫상에 묵이 없었는데 오늘은 묵이 있으니 마음 놓고 드셔요." 앞에 앉아 있는 허성팔이라는 형님뻘 되시는 분께서 "지난주에 메밀 부치기만 있었어도 우리가 식중독 안 걸렸어" 하신다. 그러고 나서 몇백 명이서 식사를 시작한 것이다. 그리고 식중독은 다시 발생하지 않았다.

위급한 상황에 마음 놓고 먹으라는 나나, 내 말 믿고 모두가 음식을 먹은 대중들이나 이해하기는 힘들다. 몇백 명 하객들의 건강, 아니 생명을 두고 떠들어대는 나나 내 말 믿고 먹기 시작한 하객들이나 지금 생각해도 어지간하다. 아무튼 아무런 이상 없이 식중독 치료가 다 된 것이었다. 그런데 내 실수가 있었다. 식당 주인 찾아가서 지난주에는 식단에 묵과 메밀 부치기가 빠졌는데, 오늘은 어떻게 이처럼 차려졌느냐고 물어봤어야 했다.

우리나라는 예부터 여름에 결혼식이 없었다. 가을이나 겨울 아니면 봄날에 있었지 여름 결혼식은 없었다. 내가 마을에서 집터, 물자리, 산소 자리 모두 정해주다 보니 결혼식 날 받아달라는 부탁이 자주 온다. 이때 휴일 아무 날이나 정해주면 안 된다. 예부터 우리 조상들이 써왔던 〈백중력 百中曆〉이 있다. 그 책력에 혼인이 가능한 날, 불가능한 날들이 적혀 있다. 물론 미신적인 것도 있다. 그래도 그 책을 근거로 해서 날을 정해주어야 한다.

만약 아무렇게나 정해주었다가 결혼식 끝나고 며칠 안에 신랑이나 신부, 그 집안에 무슨 사고가 나면 결혼식 날을 잘못 정해서 그렇다고 내가 뒤집어쓴다. 그럴 때 따지러 오면 책을 구체적으로 보여주고 책대로 정해주었으니 내 잘못이 아니고, 네가 술 먹고 발생한 네 사고라고 밝혀주어야 한다. 그러다 보니 결혼식 날 정하는 공부도 해야 되고, 산신제 지내는 날 정하는 것, 산신제 때 제주를 정하는 것까지 다 익혀두어야 한다. 삼재가 드는 해에는 제주가 되어서는 안 된다는 미신도 있다. 미신은 미신이지만 지켜주어야 한다.

이처럼 책을 보다 보니 여름철에는 결혼식 날짜가 아예 없다. 이 같은 책력으로 해서 모든 승려들이나 무당들이나 선비들은 결혼식 날짜를 여름에는 정해주지 않는다. 여름 결혼식은 종교가 없는 이들도 안 한다. 또 예수 믿는 사람들도 안 한다. 교회 다니는 사람들이 한다.

내가 이렇게 떠들고 글 쓰지만 정작 우리 집에서는 금년 6월 중순 하지를 전후해 여름 결혼식을 했다. 날짜도 여름철이고 신수로 보면 내가 금년에 삼재 든 해다. 삼재 중에서 들삼재도 아니고 날삼재도 아니고 머무를 삼재다. 그래도 결혼식을 했던 데에는 유행성 독감 때문에 식이 미루어진 탓도 있었으나, 무엇보다도 메밀을 믿고 저질렀다. 음식을 시키지 않고 집에서 장만했는데, 메밀묵과 메밀 부치기와 메밀 막걸리를 썼다.

이효석 선생 덕으로 평창 메밀이 유명해졌다. 메밀꽃이 피는 시기에는 평창군 축제가 이루어진다. 그렇다 보니 평창에는 메밀 요리가 다양하다. 행사 때마다 메밀이 빠지지 않는다. 40년 전부터 평창 사람들 만나 평창에 식중독 사건 있었느냐고 물어보면 없다고 한다. 기관에도 물어본다. 항상 없다. 춘천도 메밀로 유명하다. 춘천에서 점심이나 저녁 먹게 되면 막국수 집 찾는다. 막국수에 밀가루를 많이 섞는다. 가능하면 우리 메밀, 순 메밀 막국수 집을 찾는다.

5년 전 일이다. 평창의 봉평막걸리 공장에서 연락이 왔다. 공장 지하수가 수질이 좋았는데 도로에 염화칼슘을 쌓아 놓은 후로 물에서 염화칼슘 성분이 검출된다고, 공장 가동을 중단하라는 공문이 왔다고 한다. 다행히 다른 곳 수맥이 있어 해결해주었다. 그 공장 막걸리 성분 표를 보니 수입 밀가루 85퍼센트, 메밀 5퍼센트였다. 왜 메밀을 많이 안 넣느냐고 했더니 메밀이 5퍼센트 이상이면 술이 안된다고 한다. 알코올은 독이고 메밀은 해독성이라서 메밀 성분이 많아지면 알코올 성분도 분해시킬 수도 있겠다는 생각이 든다.

내가 막걸리를 마시면 금방 머리가 아프다. 그런데 봉평메밀막걸리를 먹고 나니 머리가 안 아프다. 수입 밀 85퍼센트, 우리 메밀 5퍼센트라도 효과가 있다. 그 자리에서 수입 밀 쓰지 말고 우리 쌀로 바꾸라고 했더니 지금은 평창 쌀로 바꾸었다.

술을 즐기는 예술인이 있었다. 주로 국악과 창을 직업으로 하는 이다. 말이 예술인이지 딴따라 패거리다. 술을 먹지 않고는 일을 진행할 수 없는 직업이라서 매일같이 술을 먹고 사는 50대 중년이다. 그는 술을 먹으면 머리가 아프다고 한다. 우리 집에서 딸내미 결혼식 끝나고 밤 새워 새벽 세 시까지 메밀 막걸리만 마셨다. 시험해보려고 메밀 막걸리만 마신 것이다. 아침에 일어나더니 머리가 안 아프다고 한다. 혼자가 아니고 세 사람이 그랬다.

묵을 만들 수 있는 재료는 해독을 시킨다. 도토리나 녹두나 메밀은 모두가 해독제다. 그래도 메밀 좋다고 너무 자주 먹으면 안 된다. 메밀은 사하는 음식이라서 기운이 없어진다. 고기 많이 먹어 비만이거나 혈압이 높은 이들은 자주 먹어도 좋다. 메밀은 찬 성분이라서 겨울에는 잘 안 먹게 된다. 여름철에는 잘 먹힌다. 몸이 차고 약한 이들은 메밀 먹으면 배탈이 날 수도 있다.

못 먹어서 생긴 병, 폐결핵

1950년대부터 60년대까지 우리나라에 심각한 병이 폐결핵이었다. 결핵이란 암처럼 아무 곳에나 발병한다. 주로 폐결핵이라지만 장결핵, 골결핵도 있고 고환결핵, 림프선결핵도 있다. 여러 가지 결핵이 있으나 주로 우리나라에 흔한 병이 폐결핵이었다. 결핵은 유전병으로 알고 있었으나 유전은 아니고 전염병이다. 음식이 같은 집안의 가족들에게 병이 생겨나니 유전병으로 알고들 있었다.

예부터 가난한 집안에 폐결핵 환자들이 많았다. 물론 부잣집에서도 환자들이 나온다. 재산 있고 먹을 것 많아도 식성이 지방질을 싫어하는 사람은 가난한 사람과 별다를 것이 없다. 또 위가 안 좋아 아무리 먹을 것이 많다지만 먹을 수 없어서 역시 가난한 사람보다 나을 것이 없는 이도 있다. 또 좋은 음식을 많이 먹어도 장이 나빠 영양분을 흡수하지 못하고 변으로 내보내기 때문에 가난해서 못 먹고 산 사람들과 다를 바가 없어서 폐결핵에 걸리는 것이다.

요즈음은 폐결핵 환자들에게 전지분유를 많이 권한다. 지방질을 빼내지 않은 우유가 전지全脂 우유고, 이 우유를 말려서 분말로 만든 것이 분유粉乳다. 그런데 우리나라뿐 아니고 다른 나라에서도 전지분유가 거의 없어지고 있다. 모든 우유가 지방질을 빼낸 탈지脫脂 우유다. 내가 옛날에 양을 길러 젖을 짜서 배달한 때가 있다. 처음 양젖을 먹으면 누구든지 배탈이 난다. 소젖도 마찬가지다. 사람이 사람 젖 먹게 되어 있지 소젖이나 양젖 먹게 태어나지 않았다. 누구든지 소젖이나 양젖을 먹으면 우선 배탈이 난다. 그때는 양을 줄이든지 아니면 쉬었다 먹으면 체내에서 지방질을 소화시키는 담즙이 더 생기면서 지방질을 소화할 수 있는 체질로 바뀐다.

이러한 상식이 없이 갓난아이에게 우유를 먹이니 배탈이 난다. 배탈이 나면 소젖을 먹으니 배탈이 나는구나 하는 생각으로 양을 줄여 먹으면서 2~3일 또는 4~5일 지나면 소화 기능이 바뀌어 그대로 적응을 한다. 그러나 우유 제품이 잘못되어 소독을 잘못했거나 병균이 들어가서 배탈이 난 것으로 착각을 하고 우유 회사를 바꾸고 다른 회사 제품을 먹인다. 그래도 역시 배탈이 나니 하는 수 없이 그 회사 제품을 다시 먹인다.

이때 배탈이 나는 것은 지방질 때문인데 우유에서 지방질만 빼내면 간단하다. 회사마다 경쟁해서 지방질을 빼낸다. 빼내고 나서 가만히 있지 않고 방송에다 자랑을 한다. 우리 우유 3.4, 우리 우유 3.5 하고 경쟁하면서 선전한다. 이것을 지적했더니 이제는 우유 봉지에서 3.4를 지워버렸다. 지운 것도 좋다. 봉지에 작은 글씨로라도 유지방 3.4를 넣어야 하는데 그것마저 지웠다. 이렇게 지웠다고 했더니 이제는 다시 넣고 있다.

갓난아이가 모유를 먹는 것이 원칙이다. 하지만 옛날에는 집집마다 아이들이 있어서 모유가 모자라면 할머니 젖도 먹고, 숙모 젖도 먹고, 고모 젖, 이모 젖 가릴 것 없이 먹었으나 지금은 온 마을에 아이 하나 있어 사람 젖이 없어 소젖을 먹게 된다. 사람 젖이 있다 해도 위생 따지면서 주지도 않고 얻어먹지도 않는다. 옛날에는 갓난아이가 태어나면 젖이 많이 나와 아이가 다 먹지를 못한다. 그 남은 젖은 이웃집의 젖이 모자란 아이들이 먹었다. 그래도 남으면 심 봉사가 청이 안고 와서 얻어 먹였다.

이제는 우유가 아니고는 아이들을 기를 수가 없다. 우유를 먹이되 지방질이 있는 우유를 먹이면 아이가 지방질이 많아져 우선 무게가 나간다. 또 지방질이 많기에 감기가 안 걸린다. 콧물, 재채기도 없어진다. 지방질이 없는 3.4 우유를 먹이니 아이가 무게가 안 나가고 콧물, 재채기, 감기를 끼고 산다.

그래서 전지분유를 사려면 가게에 없다. 농협에도 없다. 축협에 가면 있다. 춘천 축협 매장에 가보니 없다. 종업원이 무얼 찾느냐기에 전지분유 찾는다고 했더니 그게 무엇이냐고 한다. 지금은 전산電算 세상이라서 전산으로 신청하면 사기 쉽다. 나는 외국산 싫어한다. 아주아주 싫다. 그래도 전지분유는 유럽산이나 캐나다산이나 러시아산이 좋더라. 배합사료를 안 먹인 소에서 짜낸 전지분유가 좋다. 다른 나라 것은 아직 안 먹어보았다. 한국산도 배합사료 안 먹인 젖소의 젖은 좋다.

폐결핵은 지금은 크게 줄어든 병이다. 물론 지금도 있다. 그래도 예전처럼 무서워하지 않는다. 의학이 발달해서 고치기가 쉬워졌다고 하겠으나, 내가 보기에는 의학 발달보다 우리나라가 가난을 면하면서 경제적으로 풍부한 생활을 하게 되었기 때문이다.

예부터 나병 환자는 집을 나가 행적을 감추었다. 폐결핵도 그때는 고칠 수 없는 병이라서 역시 집을 나갔다. 결핵은 재산 있으면 다 없애고 자녀들에게 병 상속하고 죽는 병이었다. 나병은 전염병이 아니지만 폐결핵은 전염병이다. 철이 제대로 든 결핵 환자들은 결핵 진단을 받으면 아무도 몰래 집을 떠난다. 그리고 죽는 날까지 가족에게 알리지도 않고 신분증도 없애고 살다 죽는다. 그 과정은 내가 너무나 잘 안다. 나는 일찍부터 결핵 환자들과 같이 살았다. 소년 시절부터 함께 살았고, 군복무 마치고 다시 가서 살았다. 언제까지? 결핵 요양원이 없어질 때까지 살았다.

환자들마다 사연이 많이 있으나 일이 바빠서 들어줄 시간이 없었다. 같은 환자들끼리는 이야기가 진지하다. 슬픈 이야기가 많다. 오며 가며, 아니면 간호하다 들은 이야기들이 슬프다. 슬픈 이야기마저도 말할 힘이 없어 다 못 한다. 어쩌다 진통제 먹고서 조금이라도 통증이 없을 때 말을 한다. 제일 기억에 오래 남는 이야기가 있다. 인민군으로 있다 포로로 잡혀 고생했던 이야기였다. 먹지를 못하니 변비가 생겨서 포로들 전부가 똥을 못 누고 고생했던 이야기다. 도망칠까 봐 변소마저 공개된 곳에 설치했단다. 똥 싸는 것을 모두 보는데 똥이 나오지 않아 다른 사람이 꼬챙이로 파내주다가 잘못 건드려 피가 나왔다. 똥은 안 나오고 피만 나온 이야기다. 한두 명도 아니고 모든 수용소 포로들이 다 그랬다는 것이다. 난방도 안 되고 먹지 못하니 폐결핵 환자가 될 수밖에 없는 처지다. 우리 요양원에 와 있으면서 제일 잘 먹고 있다고 한다. 겨우 강냉이죽 먹으면서 하는 말이었다.

내 외사촌 누나 이야기다. 과부가 되어 딸 하나 아들 하나 데리고 아들 하나 있는 홀아비 남편과 재혼을 했는데, 딸이 열세 살 때 폐병에 걸렸다. 너만 죽어야지 동생들까지 전염시키고 죽으면 어쩌겠느냐, 집을 떠나서 너 혼자만 죽으라고 했더니 그냥 나가서 소식을 모른다고 한다. 전염병이라서 뭘 얻어먹을 수가 없다. 거지는 거지라도 밥을 주지 않는다. 식량도 주지 않는다. 주어도 끓여 먹을 곳이 없다. 끓여 먹을 힘도 없다. 얻어먹으러 다닐 힘도 없다. 따뜻한 방에서 땀을 흘리면서 자야 되는 병이지만 따뜻한 곳이 없어 기침하다 죽는다.

옛날에 폐병 환자 나오면 우선 격리 수용을 해야 한다. 집 안에 있어도 식기 따로 쓰고 매 끼니마다 뜨거운 물에 소독하고 밥도 따로 먹고 잠도 따로 자야 한다. 지금은 격리 수용 안 하고 같이 생활한다. 우리 국민들이 건강해지고 체내에 면역력이 생겨 결핵균이 들어와도 이길 수 있어서 그렇다. 폐결핵 진단을 받아도 잘 먹고 땀 흘리고 자면서 약 먹으면 얼마 안 가서 고쳐진다. 결핵 환자들 고기 많이 먹고 전지분유 수시로 먹고 비타민제 먹으면 쉽게 낫는다.

20년 전 일이다. 내가 늑막염으로 쓰러졌다. 늑막염에는 무조건 폐결핵 약을 6개월간 먹어야 한다는 것이다. 의료원장이 결핵 약을 드실 거요, 안 드실 거요? 하면서 나에게 선택하라는 것이다. 나 먹는다, 그리고 열심히 먹었다. 물론 먹지 않아도 된다. 내가 결핵 환자들과 15년을 살았다. 그러나 내가 약을 먹어야 될 이유가 있다. 우리 집에 같이 사는 식구들이 30명이 넘는다. 이들 중에 한 명이라도 결핵 환자가 발생하면 나에게 전염되었다고 뒤집어쓴다. 약을 먹고 있는 동안에는 결핵균이 안 나온다. 나는 결핵균이 있어 양성 환자는 아니지만 결핵 환자가 나타난다면 나에게 전염되었다고 할 것 같아서 열심히 먹었다.

30대 청년이 폐결핵 진단을 받았다. 약을 먹다 보니 약 색깔이 연한 적색이었다. 눈 흰자위가 노란색으로 변한다. 오줌 색같이 연한 적색이다. 속옷까지 색깔이 변한다. 이것은 아니다 싶어 원장더러 처방을 다시 해달라고 했다. 성분이 같은데 왜 약을 바꾸느냐고 한다. 나는 백색 약으로 처방을 다시 해달라고 했다. 다시 받은 처방 약은 약국에 없다. 약국에서 나 때문에 약을 주문해서 3일 후에 다시 받았다. 약을 바꾸고 나서 눈에 황달기가 없다. 물론 오줌 색깔도 정상이고 속옷도 깨끗하다. 약 열심히 먹고 매달 병원 가서 피 뽑고 사진 찍고 지냈다.

나보다 결핵 약을 먼저 먹은 이가 있었다. 상담 전화가 온다. 입이 쓰고 죽도 못 먹고, 머리도 아프고, 구토도 나고, 힘도 없고 이런 증세란다. 내 판단으로는 폐결핵 약을 오래도록 먹어서 약물중독으로 간이 해독을 못 시키는 증세였다. 빨리 녹두죽을 먹으라고 했다. 3일 후에 다시 전화가 온다. "녹두죽 먹으라고 안 했으면 나는 죽었다"고 한다. 앞으로 일주일마다 녹두죽을 먹어주라고 했다. 그러고 나니 이제는 내 차례가 올 것 같아 나는 열흘마다 녹두죽을 먹었다. 그도 건강해져서 열심히 일하고 나 또한 건강해졌다. 6개월 뒤에 최종 진단을 하더니 완치란다. 그리고 그 원장 하시는 말씀, "결핵 약을 6개월 드셨는데 왜 황달도 없고 혈액도 정상이고 간 수치도 나빠지지 않지요?"

"너, 나 죽여봐라, 내가 죽을 것 같으냐?"

"왜 그러지요?"

"열흘마다 녹두죽을 먹어주었지!"

"어머, 그런 방법도 있었네요. 나는 결핵 약 몇 년 먹다가 죽는 것만 봤어요. 이렇게 좋은 방법이 있었네요."

"너, 사람 그만 죽이고 결핵 약 처방할 때 녹두죽 같이 처방해."

"네, 앞으로는 그렇게 할게요."

이렇게 해서 큰 고비를 넘겼다. 폐결핵은 잘 먹고 몸을 따뜻하게 해서 감기 안 걸리는 것이 예방이다. 걸렸으면 약 먹고 잘 먹고 몸 따뜻하게 하고 가끔씩 녹두죽 먹으면 고쳐진다. 감기, 폐렴, 폐결핵, 유행성 독감, 모두가 증세는 같으나 병이 깊어지면 병명이 다르고 치료법이 다르다.

지금 한창 유행하고 있는 신종 독감이 있다. 처음에는 중국의 우한에서 시작되었다고 해서 우한 폐렴이라 하다가 세계보건기구에서 지역 이름

쓰지 말자고 결정했기에 코로나19라고 이름 지었다 한다. 우한도 맞고 코로나19도 맞다.

예부터 전쟁이 있으면 전쟁과 함께 전염병이 지나갔다. 1차 세계대전에 참전했던 미군 병사들에게서 1918년에 시작돼 전 세계로 퍼져 나간 스페인 독감이 대표적이다. 전 세계 인구의 3분의 1이 감염되어 5,000만 명에서 1억 명이 사망한 것으로 본다. 우리나라에서도 '무오년 독감'이라고 불리면서 인구 절반이 감염되었고 14만 명이 죽었다 한다. 6·25 전쟁 때는 염병이라는 병이 우리나라를 휩쓸고 지나갔다. 식구들이 다 죽어 텅 빈 집도 있고, 어린아이들만 두고 어른들은 다 죽은 집들도 있었다. 어린아이들은 별로 죽은 것을 못 보았다.

쉽게 생각해보자. 전쟁이 터져 여기저기서 총을 쏘고 화약이 터지고 사람들이 죽어가는데, 보이지는 않지만 설움과 분노와 미움이 밖으로 뿜어져 나오면 공기 중에 보이지 않는 독이 가득할 것이고, 초목도 벌벌 떨면서 살아남으려고 독을 뿜어낼 것이다. 물 역시 맑을 수가 없다. 흙인들 온전하겠는가? 이때는 무슨 병원균이든 해독을 시킬 수가 없어 미약한 전염병이라도 이겨낼 수 있는 면역력이 없다. 아니, 병이 점점 커진다. 개인적인 체질도 불안하면 어려움을 못 이기지만 가족 중에 한 사람이라도 전쟁 중 죽었다면 그 가정에는 불안한 공기만 돌고 있고 미움과 원망과 독이 가득 차서 미세한 병원균도 이겨내지 못한다. 그러한 개개인과 가정이 모인 사회와 국가도 병을 못 이길 수밖에 없다.

반대로 생각해보자. 전쟁이 없고 평화로운 나라 안에서 살면 국민 한 사람 한 사람이 즐겁고 평안을 느낀다. 그 사람의 입김이나 땀에서마저 해독제가 나온다. 이러한 사람들이 모여 사는 가정에는 즐거움과 평화가 넘친다. 이런 가정에는 어떠한 병균이 들어가도 이겨낼 수가 있다. 이러한 가정들이 모여 있는 지역이나 사회는 즐거움이 넘치고 보이지 않는 해독제가 넘쳐 있다. 이러한 국가는 유행성 독감이 들어가도 병균이 절로 죽을 것이다.

이곳 강원도에서 지난달 풍류모임이라는 작은 자리가 있었다. 같이 모인 참가자 중 보건환경연구원 전현직 원장이 참석했다. 초청 강의는 아니지만 간단히 코로나19 전염병에 대하여 말씀을 부탁했다. 답은 간단하다. 손 씻고, 입마개 하고, 사람 많이 모인 곳 가지 말라는 것, 여기까지가 보건환경연구원 발표였다. 내 의견은 이렇다.

독을 뺄 때 땀으로 빼는 것이 제일 빠르다. 내가 젊었을 때부터 주장하는 이론이 있다. 우리 몸에 독이 들어오면 제일 먼저 땀으로 빠지고 그다음 오줌으로 빠진다는 것이다. 그 이론은 지난번 사스 때나 메르스 때도 주장해왔다. 6·25 전쟁 때 전국이 염병으로 고생했고 죽어갔으나 40일, 50일 앓다가 땀만 흘리면 고쳐졌다. 병이 나면 땀이 안 나지만 땀만 나면 고쳐졌다. 그러나 그때는 땀을 흘릴 수 있는 환경이 안 되었다. 독감 증세가 온다면 녹두죽 먹고 찜질방, 숯가마, 목욕탕 가서 땀을 흘리면 고쳐진다. 여기까지는 어디까지나 돌파리 상식이니 멍청하게 실천하지 마시라.

염병

지금은 없어진 병이지만 아직도 있다. 예부터 흔히 욕으로까지 써왔던 무서운 병이다. 지금도 가끔씩 염병할 놈·년이라고 욕할 때 쓰는 말이 이 병에서 왔다.

보통 염병을 장티푸스라고 하는데, 좀 다른 것 같다. 옛날 염병은 나도 앓아보았다. 더 옛날은 잘 모르고 6·25 전쟁 후에 전국에 염병이 확산되었다. 정확한 통계는 모르지만 6·25 전쟁으로 인해서 죽는 숫자나 염병으로 죽는 사람 수나 거의 같았으리라 생각된다. 내가 알기로는 내가 자란 마을이나 지역에는 전쟁 때 죽은 사람들보다 염병으로 죽는 사람이 훨씬 많았다. 염병은 전염병이었다. 그런데 특이하게도 병간호하는 사람은 걸리지 않는다. 환자가 고쳐지거나 죽은 후에 다시 염병이 돌기도 했다. 어느 집은 부부간에 다 죽기도 하고 어느 마을은 염병이 지나가면 빈집이 수두룩했다고 한다. 실제로 우리 마을 먼 친척 아저씨, 아주머니 내외가 한 달 차이로 돌아가셨다. 나와 친한 친구가 걸렸고, 내가 3개월간 간호했다. 끝나고 내가 전염되었다. 이제 어머니께 전염이 되었고 여동생도 전염되었다. 아직도 그 친구에게 나와 어머니와 여동생까지 전염되어 고생했다는 이야기는 안 했다.

염병의 증세는 처음에 몸이 떨린다. 아랫목에서 이불 쓰고 누워 있어도 떨린다. 물론 밥맛은 없다. 아무 음식이든 먹을 수 없다. 큰 증세는 땀이 나지 않는 것이 큰 탈이다. 그냥 떨린다. 빨라야 15일 아니면 60일까지 가기도 한다. 그동안에 많은 이들이 죽어간다. 아무 때라도 땀이 나면 고쳐진다. 염병이란 땀을 못 흘리고 죽는 병이다. 땀을 흘리고 나면 고쳐진다.

15일~60일 굶었기에 이제는 허기가 진다. 배가 고파 무엇이든 먹어야 한다. 이때 무슨 음식이든 배불리 먹으면 몸이 부으면서 죽는다. 20일, 40일, 60일 못 먹었으면 20일, 40일, 60일 금식한 사람이다. 아니 앓으면서 굶었으니 120일 금식한 사람이나 마찬가지다. 처음 먹는 음식이 미음이어야 한다. 쌀죽이 아니고 미음 먼저 먹어야 한다. 어린애들 이유식도 과한 음식이다. 서서히 1단 출발해야 한다. 최소한 1주일은 미음과 죽을 먹다가 무른 밥부터, 그도 배불리 먹지 말고 조금씩 자주 먹어야 한다. 그러나 고쳐진 환자들은 배고픔을 참을 수 없다. 곁에서 지키고 있으면 밤에 몰래 훔쳐 먹는다. 본인들도 안다. 많이 먹으면 죽는다는 것은. 그래도 못 참는다. 죽을지언정 배부르게 먹고 죽는 것이 소원이다. 배고프다 보면 체면도 없다. 신분도 지위도 없다. 그냥 먹고 봐야 한다.

내가 살았던 동광원에서의 일이다. 원장님이 염병에 걸렸다 나으셨다. 허기가 지셨는데 밤중에 몰래 밥을 훔쳐 드시려다 들킨 것이다. 그 원장님은 일제 때 신학을 하셨고 수피아여고 교감, 광주YMCA 총무를 거쳐 동광원 수도원 원장 신분이셨다. 배고플 때는 학력도 경력도 지위도 상관없이 밥 훔쳐 드시러 가야 했다. 그 당시에는 남자들은 부엌에 얼씬도 못

할 때였다. 그처럼 배고픔을 못 참는다는 말이다.

다 지나간 옛 이야기, 그마저도 염병 이야기를 왜 새삼스럽게 꺼내느냐 하는 의문이 있으리라 본다. 염병은 없어졌으나 지금도 무슨 병이 나고 회복 단계가 되면 어떤 음식을 빨리 먹고 빨리 기운 차려서 일상으로 돌아가고픈 욕심을 버리자는 뜻에서 이 글을 쓰고 있다. 무슨 병이든 병이 나서 며칠 동안 음식을 못 먹었으면 못 먹은 동안만큼 조심해서 먹어야 한다. 가령 3일을 금식했으면 보식도 3일을 해야 한다. 3일만 금식했어도 처음부터 떡을 먹거나 고기를 먹거나 해서는 안 된다. 처음 먹을 때는 죽 먼저 먹고 그 죽마저도 배부르게 먹으면 안 된다. 다른 병을 불러온다.

내 경험을 보자. 검사를 받으려고 1주일 동안 물만 마셨다. 마지막 하루는 물도 안 마셨다. 검사 다 받고 처음 음식으로 죽을 준다. 죽은 죽인데 반찬이 소고기 다진 것과 계란도 있고 음료수도 나온다. 생선 토막도 나온다. 나는 간장만 먹고 모두 안 먹었다. 배고파 못 견디어서 한 번에 배부르게 먹고 싶은 생각은 그런대로 이해가 간다. 누구나 영양가 높고 기름진 음식 한 번에 많이 먹고 회복하려 한다. 이 또한 욕심이다. 우선 양적으로 많이 먹히지 않는다. 굶고 나면 기름진 음식 먹기 싫다. 고기는 더 먹기 싫다. 환자 본인이 먹기 싫다는데 이웃에서 더 먹이려 한다. 먹고 빨리 기운 차리라고 한다. 그러나 먹고 빨리 기운 차려지지를 않는다. 위가 감당을 못 한다. 또 장이 감당을 못 하고 설사를 한다. 지금은 오랫동안 굶었기에 위가 줄어들었다. 갑자기 많이 먹으면 위가 소화를 못 시킨다. 소화시켰다 해도 십이지장으로 내려갈 때 기름진 음식은 쓸개가 쓸개즙을 뿜어주어야 하는데 그간에 쓴 음식을 못 먹었기에 쓸개 역시 쓸개즙이 없다. 없는 쓸개즙으로 기름진 음식을 소화시킬 수가 없다.

무엇보다 간이 감당을 못 한다. 간이 맨 먼저 하는 일은 피로를 해소시키는 것이다. 해독시키고 피 정화시키고 지방질 분해시키고 시간 되면 영양분을 공급하는 것이 간의 일이다. 그간에 굶었기에 몸은 영양분이 부족해서 더 피곤하다. 이 피로를 해소하기 위해서 늘 잠만 자왔다. 한 가지 다행인 것은 음식을 못 먹었기에 간이 해독시킬 일, 피 정화시킬 일, 지방질 분해할 일은 없다는 것이다. 다만 간이 영양분 공급을 빨리 못 해준다. 이 같은 환자가 기름지고 영양가 많은 음식을 많이 먹어주면 간이 작업을 못 하고 부작용을 일으킨다. 밖으로 나타나는 표시는 눈 흰자위가 노란색을 띠는 것이다. 이 병을 황달이라 한다.

　요즘 흔한 암 환자들 중에도 그렇게 좋은 음식, 좋은 약 먹다가 빨리 죽어간 사람들 너무나 많다. 나를 아는 사람들이 상담차 묻는다. 산삼 먹어도 돼요? 장뇌삼은요? 그 정도는 이해가 된다. 무슨 식물, 무슨 동물, 무슨 영양, 모두가 나쁘다는 것이 아니지만 몸이 약해질 대로 약해진 환자에게는 약이 아니라 독이다. 서서히 몸이 좋아진 후에 보약으로 먹어야 한다.

　염병에 걸렸을 때 몸에 땀이 안 난다는 것은 열나는 음식을 못 먹어서 그렇다. 없어서 못 먹기도 하지만 편식을 하느라 안 먹어서 그럴 수도 있었다. 옛날에 염병이 흔할 때 가난한 집안에서 고기 못 먹고 채소만 먹어도 열나는 채소나 산야초 잘 골라 먹었으면 염병이 오지 않았을 것이다. 부자들 역시 먹을 것이 많아도 계절에 맞지 않는 고급 음식 찾아 먹다가 염병을 불러올 수 있었겠다.

　옛날에는 모두가 지방地方 음식이었다. 교통이 편리한 지금처럼 산 넘고 강이나 바다 건너고 공중을 날면서 음식물 실어 나르지 못했다. 지고 이고 다니는 행상들이 멀리 걸어 다녀도 30리, 50리 길이었다. 그러니 자기가 사는 그 지방 음식을 먹어야 했다. 가난한 사람들은 자기 지방 음식 아니고는 먼 지방 음식은 먹을 수가 없었다. 부자들은 먼 곳 음식을 먹을 수 있었으나 겨울에 추운 지방에서 구해 온 음식이나 약초를 먹었다면 좋았으련만 한겨울에 더운 지방에서 구해 온 음식이나 약을 먹었다면 땀 안 나는 병이 걸릴 수 있었겠다.

나와 내 가족이 염병을 앓았던 것은 1961년께였다. 1970년대부터는 없어졌다. 역시 못 먹고 가난했던 시절 병이라고 할 수 있다. 70년대에 보릿고개가 없어지고 배고픈 사람들이 줄어들면서 염병도 함께 사라졌다. 꼭 먹는 것만이 아니라 주거 환경이 좀 나아지면서, 따뜻하게 지내면서, 땀 흘릴 수 있는 기회가 많아지면서 점점 없어진 병이 되겠다. 나무 때서 난방을 하던 때보다는 무연탄 땔 때가 더 나아졌고, 기름보일러 생기면서 없어진 병이겠다.

옷과 이불도 무시할 수 없겠다. 옛날에는 솜옷 입고 살았으나 가난한 집안에는 솜옷도 없었다. 동내의는 열네 살 때 입어보고 돈이 없어 못 입고 지내다가 군에 가니 억지로 입으라 한다. 이렇게 의식주 환경이 빈약해서 생겨난 병이었다. 무엇보다도 공중목욕탕, 한증막, 찜질방이 생겨나고 인위적으로 땀을 흘리면서 염병이 사라졌겠다.

따라 하지 마세요

국제적 유행성 독감의 피해가 2년이 지나도 점점 더 늘어만 간다. 처음 발병했을 때 '사스SARS보다 약하다, 몇 도씨 온도에는 못 견딘다, 4월 지나면 괜찮다, 열대지방에서는 안 걸린다'는 말이 돌았다.

사스가 유행할 때 일이다. 내가 사는 곳 초등학교 교장에게서 전화가 온다. 학생 세 명이 결석을 했는데, 교장 판단으로는 전교생 예방주사 맞히고 휴학 조치해야 하는데, 어떻게 생각하느냐고 한다. "그 학생들 집에 전화해서 녹두죽 먹으라고 하시고, 내일 전교생 점심을 녹두죽으로 하셔요." 이 같은 상식 없는 돌파리 이론을 교장 선생은 그대로 실천한다. 만약에 환자가 한 명만 더 늘었어도 교장은 한평생 몸담은 교직을 퇴임할 때 큰 지장이 있었을 것이다. 그뿐인가. 신문과 방송 기자들이 기다렸다는 듯이 기사 거리 만들어 전국으로 다투어 확산시키고 요란했을 것이다. 교장이 그처럼 과감히 실천한 것은 그 학생 세 명이 녹두죽 먹고 다음 날 등교했기 때문이다.

이런 이야기를 효암학원 채현국 이사장, 간디학교장과 같이 있는 곳에서 했다. 채현국 이사장께서는 학교장에게 전화한다. "녹두 서 말 반 사가지고 내일 전교생 녹두죽 먹이고 목욕탕 보내시오." 그다음 날 양산 시내 목욕탕에 1,500명을 보낸다. 간디학교장은 잠자려고 누워 있다가 "에이, 나도 가야지" 하고서 새벽 두 시에 일어나서 떠난다. 부산 어느 사립학교, 무슨 복지시설, 이곳저곳에서 아무 근거 없는 이론을 실천하고 있었다. 공소시효 다 지난 20년 전 일이다.

28도씨인지 몇 도씨인지 기억이 안 나지만 그 온도를 넘으면 지금 유행하는 독감 균이 죽는다고도 했다. 그래서 4월이 지나면 다 해결될 것이라는 말들이 있었다. 그러나 4월 지나 8월이 되어도 전염병은 해결이 안 되고 있다. 그것은 8월이지만 모든 생활을 초겨울처럼 춥게 지내기 때문이다. 4월에는 4월처럼 살고 8월에는 8월처럼 살아야 하는데, 8월에 3월처럼 2월처럼 살고 있는 철모르는 사람들이 독감에 걸리는 것이다.

8월이지만 우리나라 사람들은 덥다고 해서는 안 된다. 더운 나라에 안 가본 사람들은 덥다고 해도 봐줄 수가 있다. 나는 더운 나라에 가본 후로 한 번도 덥다고 안 했다. 그리고 한평생 바람 나는 기계나 찬 바람 나는 기계 안 사고 살았다. 더우면 옷 벗고, 추우면 옷 입으면 된다.

여름철에 찬물 마시고 얼음과자 먹으면 병난다. 옛날에는 음식 사 먹으러 가면 따뜻한 보리차 주었다. 언제부터인지 찬물을 준다. 겨울철에도 찬물을 준다. 그것은 열 많이 나는 백인들에게 배운 것이다. 백인들은 겨울에도 얼음덩어리가 있는 물을 준다. 우리나라 식당에서는 사시사철 따뜻한 물을 주어야 좋아한다. 내가 어릴 때 친척 형님 점심 드실 때 땀을 많이 흘리시기에 부채질을 해드렸더니 하지 말란다. 음식을 땀을 흘리면서 먹어야 더 맛있다고 하신다. 그 뒤로 음식 먹을 때 땀을 흘리면서 먹어보니 더 맛있다는 것을 느낀다.

유행성 독감이 더운 나라에서는 안 걸린다고도 했다. 그런데 베트남, 태국, 필리핀, 인도, 아프리카 사람들까지 걸린다. 그 이유는 더운 나라에서 살면서 우리나라보다 춥게 살기 때문이다. 더운 나라에서 그대로 살고 있는 원주민들은 안 걸린다. 가끔씩 걸리지 않는 마을들이 소개되기도 한다. 자칭 문화인이라는 사람들이 걸린다. 더운 나라에서 살면서 더운 기후에 맞추어 몸을 차게 만들어 적응해서 살 생각은 안 하고 그곳에 맞지 않게 찬 바람 나는 기계 틀어놓고 얼음물 마시면서 사는 이들이 자칭 문화인이고, 그 지역에 맞게 사는 이들이 미개인이란다. 똥을 싸서 물로 내려보내고 거기다 화학물질이나 합성세제까지 섞어서 내보내 개울물 강물을 오염시키는 것이 문화인이란다. 신발 없이 맨발로 살아온 인도 사람들에게 신발을 신도록 가르친 것이 문화인이란다. 이들은 분수를 모르는 이들이다. 제 고향, 제 집도 모르는 이들이다.

옛날에 전쟁이 나면 꼭 전염병이 돌았다. 전쟁이 나면 승자나 패자나 불안하다. 언제 죽을지 몰라 무섭고 겁이 난다. 온 마을, 온 사회에 즐거움이 없고 웃음이 없다. 이웃이 죽고 가족이 죽고 사랑하는 사람 중에 건장한 남자들은 전쟁터에 나가고, 사랑을 나눌 사람이 없다. 이 같은 곳에는 독감이 아니고 약한 감기 기운만 들어와도 전염이 된다. 사회 전체에 불안한 기운이 돌기에 감기뿐이 아니라 어떠한 전염병에도 금방 전염된다. 전염병 돌아다니기에 딱 좋은 분위기다.

전쟁이 없고 온 마을에 풍년이 들고 이웃과 화목하고 지배하는 이도 당하는 이도 없고 서로 돕고 화평이 넘치는 마을이 있으면 그런 마을에는 전염병이 와도 받아주는 곳이 없다. 강자도 약자도 없고 사기 치는 사람도 없고 착취하는 사람이나 착취당하는 사람도 없고 당집(예배당, 법당, 성당, 신당)도 없고 죄지을 사람도 없고 도둑도 없고 도둑 묶는 집(포도청)

도 없고 감옥도 없고 감옥이 있어도 죄수는 없고 거리에는 여윈 사람이 없는 곳, 그렇게 언제나 기쁨과 웃음이 넘치는 곳에는 어떠한 전염병도 발붙일 데가 없어 지나간다.

지금 2019년부터 돌아다니는 유행성 독감이 염병보다는 약하다고 본다. 그 무서운 염병도 땀이 나면 고쳐졌는데 하물며 2019년 전염성 독감 정도면 땀 많이 흘리면 고쳐질 것으로 본다. 아니, 그런 생각이다. 의사나 학자나 전문 연구가의 생각이 아니고 촌에서 농사짓고 사는 하찮은 시골 노인의 생각이다. 절대로 따라 하지 마시라. 따라 하다 독감이 더 심해질 수도 있다.

사람이 태어나서 한 말씀 남기고 떠나야 한다. 팔만대장경 다 읽어보았다. 두 번이나 읽어보았다. 지금 생각하니 쓸데없이 읽으면서 시간 낭비했다. 그냥 자비심으로 살라는 말씀이다. 부처님 하면 자비다. 사서삼경 다 읽어보았다. 부질없는 시간 낭비였다. 어질게 살라는 뜻이다. 공자는 인仁이다. 신구약 『성경』 다 읽어보고 외우고 쓰고 헛짓 많이 했다. 구약 종합하면 십계명이다. 십계명 너무 길다. 3계명까지는 하나님 사랑, 나머지 7계명은 사람 사랑이다. 이것도 길다. 예수가 하나로 합치러 오셨다. 보잘것없는 이에게 하는 것이 하나님에게 하는 것이라고, 보잘것없는 사람을 하나님 대하듯 하면 교회 안 가고 성경 안 읽고 주기도문 못 외워도 구원받을 수 있다. 이것은 이단이 하는 소리다.

예수는 이웃을 내 몸과 같이, 소크라테스는 네 꼬라지 파악을 하라는 말씀을 남겼다. 노자 『도덕경』 다 읽어보니 말이 필요 없다는 말씀이다. 말이 필요 없다는 말씀을 3천 마디 하셨다. 장자는 한 술 더 뜬다. 그러니까 우리 스승님이 말이 필요 없다고 하셨다고 5천 마디를 하셨다. 동학은 인내천, 사람이 하늘이다. 남녀도 신분도 상하도 없고, 모두가 하느

님이다. 하느님 아들이 아니고 하느님이다. 이렇게 사람이 한 말씀 남겨야
한다.

박정희 마지막 말씀, "나는 괜찮다"라든가, 전두환 아내처럼 "남편은 민
주주의의 아버지"라든가, 노태우처럼 "나는 보통 사람"이라든가, 김영삼처
럼 "학실히", 김대중의 "햇볕정책"이든가, 노무현처럼 "누구도 원망하지 말
라", 이명박처럼 "4대 강 보 막고 자전거 길 내라", 최순실처럼 "억울합니
다", 문재인처럼 "사람이 먼저"라든지, 윤 아무개처럼 "120시간 일하라"라
든지, 세상에 한 말씀 남겨야 한다.

임락경은 우리 몸에 있는 독성이 땀으로 빠지고 오줌으로 빠진다고 말
한다. 아토피는 무엇인가. 사람이 독을 먹었다. 그 독이 땀으로 빠지면서
땀구멍이 가려운 것이다. 감기가 여름철에는 잘 안 걸린다. 매일 독이 땀
으로 빠지기에 안 걸린다. 걸려서 약국에 가면 땀 나는 약을 준다. 먹고
땀 흘리면 고쳐진다. 관절염은 비 오는 날 더 쑤신다. 숯가마 가면 안 쑤
신다. 땀을 흘려서 안 쑤신다.

불한당이란 아닐 불不, 땀 한汗 자를 쓴다. 땀 안 흘리고 먹고사는 패거
리라는 뜻이다. 2019년부터 시작한 독감은 불한당들이 잘 걸린다. 지금
독감을 지역별 나이별로 통계를 내고 있지만 직업적으로 통계를 내보자.
농민들이 걸렸는지는 몰라도 내가 아는 농민들은 안 걸렸다. 노동자들,
특히 건축업이나 건설업에 종사하는 이들은 잘 안 걸린다. 운동 선수들도
잘 안 걸린다. 원칙은 군인들도 안 걸려야 하는데, 요즈음 군인들은 땀을
안 흘리는 군인들이 더 많다.

독감에 걸린 것 같으면 목욕탕이나 찜질방에서 땀을 흘리면 고쳐질 것
같으나 받아주지를 않는다. 집 안에서 땀을 흘릴 수만 있으면 흘려보고
안 되면 병원에 가야 한다.

옛날에 사약을 내릴 때 녹두죽을 쑤어놓고 내렸다 한다. 사극에서는 사약을 마시자마자 피를 토하는데 시간상 죽는 모습만 한 시간 내보낼 수 없어 그런 것이고, 두 시간 안에 안 죽는다고 한다. 어떤 이는 14일이 되어도 안 죽어 다른 방법으로 죽였다 한다. 독이 전신에 퍼져야 죽지 어떤 약도 마시자마자 즉사하는 약은 없다. 죽어갈 때 말발굽 소리가 나면서 "멈춰라!" 하면 녹두죽을 먹여서 살려놓고 본다고 한다. 그렇다면 이번에 유행하고 있는 전염성 독감이 아무리 독해도 사약보다는 약하다는 생각이 든다.

이것을 가지고 내가 시험해보았다. 환자가 발생하면 빨리 병원에 가야 되지만 독감 예방주사 맞으면서 시험해보았다. 어떤 간호사는 맞자마자 녹두죽을 먹었더니 토한다고 한다. 우리 몸도 살려고 예방접종 균이 들어오니 몸에서 충분히 면역을 얻은 후 해독하려고 금방 해독 물질이 들어오자 토해낸 것이다. 네 시간 후에 먹으니 괜찮다고 한다. 이제는 내가 시험해볼 때이다. 75세가 넘어서 접종 1순위다. 주사 맞고 나니 간호사가 "3일간 절대로 일하시면 안 돼요" 한다. 그러고서 화천서 순천까지 여섯 시간 운전하고, 두 시간 일하고, 다시 두 시간 운전하고 정읍서 잤다. 그사이에 네 시간 지나 녹두죽을 먹었다. 이틀째 되는 날, 경운기로 밭 갈았다. 소 몰고 쟁기질도 해보고 트랙터 운전도 해보았고 관리기도 해보았으나 그중에 경운기가 제일 힘겨운 일이다. 주사 맞은 데만 약간 통증이 있고, 아무 이상 없다.

2차 접종 때도 똑같이 하고서 역시 일은 계속했다. 우리 집에 62세 박현수라고 노인 아닌 어정쩡한 설늙은이가 같이 산다. 내가 나가고 없을 때 예방주사를 맞고서 주사 맞은 팔이 두 배 정도 부었다. 머리도 아프다고 한다. 그 역시 녹두죽으로 고쳐졌다. 이 외에도 여러 가지 경험이 있으나 모두 생략하련다. 나와 내 주변에서 그랬다는 것이다. 내가 했다고 해서 절대로 따라 하지는 마시라. 체질도 다르고 혈액형도 다르고, 시골에서 태어나 학교도 안 다니고 한평생 산촌에서 농사만 짓고 사는 촌 노인 말 듣고 따라 하지 말고 병원 먼저 찾으시길 간절히 바라옵니다.

벌 소리

해마다 5월이 되면 나는 바쁘다. 계획 없이 바쁘다. 그것은 내 직업이 농업이지만 농업 중에서 벌 기르는 일이 내 직업 중 하나라서다. 내가 벌을 키우고 있다고 하면 양봉洋蜂이냐 토종이냐 묻는다. 서양에서 들어온 벌이냐 토종벌이냐는 물음이다. 나는 두 가지 다 길러보았다. 토종벌은 두 번 크게 실패했다. 서양 벌은 기르다 실패해도 금방 구할 수 있다.

나 어릴 때는 꿀이 무척 비싸고 귀했다. 지금은 서양종이 들어와서 벌꿀 값이 좀 내렸으나 그때는 토종벌만 있어 무척 비쌌다. 서민들은 꿀 구경도 못 했다. 아버지께서 "꿀 보면 취하도록 먹어라" 하는 말씀만 수시로 하셨다. 꿀은 주시지 않는다. 아니 살 돈이 없다. 꿀 한 되면 쌀 두 가마 값이었다. 먹을 쌀도 없는데 꿀이란 맛보기는커녕 구경도 못 했다.

내가 꿀을 처음 먹어본 것은 26세 때였다. 이곳 강원도 화천서 제대하고 광덕교회에 살 때다. 이 교회 장로님께서 양봉을 하셨다. 정확한 날짜도 기억이 난다. 1970년 10월 3일이었다. 그날 꿀 뜨는 날이라고 일 도와달라고 부르신다. 꿀이 워낙 귀한지라 아무라도 부르지 않는다. 목회자라서 특별히 불러주신 것이다. 일하면서 먹게 되니 일 해주는 품삯보다 먹는 꿀 값이 더 비싸서 그랬을 것이다. 일 시작하기 전에 하시는 말씀이 오늘 작업할 때 먹는 것은 많이 먹어도 된다고 하신다. 아버지 말씀을 실천할 수 있는 기회가 온 것이다. 효도할 기회였다. 오전 내내 일 끝날 때까지 수시로 먹었다.

그냥 꿀이 아니다. 꿀을 뜨다 보면 벌들이 먹으려고 수분을 잘 증발시켜 봉해둔 것을 뜨거운 물에 담가둔 칼로 자른다. 이 봉개蜂蓋된 꿀이 밀랍과 섞여서 그냥 먹는 것보다 맛이 더 있다. 문제는 씹어 먹다 보니 빨리 질린다는 것이다. 아무튼 태어난 지 26년 만에 처음으로 실컷 먹었다. 그리고 일해준 품삯으로 꿀을 맥주병에 담아서 한 병씩 주신다. 지금은 꿀떠주면 품삯으로 한 병도 주고 두 병도 주지만 그때는 2리터 병으로 한 병이 아니고 1리터도 안 되는 맥주병이었다. 정확히 0.4리터다. 지금 맥주병은 3홉들이지만 그 당시 맥주병은 4홉들이다. 5홉들이가 1리터 병이다.

품삯으로 받은 그 비싸고 귀한 꿀을 다음 날 아침 일찍 일어나서 국대접에 따랐다. 지금처럼 작아진 스테인리스 국그릇이 아니고 양은그릇이다. 그 그릇에 따르니 가득히 넘치기 직전이다. 이 꿀을 다 마셨다. 마시고 나니 우선 배가 불러 아침을 먹을 수가 없다. 위도 아프고 배도 아프고 머리도 아프고 꿀에 취하다 보니 약간 어지럽기도 하다. 그날 이웃 마을 권사님 댁에 방 벽지 바르는 일을 맡았다. 꿀에 취했어도 도배하는 일은 할 수 있었다. 그러나 간식이나 점심을 먹을 수가 없었다. 그렇다고 목회자가 지금 꿀 먹고 취해서 식사를 할 수 없다는 말은 못 했다. 꿀이 귀한지라 꿀 먹고 고생한다는 말을 할 수가 없었다. 꿀 먹은 벙어리였다.

좀 가식이지만 금식 중인 척했다. 그때는 내가 젊은지라 금식을 자주 했었다. 1일 1식도 해보고 1일 2식도 하던 때라 내가 밥 달라는 시간에 주시라고 하고서 일은 열심히 했다. 오후 다섯 시가 지나니 그때에야 꿀이 다 소화되고 배가 고프기 시작한다. 온종일 먹지 못했던 밥을 두 그릇을 먹었다. 그 뒤 10월 20일에 또다시 꿀 뜨는 작업을 도와달라는 연락이 온다. 그날 역시 실컷 먹었다. 품삯으로 받은 꿀을 이번에도 취하도록 먹었다. 먹었다기보다는 마셨다.

그러고 나서 내 체질이 변함을 느끼게 되었다. 나는 어릴 적부터 무슨 잘못된 종교에 흘렸는지 『성경』 「레위기」 11장에서 고기 먹지 말라는 모세 이야기를 읽고 나서 고기를 먹지 않았다. 늦게사 알았지만 고기를 안 먹고 크다 보니 몸이 차서 추위를 이길 수가 없었다. 자다 보면 새벽에 아버지께서 깨워보신다. 혹시 죽었는가 보려고. 몸이 시체처럼 싸늘하니 같이 자고 있는 이들이 깨워보기도 한다. 손발이 시려서 장갑을 끼어도 시리다. 장갑 속에서 손가락을 오므려야 견딘다. 아무튼 꿀 먹기 전까지 내 체질은 냉 체질, 소음 체질보다 더한 소소음 체질이었다.

이 같은 체질을 가지고 이곳 화천서 군 생활을 마쳤다. 그때는 기온이 지금 같지 않았다. 영하 33도까지 내려갔다. 다행히도 직책상 보초 서는 일이 없어서 군 생활을 잘 마쳤다. 이랬던 체질에 변화가 온다. 손발이 그처럼 시렸는데 따뜻해지고 온몸이 열 체질로 변화가 온다. 전에는 한겨울에 동내의를 두 겹으로 입고 지냈으나 동내의를 입지 않고 겨울을 넘길 수가 있었다. 그때 어떤 일이 있어도 1년에 꿀 세 병은 사 먹고 지내야겠다는 각오를 했다.

제대 후 내가 군에 입대하기 전에 있었던 동광원으로 다시 갔다. 폐결핵 환자들이 모여 사는 곳이다. 폐결핵 환자들과 살다 보니 쌀은 없고 보리쌀 한 가마 사면 3일 먹고, 돈이 없어 두부 집에서 비지와 보릿겨 사다 먹거나 밀가루 뽑고 난 찌꺼기 먹는 형편이었다. 꿀을 사 먹을 수가 없었

다. 3년을 꿀을 못 먹으니 또다시 옛날처럼 몸이 차가워진다. 내가 직접
벌을 치는 것뿐 다른 방법이 없었다. 물론 벌을 살 돈도 없다. 그래도 신
용은 있는지라 벌 살 돈을 빌려주는 부자들이 있었다. 벌을 사서 꿀을 떠
팔고 나면 우리 식구들 전체가 먹을 수 있어서 빌린 돈 다 갚고 따뜻하게
지낼 수 있었다. 30여 명 되는 온 식구들이 겨울에도 동내의를 입지 않고
지낼 수가 있었다.

나 역시 환갑되기 전까지 동내의를 안 입고 지냈다. 70세가 넘다 보니
한겨울에는 입어야 되겠기에 지난해 2021년 12월 말일에 입었다. 그러다
올해 3월에 벗었다. 그래도 감기로 고생한다거나 기침을 한다거나 몸살이
난다거나 하지는 않는다. 정확하지는 않으나 10년 정도는 감기로 누워 있
어본 적이 없다.

지금 벌 치는 일 안 해도 살 수 있다. 그러나 꿀다운 꿀을 구할 수가 없
어서 하고 있다. 꿀은 진짜와 가짜를 부자 사이에도 속인다는 말이 있다.
벌을 기르다 보면 설탕이 필요하다. 설탕을 주면 가짜 꿀이다. 그러나 설
탕을 주지 않을 수가 없다. 벌이 자기들 먹으려고 꿀을 물어 오지, 사람
먹으라고 물어 오지 않는다. 우선 장마 때 먹으려고 부지런히 모은다. 이
꿀을 사람이 뺏었다. 그러다 보니 벌들은 장마 때 먹을 꿀이 없다. 사람들
은 벌 먹이를 뺏었으니 장마 때 벌이 굶어 죽지 않도록 설탕물을 주어야
한다. 이때 설탕 주는 것을 본 목격자가 설탕 주어서 벌 기른다고 가짜
꿀이란다.

또 겨울에 벌들이 먹으려 모아둔 꿀을 사람이 뺏어 먹으니 또다시 겨
울 먹이로 가을에 벌에게 설탕물을 주어야 한다. 이처럼 빼앗고 주고, 주
고 빼앗고 하는 것이 양봉업이다. 그러나 가짜 꿀은 여기서부터다. 오늘
저녁에 설탕물을 열 말 주면 2~3일 지나서 꿀을 뜰 때 꿀이 열 말 나온

다. 스무 말 주면 스무 말 나온다. 설탕물 스무 말 주고 2~3일 지나 벌꿀 스무 말 뜨면 큰돈 된다. 나는 꿀 값을 한 병에 10만원 받는다. 스무 말이면 200병이다. 200병이면 2천만 원이다. 2천만 원 수입을 포기하고 그냥 꽃만 찾아다니다 보면 글 쓰는 오늘 겨우 다섯 말 떴다. 그나마 아카시아 꽃필 무렵이라서 그렇지 두세 차례 뜨다 보면 꽃이 다 진다.

꽃이 핀다고 꿀이 언제나 있는 것이 아니다. 제주도는 유채꽃이 언제나 만발하다. 옛날에는 유채꽃 꿀 따러 모든 양봉업자들이 제주도로 몰렸으나 유채 꿀이 매년 안 나온다. 10년 만에 한 번, 일생에 몇 번 나온다. 허탕 치다 보니 제주도에 안 간다. 반대로 아카시아 꽃은 매년 나오지만 역시 가끔씩 전혀 안 나올 때가 있다.

밤 꿀 역시 10년 만에 한두 번 나올 때가 있다. 밤꽃은 해마다 피고 밤꽃 향은 머리가 아프도록 코를 찌르지만 밤 꿀 없을 때가 많다. 밤꽃 필 때 다른 꽃들이 피면서 약하게 밤 꿀이 섞이기도 한다. 이 같은 꿀을 밤 꿀이라 할 수가 없어 내가 이름하여 초저녁 꿀이라고 했다.

아카시아가 피기 전 유채가 피고 자운영이 핀다. 자운영 꿀 역시 내 평생에 두 번 떠보았다. 어느 때는 자운영 꽃밭 가운데 두어도 꿀이 없다. 어느 때는 진달래 꿀도 떠보았고 벚꽃 꿀도 떠보았다. 한때는 길가에 이름 모를 풀들이 꽃이 피어 떠보았고 붉나무 꿀도 2년 연속 떠보았다. 한때는 마가목 꿀을 연속 3번 떴으나 이 역시 내 평생에 한 차례였다. 이곳 강원도에서는 해마다 싸리 꿀을 떠왔으나 숲이 우거지면서 싸리가 없어져 싸리 꿀은 없다. 언젠가는 이른 봄에 진달래 꿀부터 꿀이 나오기 시작해서 가을까지 쉬지 않고 지속적으로 꿀을 떠보기도 했다.

벌 기르는 직업이 쉬운 것 같으나 무척 힘겹다. 벌을 꼭 밤에 옮기게 된다. 벌들이 낮에는 일하러 가고 밤에 돌아오면 벌 출입문을 막고 날 새기 전에 옮겨야 한다. 아침에 해 뜨기 전에 벌통 문을 열어주어야 한다. 그러지 않으면 벌이 다 죽는다. 꽃 따라다니다 보면 다른 양봉가들과 자리다툼으로 싸우기 일쑤다. 옮겨놓아야 안심이다. 지나가는 사람들이 벌에 쏘이면 치료해달라고 아우성이다. 물론 상식이 있는 이들은 벌 쏘이면 면역 얻어 다행이라 하고 지나지만 상식 없는 도시 사람들은 사건이 크다. 또 체질상 벌에 쏘이면 두드러기가 나고 숨이 가쁘고 크게 고생하는 사람들도 있다. 벌에 쏘여 죽는 사람도 더러 있으나 꿀벌에 쏘여서 죽는 사람은 없다. 실은 벌에 쏘이면 면역력이 생기면서 가벼운 병은 고쳐진다.

내가 유년 주일학교 다닐 때 계셨던 김형래 선생님이 벌침을 연구해서 전국봉침협회 부회장도 하셨다. 전국에서 벌침 맞으러 모여들고 별의별 병 다 고친다. 이제는 나이가 90세가 되면서 힘겨워하신다. 벌에 자주 쏘이면 건강해진다. 내가 무릎에 통증이 있어 침 맞아보고 벌침 맞아도 안 고쳐졌는데 벌통 싣고 이동하다 보니 고쳐졌다. 아무 곳이나 쏘이다가 실수로 혈 자리를 쏘이게 되었는지 모르겠다.

꿀 없으면 죽었을 사람들 여럿 있다. 항암 치료를 받다 보면 몸이 추워진다. 몸이 차고 손발이 시려 여름철에도 오리털 점퍼 꺼내 입고 동내의 두 벌 입는다. 이때도 꿀을 먹어주면 추위를 이겨낼 수가 있다. 열이 많은 사람들은 이해도 안 되고 필요도 없겠으나 몸이 찬 체질로 태어난 사람들은 벌꿀을 잘 이용하면 큰 도움이 된다. 피부병에도 먹어보고 발라보다가 효과 본 사람들이 많다. 외과, 내과, 그냥 먹어보고 마셔보고 발라보고 하다 실수로 좋아진 사람들이 많다.

앞에도 말했듯이 벌을 기르다 보면 설탕을 먹일 때가 더 많다. 장마 때는 설탕물을 주어야 한다. 안 주면 굶어 죽는다. 벌에게 설탕 먹인다는 말을 양봉업자들끼리 '사양飼養한다'고 한다. 이제는 이 말이 외부에 조금씩 알려지면서 아예 꿀 포장에 사양 꿀이라고 공식적으로 알리면서 판매한다. 사양 꿀이라서 꿀 값이 싸다. 그리고 그 꿀을 취급한 업자는 지옥 안 가고 천당 간다. 정직한 꿀이라서 그렇다. 설탕 먹여서 진짜라고 속이고 판 사람들보다는 너무나 정직하다. 꿀은 전문가 아니고는 진짜 가짜 구별할 수 있는 측정기가 없다. 가짜 꿀 판매하는 사람들이 찬물에 넣으면 6각이 생긴다고 진짜라고 하지만 설탕 먹여서 채취한 꿀도 같은 현상이 나타난다. 냄새에 예민한 사람들은 향내로 알아내지만 향료를 써서 갖가지 꽃 냄새 다 넣을 수 있다. 정확히 알아내는 것은 효과가 있고 없고 차이다.

아카시아 꿀과 밤 꿀을 제외하고는 모든 꿀이 추우면 응고가 된다. 굳어진다. 어떤 이들은 굳어 있는 꿀을 보고 설탕이 굳은 줄 알고 가짜 꿀이라 한다. 오히려 굳지 않아도 가짜가 있다. 아카시아도 굳은 꿀이 있고 밤 꿀도 더러 굳는다. 아카시아 꽃 필 때 찔레꽃도 같이 핀다. 오동나무 꽃도 같이 핀다. 섞여 있으면 꿀 병이 반은 굳고 반은 그대로 있기도 한다. 밤꽃 필 때도 여러 가지 꽃이 같이 핀다. 섞여 있으면 꿀병에 반이나 3분의 1 정도가 굳어 있는 것을 볼 수 있다.

벌꿀을 약으로 쓰는 나라가 우리나라를 제외하고는 별로 없다. 또 우리나라에서 꿀이 귀하다. 더운 나라에는 벌들이 항상 있고 어디든지 언제든지 꽃이 있어 꿀이 흔하고 값도 싸다. 미국에 가서 보니 벌 기르는 일을 꿀 뜨려고 하는 것이 아니었다. 과수원의 꽃을 교배하기 위해서 돈 받고 과수원에 갖다놓는다. 꿀이 있어도 채밀을 안 한다. 꿀 값이나 설탕 값이나 같다. 또 효과도 없다. 우리 꿀 값보다 열 배나 싸다.

수입 꿀 들어오면 우리나라 양봉업자들 다 망할 것 같으나 여전히 팔린다. 더운 나라 꿀은 별 효과가 없다. 추운 나라 꿀은 효과가 있으나 국산만 못하다. 추운 나라 사람들은 고기를 많이 먹기에 체질이 열 체질이라서 꿀이 필요 없다. 이집트는 더운 지역이라서 꿀을 먹을 필요가 없다. 이스라엘은 우리나라 기후보다는 따뜻하기에 꿀이 필요하기도 하다. 더운 나라에서 종살이하다가 와서 나라를 세웠으니 꿀 먹을 줄을 모른다. 그 당시 임금께서 '내 아들아 꿀을 먹어라, 송이꿀을 먹어라' 하고 「잠언」 24장에다 기록까지 했다.

신약 시대에 세례요한이 광야에서 석청과 메뚜기를 주로 먹었다고 한다. 우리나라처럼 꿀이 귀하고 비싸면 광야 생활을 하면서 날마다 먹을 수가 없다. 흔해서 수시로 먹을 수 있는 서민 먹을거리였으나 골고루 영양분이 있고 또 열을 내는 식품이라서 광야 생활에서 건강히 지낼 수 있었다. 역시 이집트서 살다 왔기에 꿀이 귀한 줄 몰랐다.

우리나라보다 추운 한대지방에서는 꿀벌을 기를 수가 없다. 추운 겨울에 꿀벌들이 살아남지 못한다. 우리나라에서도 혹한기 때는 벌들이 많이 죽어 더운 나라에서 대량으로 수입하기도 한다. 최근 일이다. 덕소에 사는 제대로 된 목사가 있다. 내가 덕소에 벌을 두게 되면 꿀 뜨는 작업 도와주고 무거운 벌통 실어준다. 고마워서 꿀 한 병 주었다. 며칠 후, 한 말을 산다. 고질적인 피부병이 고쳐졌다고 한다. 그 사람만 그랬을 것이다. 발라볼 필요는 있다.

40여 년 전 친하게 지낸 목사가 말기 암에 걸려 죽어간다. 문병 가서 별 생각 없이 꿀 한 병 주고 왔다. 다음 날 전화가 온다. 어제 저녁 배가 무척 아파서 꿀 한 숟가락 먹었더니 안 아프고 편히 잤단다. 죽은 후에 문상 갔더니 마누라가 "목사님이 주신 꿀 다 먹고 통증 없이 가셨어요" 한다. 그 목사에게만 효과가 있었을 것이다.

성장촉진제

금년부터 내가 짓던 농토에서 딸들이 농사짓게 된다. 농토를 그냥 주는 것이 아니고 정부자금 받아 사서 짓는다. 지금까지 곡식과 채소를 심어 많은 식구들이 먹어왔다. 지난주를 마지막으로 지금은 식구들이 다 떠났다. 땅값을 갚으려면 소득 작목이 있어야겠어서 화천 지역에서 잘되는 토마토를 선택했다. 딸이 풀무학교 전공부 졸업했기에 유기농으로 품질 인증 신청을 했으나 아직 안 나왔다. 땅 사고 30년 전부터 비료 농약 안 하고 농사지으면서 내가 정농회장으로 있을 때 내 이름으로 유기농 인증을 받은 땅이었다. 정농회가 인증 기관에서 빠지고 몇 년간 쉬고 있었다. 다시 인증 신청하려니 유기농이 아니고 무농약으로만 된다는 것이다. 아무튼 유기농이든 무농약이든 지금까지 지역 회원들이 생산한 토마토는 생활협동조합에서 다 사 갔다.

이제부터가 문제다. 해마다 생협에서 모두 받아주던 토마토를 금년부터는 안 가져간다. 지금까지는 벌레 먹은 흔적이 있고 쭈그러지고 크고 작은 것 구별 없이 다 받아주었다. 금년부터는 생협에서 방침이 달라졌다.

모든 생협이 그렇다는 것이 아니다. 이곳에서 거래했던 생협들이다. 이제는 일반 농산물보다 훨씬 더 크고 흠 없고 깨끗한 농산물만 취급한다는 것이다. 이것은 생협 정신이 아니다. 내가 한평생 농사지었고 유기농만 했다. 나는 화천군친환경농업연합회 창립 회장이었다. 정농회 창립 당시부터 회원이었고 회장을 5년간 역임했다. 민간품질인증협의회 감사였고, 환경농업연합회 이사였다. 내 상식으로는 지금 생협에서 원하는 규격의 토마토를 생산하려면 비료를 안 주고 유기농으로만 하여 그 규격의 토마토를 만들어낼 수가 없다. 비료뿐 아니라 영양제를 주어야 한다. 영양제보다도 성장촉진제를 주어야 한다.

이제는 유기농으로 생산해낸 토마토를 처리할 방법이 없다. 아는 사람들 찾아 보내주었다. 계속 보내주면 부담 갖는다. 그냥 먹을 수도 없고 돈을 받자니 강매하는 것 같아 미안하고, 그대로 폐기 처분한다. 따서 실어다 밭 가에 버렸다. 참다못해 딸더러 양보하고 몇십 년 비료 안 준 땅이지만 그냥 비료 주고 영양제 주어 생협에 넘기라고 했으나 내가 부끄럽게도 "저 아직까지는 그렇게 안 할 거예요" 하면서 빚지고 고생한다.

성장촉진제 이야기 다시 쓰련다. 군산에 어느 회사 사장이 있었다. 장로교 장로다. 내가 전라도만 가면 승용차로 마중 나온다. 전주 가면 전주로, 남원이면 남원, 광주 가면 광주로 나온다. 그냥 인사하고 점심 먹고 헤어지는 것이 아니고 나를 차에 태우고 내가 원하는 곳으로 다 안내해주는 기사다. 사장이 출근 안 하고 왜 돌아다니느냐고 하면 사장이 출근안 하면 부사장이 제일 좋아하고, 종업원들도 아주 좋아한다는 것이다. 이틀이든 사흘이든 내가 가자고 하는 대로 다 돌아다닌다. 그것도 사장 부부가 같이 다닌다. 내 강의 시간에는 뒷자리 앉아서 다 듣는다. 끝나면 식사와 숙소 다 정해주고 나를 상전 섬기듯이 대우해주고, 떠날 때 목적지까지 태워다준다. 한두 번이 아니다. 몇 년간 계속이다.

그런데 단 한 번도 회사 구경을 안 시켜준다. 그러다가 몇 년 전 회사가 팔렸다. 회사가 팔린 후에 나더러 성장촉진제를 아시냐고 한다. 아는 정도가 아니라 성장촉진제는 우리가 취급해서는 안 되고 또 피해가 엄청나다고 했다. 자기가 바로 그것을 만드는 회사 사장이었다 한다. 나는 강의 때 성장촉진제 쓰지 말라고 하고 뒷자리에는 우리나라에 하나밖에 없는 그 성장촉진제 생산 공장 사장이 앉아서 듣고 있었던 것이다. 나에게 말하면 내 강의가 달라지겠고, 강의 내용은 옳은 말이고, 본인은 양심상 미안하고, 다만 보답으로 강의 끝난 후 좋은 음식, 고급 음식 대접하고, 좋은 잠자리 제공해주고, 구경시켜주고, 나는 멍청하게 얻어먹고 편히 자고 편한 차 타고 이랬었다.

그분의 말이다. 말이 아니고 말씀이다. 나더러 '필수 아미노산'을 아느냐고 한다. 필수란 반드시 필요하다는 뜻이고 아미노산은 단백질을 구성하는 성분이다. 아미노산 100가지 중에서 20가지는 꼭 음식물에서 섭취해야 한다고 한다. 그러나 음식물이 아닌 약품에서 섭취하면 간단하다. 약품에서 적당한 양만 섭취하면 좋지 않을까 싶지만, 음식물에서 섭취하고 있는데 약품으로 더 섭취하면 과잉 섭취가 된다.

그 회사 사장 말씀이 자기네 공장에서 생산한 첨가물이 아미노산이고 그 아미노산이 성장촉진제란다. 이 제품이 우선 가공식품에 많이 들어간다고 한다. 주로 과자, 음료수, 배합사료, 비료 등에 들어간다. 식품에 쓸 때는 나이신, 과수에 쓸 때는 지베린으로 달라진다. 그 외에도 영양제로 사용하는데, 사용 안 하는 농장이나 축사도 있지만 몇 년 전부터 갑자기 채소나 과수에 영양제를 많이 사용하고 있다. 이런 영양제를 주면 빨리 자라고 크게 자라고 때깔이 곱다. 물론 여러 가지 식물에서 뽑아 만들어낸 영양제이겠으나 혹시라도 군산에 있던, 내가 가보지 못한 그 회사 제품을 써서 만들어낸 영양제라면 안 된다. 과일은 빨리 무르고 채소도 빨리 시든다. 짐승은 빨리 크고 고기는 너무 연하다.

그 회사 제품을 나도 옛날에 간접적으로 사용했다. 1972년 양계를 3년간 할 때다. 옛날에는 병아리를 정월달에 부화시키면 8월에 무게가 1킬로그램 정도 나간다. 11월쯤 1.5킬로그램 정도로 자란다. 그리고 서서히 자라면서 2년쯤 되면 다 자란다. 소나 말, 돼지, 염소, 닭, 오리 등 모든 가축이 2년 정도 되어야 다 자란다. 그러나 지금은 다르다. 내가 닭을 기를 때는 60일가량 기르면 1.5킬로그램쯤으로 자랐다. 그때 배합사료에 성장촉진제가 들어 있는 사료를 모르고 먹인 것이다. 이때 풀무원 원경선 원장님이 찾아오셨다. 풀무원에서는 2만여 마리 닭을 기르고 있었다. 나는 2천 마리 정도였다. 우리 양계장 그만해야 된다고 하셨다. 성장촉진제 먹여 기른 닭을 그대로 팔아서는 안 된다고 하신다.

그때 닭 배합사료가 일곱 가지였다. 우선 작은 병아리용이 있다. 작은 병아리용도 세 가지로 분류된다. 아주 미세하게 갈아놓은 사료, 조금 굵은 것, 더 굵은 것. 그리고 큰 병아리용, 비육1, 비육2, 중병아리용이 있다. 큰 병아리용은 성장촉진제가 많이 들어 있고, 비육1은 성장하면서 살이 많이 찌도록 되어 있는 배합사료다. 비육2는 약간 사기성 있는 사료명이다. 이 사료에는 출하 1주일 전부터 10일간 먹이고 만약 10일 내에 출하하지 못하면 다시 비육1을 먹이라는 문구가 포장에 적혀 있다. 비육1까지는 닭이 크고 살이 찌는 배합사료이지만 비육2는 성장도 멈추고 살도 찌지 않는 사료다. 이 사료를 계속 먹이면 양계장 주인은 망한다.

그 당시 내가 사서 먹인 배합사료는 다른 배합사료보다 값이 비쌌다. 거기에는 병아리들이 병이 나지 않도록 미리 항생제까지 넣어준다. 마지막 배합사료인 비육2는 성장촉진제와 항생제가 들어 있지 않다. 이 사료를 출하 1주일 전부터 먹여서 1주일 즉 7일 후나 8~9일, 10일 후에 닭을 팔아야 한다. 만약 10일 안에 닭을 팔지 않고 계속 먹이면 닭이 크지 않을 뿐 아니라 항생제가 들어 있지 않기에 병이 날 수 있다. 이러한 내용은 적혀 있지 않고 그만 먹이고 다시 비육1로 바꾸라는 문구만 있다. 비육1로 바꾸면 그때는 닭을 팔면 안 된다. 비육1에는 성장촉진제와 항생제가 들어 있기에 하루를 먹였어도 팔면 안 된다. 또다시 비육2를 1주일 이상 먹인 후에 팔아야 한다.

이렇게 포장에 쓰인 대로 지키면서 양계장을 했더니 빚만 진다. 배합사료 한 포 가지면 50마리가 하루에 먹는다. 2천 마리면 하루에 배합사료 40포를 먹는다. 출하 1주일 전부터 10일 동안 크지 않고 300포 또는 400포를 먹여서 판다면 닭 값을 얼마를 더 받아야 이익을 남길 수 있겠는가 상상만 해보자.

이 같은 내용을 모르고 닭을 팔았으나 알고부터는 팔 수가 없었다. 비육2라는 배합사료를 먹여서 팔면 우선 닭이 살이 찌지 않아 닭 장수들이 사 가지를 않는다. 비육1을 먹여서 직접 파는 닭과는 경쟁이 되지 않는다. 이익은 생각도 못 하고 빚만 늘어난다.

다행인지 불행인지 완주 군수와 신흥학교 교장이 찾아왔다. 무엇을 도와줄까 하기에 닭 팔 수 있는 곳을 알아봐달라고 했다. 며칠 후 양식집 세 곳을 부탁했으니 그곳에 가보라 한다. 그 당시 전주 시내에 양식집이 세 곳이었다. 에덴, 실로암, 가나안, 모두가 『성경』에 나오는 지명이다. 내가 기른 닭을 알아주고 사주겠다 한다. 닭 값은 일반 닭 값보다 더 주지는 않고, 다만 닭을 잡아서 주면 도계 값이 추가되는 것이다. 한 마리 잡는 데 50원을 준다. 식당 한 곳에서 매일 30마리니 50마리 정도씩 세 곳이니 평균 100마리에서 150마리 정도 주문이 온다. 지금처럼 전화로 주문이 오고 택배로 간 것이 아니고, 전날 식당에 들러 "내일 몇 마리 잡아올까요?" 하면 20마리, 30마리, 50마리, 주문을 한다. 그러면 집에 와서 밤새 닭을 잡는다.

닭 잡는 데 제일 힘든 일이 닭의 크기와 무게를 알아내는 일이다. 살아 있는 닭으로 1.2킬로그램 정도 큰 닭이어야 한다. 1.25나 1.15킬로그램, 즉 50그램 내외는 여유가 있다. 정확히 하려면 1.2킬로그램이어야 하는데 한 마리씩 잡아서 저울에 올려놓으면 닭이 날갯짓을 하기에 저울 눈금이 오르내린다. 날갯짓을 못 하도록 묶어서 달았을 때 1.2킬로그램이나 1.25, 1.15킬로그램쯤 무게가 나가면 도살용으로 분리하고 그보다 작거나 크면 다시 놓아주어야 한다. 이 같은 짓을 100마리 하면 몇 시간이 지난다.

닭들은 병아리 때부터 모이만 주어왔기에 주인이 가면 달려온다. 다리를 잡고 만져도 도망가지 않는다. 이제는 들어보고 무게를 감각으로 알아내야 한다. 매일같이 100여 마리를 들어보니 감각으로 무게를 알 수 있었다. 이제는 100마리 알아내는 데 20분도 안 걸린다. 다만 닭을 무게 알아보고 목에 칼을 대고 죽이는 것이 미안할 뿐이다. 매일같이 100여 마리, 명절에는 쉬지만 미리 더 죽여야 한다. 하루 100마리, 10일에 1,000마리, 100일이면 10,000마리, 365일이면 3만 6,500마리, 3년 10만 9,500마리. 물론 더 있다. 신흥학교 식당에서 쓰는 닭도 다 잡아다주었다.

나는 살생을 20만 마리 이상 했다. 그것도 주인이라 먹이 주는 줄 알고 모여든 닭들을 죽였다. 나는 절대로 절에 안 간다. 살생하지 말라는 부처님 계명을 20만 번 이상 어겼으니 지옥 갈 것은 뻔하다. 옛 유대인들 제사장은 직접 소 잡고 양 잡아 살생해도 되었기에 기독교가 내 종교다. 하나님은 용서해주셔도 부처님은 용서 안 해주실 것 같다. 그래서 하늘에 계신 우리 아버지가 아니고, 남의아비타불他佛이다.

죽이는 일, 일도 아니다. 물을 끓여 털을 뜯어야 한다. 지금처럼 가스가 없다. 무연탄에 끓여야 한다. 끓는 물에 덜 담그면 털이 안 빠진다. 너무 오래가면 껍질이 벗겨진다. 껍질 벗겨진 닭은 반품이다. 적당히 해야 한다. 그리고 칼질을 한다. 목 자르고 날개 자르고 발 자르고 반쪽으로 쪼갠다. 이 같은 작업을 하고 나면 빨라야 열두 시 아니면 그다음 날 한 시다. 그리고 네 시에 일어나 양젖 짜야 한다. 젖 짜서 병 소독하고 양젖 끓여 배달 나간다. 나 먹고 살려고 그런 것 아니다.

풀무원 원장님은 같은 방법이지만 좀 다르다. 앞서 말한 배합사료 비육 2라는 물건을 우리나라 사람들은 모르고 있으나 미국인들은 잘 안다. 미국은 비육2라는 사료를 먹이지 않고 팔지도 않는다. 그냥 팔면 정부에서 간섭하기 전에 소비자들이 소비를 안 한다. 이 같은 상식이 미국인들에게는 통한다. 원 선생님은 영어도 능하시기에 미국 민간인들과 미군이 많은 용산 가까이 서울역 건너편, 지금 교통센터 자리인 것 같은데 그곳에 가게를 내셨다. 풀무원이라고 붓으로 쓰셔서 유리창에 붙여놓고 닭 장사를 하신다. 미국인 상대로 주문이 많고 적을 때가 있으나 평균 하루 50마리 정도다. 지금처럼 차가 없다. 기차로 소사역에서 내리신다. 풀무원까지 걸어가신다. 닭을 잡아 그다음 날 소사역까지 자전거나 리어카로 싣고 오셔서 기차에 싣는다. 서울역에 내려 넓은 도로 건너오셔서 가게에서 팔고 다음 날 쓸 닭 주문 받으신다.

풀무원에 닭은 2만 마리였으니 하루 50마리 소비 가지고는 안 된다. 빚만 지신다. 그 당시 72년도에 빚이 2억이셨다. 2만 마리는 적자가 2억, 나는 2천 마리 적자가 2천만 원이었다. "우리 그만하자"고 하신다. 나도 "그만합시다" 했다. 원 선생님은 소사 땅 팔아 빚 갚고 경기도 양주로 오시고, 나는 전주서 빚 다 갚고 양주로 왔다. 그때, 1972년에는 쌀 한 가마가 3,500원이었다. 닭 70마리 잡으면 쌀 한 가마다. 닭 값이 아니라 잡는 품 삯이다. 닭 100마리 잡으면 500원이니 빚 갚을 수가 있었다.

그 당시에는 60일 길러서 1.2킬로그램 정도로 길러냈지만 지금 양계는 다르다. 30일 정도 길러서 1.5킬로그램을 만들어내야 양계장을 운영할 수 있다고 한다. 물론 모든 양계장이 다 그런 것이 아니다. 지금도 항생제 안 쓰고 성장촉진제 안 먹이고 길러내는 양심적인 양계인들이 많이 있다. 다만 29일이나 30일에 성장촉진제, 항생제 주어서 길러내는 양계장이 가끔 있어서 그렇다. 닭만 그렇다는 것이 아니고 다른 가축도 마찬가지다.

지난주 이 같은 내용으로 춘천에서 강의를 했다. 강의 도중 이승렬 장로가 "그래서 우리 소가 크지 않고 다른 집 소보다 늦게 크는가 봐요" 한다. 어쩐지 오랫동안 소를 길러도 돈을 못 벌고 있었다. 가끔씩 축사에 가 보면 살찐 소가 없었다. 그 소고기를 알아주고 비싼 값에 판매해주고 먹어주는 소비자가 있기 전에는 절대로 돈이 생기지 않는다.

아주 오래전 수의사가 성장촉진제를 우사에 찾아다니면서 놓아준 때도 있었다. 촉진제를 주사하면 소가 빨리 크고 살이 찐다. 고기도 연하다. 지금은 주사하지 않는다. 역시 모든 소가 다 그랬다는 것이 아니다. 어떤 상식 없는 농장에서 그런 일이 있었다는 이야기다. 우리나라 대한민국 이야기가 아니고 아주 먼 나라, 미개한 나라에서 잠깐 그런 때가 있었다는 소리다.

당뇨병

당뇨병은 옛날에도 있었다. 부자들의 병이다. 당뇨병 환자들 증상은 목이 마르고 시력이 안 좋아지고 성욕이 없는 것이다. 이 외에도 수십 가지가 되겠으나 세 가지만 알아보련다.

첫 번째, 목마른 증상이다. 저녁에 고기 먹고 자면 잠자다가 물을 먹어야 한다. 채소나 과일 먹고 자면 잠자다가 물 안 먹어도 된다. 물론 노인들은 다르다. 노인들은 자다가 목이 마르다. 물을 들이켜고 싶어서 마른 것이 아니고 입을 벌리고 자면 입안이 마르면서 물로 적셔주어야 가라앉는다. 그 증세도 당뇨로 볼 수 있겠다.

둘째, 시력이 안 좋아진다. 대표적인 것이 『심청전』의 심 봉사 이야기다. 심학규는 부자로 잘살다가 혈당 때문에 시력을 잃은 것이다. 부자로 잘살면 먹는 음식이 흰쌀밥과 고기반찬이다. 흰쌀밥과 고기가 혈당을 올린다는 사실은 그날그날 혈당을 재보면 알 수 있다. 차이점은 흰쌀밥은 금방 혈당이 오르지만 고기는 천천히 오른다는 것이다. 지금은 쌀보다 잡곡이 비싸고 귀한 시대가 되었으나 심 봉사가 소설로 등장할 때 흰쌀밥이란 부자들의 귀한 식량이었고, 가난한 서민들은 명절날에나 먹어보고 제삿날에나 맛볼 수 있는 음식이었다.

　1960년대 강원도 우리 마을 이야기다. 부잣집을 제외하고 집집마다 벼를 자루에 담아 방구석에 매달아놓은 것을 구경할 수가 있었다. 제사 때 절구로 찧어 떡을 하고 밥을 해서 제물로 쓰려고 먹지 않고 아껴둔 것이다. 떡과 밥을 다 할 수 있는 쌀이 모자라면 떡이든 밥이든 한 가지라도 해야 한다. 제사가 돌아오면 이웃집에서 묻는다. "떡 제사 지낼 거야, 밥 제사 지낼 거야?" 이웃집에서는 그 집 제삿날 기다린다. 제사는 밤중에 열두 시 넘어 지낸다. 제사를 지내고서 그 제사에 참석한 사람들은 가족이든 이웃이든 떡 한 조각이든 밥 한 숟가락이든 나누어 먹는다. 이 제사 떡, 제삿밥 얻어먹으려고 우리 이웃 마을에서 산모퉁이를 두 개 세 개 넘어와서 얻어먹고 돌아가 집에서 자기도 했다. 물론 전기가 들어오지 않는 밤길이었다. 멀리 갈 것 없다. 아주 절친한 이웃집 80대 노인은 그나마도 쌀이 없어 국수 한 그릇 삶아놓고 제사지냈다고 한다. 그분 나이가 금년(2024년) 84세다. 이쯤이면 흰쌀이 얼마나 귀했는지 짐작이 가리라 믿는다.

　쌀이 이처럼 귀할 때 거지들에게 쌀밥을 줄 수가 없다. 걸인들 밥은 따로 해서 주기도 한다. 고기는 국물도 없다. 밥을 주어도 그냥 주지 않는다. 일을 시키면서 준다. 눈 어두워 일할 수 없다고 하면 방아 찧으라고 한다. 장님도 절구질을 하거나 발 방아는 찧을 수 있다. 얻어먹고 땀 흘리고 걸어가면 당뇨병은 고쳐진다. 심 봉사도 나중에 맹인 잔치에 참석하려고 한성까지 걸어가면서 구걸해 얻어먹고 당뇨를 고친 것이다.

　이런 강의를 했더니 질문이 나오는데, 왜 마을에서는 얻어먹고 못 고쳤느냐고 한다. 걸인들도 급수가 있다. 심 봉사는 부자로 잘살 때 가난한 이들에게 집도 마련해주고 땅도 사도록 도와주는 등 덕을 많이 베풀고 지냈기에 거지가 되어도 대우를 받는다. 문전걸식이 아니고 방 안에 앉아서 갖다준 음식 얻어먹는 고급 거지였다. 마을에 잔치가 있거나 제사가 있으면 잔치에 참여할 수 없는 노인들 상을 먼저 차려 가져다드린다. 이때 심봉사 상도 같이 차려 갖다드린다. 심청이가 상보 열고 흰쌀밥은 아버지 드린다. 고기나 생선 있으면 아버지 드린다. 산나물 들나물은 딸이 먹는다. 당뇨병에 해로운 것은 아버지 드리고 당뇨병에 이로운 것은 자기가 처먹는 불효녀다. 이 같은 불효녀는 인당수에 다이빙을 시켜야 한다. 죽이지는 말고 식겁을 하도록 혼내주어야 한다. 그렇지만 기특하여 살려주어야 한다.

심청이가 효녀라 하지만 효녀가 될 수 없다. 세상에서 제일 불효는 부모보다 앞에 죽는 것이다. 그것도 자연사가 아니고 죽음을 자청하는 딸이 어찌 효녀가 될 수 있겠는가. 아버지 눈 못 떠도 곁에서 봉양하는 것이 효도지 쌀 삼백 석 요구한 못된 사기꾼 중놈에게 속아서 목숨을 바치려는 우둔한 여식이 절대 효녀가 될 수 없다. 나라님 장인 된 심학규는 가마로 모셔 가면 되지 왜 맹인 잔치를 벌이고 온 나라를 소란하게 했는지 모른다. 심청이가 고향 주소를 잊을 수는 없고 파발 보내면 며칠 안에 가마로 모셔 갈 수 있었다. 하여간 석 달간 얻어먹고 걸어가면서 심학규의 당뇨병은 치료되었고 당뇨병 때문에 어두웠던 시력도 회복이 됐던 것이다. 당뇨병 환자는 누구든지 나하고 내기해보자. 지금 경상남도 어느 곳에서 혈당 측정해보고, 얻어먹고 걸어가서 남대문 앞에서 혈당 측정해보면 누가 이기는지.

세 번째로 성욕이 없는 것이 당뇨병의 결과다. 당뇨가 심한 이들은 젊은 나이에 부부 관계 끝났다는 이야기 늘 듣고 있다. 놀부는 부자로 살면서 흰쌀밥에 고기 먹고 생활했기에 당뇨병이 있어 자녀가 없고, 흥부는 잡곡 먹고 고기 못 먹고 고생하기에 성욕이 강해서 자녀들을 열여섯 낳을 수 있었다. 예부터 가난한 집안에 자녀들이 많고 부잣집에는 3대 독자들, 5대 독자들이 있었다. 당뇨병은 놀부처럼 먹지 말고 흥부처럼 먹어야 고칠 수 있다. 불고기, 삼겹살, 튀긴 통닭은 모두가 놀부 음식이고 비빔밥, 콩나물 해장국은 흥부 음식이다.

지금은 죽고 없으나 보령에 정철우라는 이가 있었다. 혈당 수치를 뭘 먹기 전에 재보고 먹고 나서 재보고 하는 이였다. 혈당은 사과도 오르고 다른 과일도 오르지만 사과는 몇 시간 후면 내려간다. 설탕은 30일 가고, 고기는 늦게 오르고 20일에서 한 달을 간다고 한다. 언젠가는 죽염 단식을 한다고 금식하면서 계속해서 죽염을 먹는다. "이것은 안 돼. 아무리 좋은 것도 많이 먹으면 신장이 나빠져!" "이 책에 있지 않아요? 한국 사람 콩팥은 짜게 먹어도 된다고." 며칠 후 가보았더니, 신장 투석 들어갔다. "왜 먹지 말라고 하는 말을 안 들어!" "이놈의 책 때문에 그랬어요" 하고 나서 책을 갈기갈기 찢어버린다. 책 찢어버리면 무엇하랴, 신장은 다 버렸는데.

우리가 책이나 방송을 너무 믿는 못된 버릇이 있다. 신장 투석을 해도 그때는 병원에서 요구하는 날 가지 않고 환자가 필요할 때 갔다. 신장에 해로운 음식 먹지 않고 자연식 잘하면 20일 또는 한두 달, 어느 때는 3개월씩 안 가도 된다. 그러나 그 사람은 음식을 참지 못한다. 환경농업관 준공식 날 돼지 수육을 차려놓았다. 마나님이 숨어서 보니 제일 먼저 돼지고기를 집어간다. "여보!" "누가 먹으려고 집었나. 하도 맛있게 보여서 집었다가 놓으려고 집었지." 일꾼들 일을 시키고 새참으로 라면이 나왔다 한다. "여보, 나 한 젓가락만 먹어보고 죽자." "한 젓가락이요!" "응, 두 젓가락!" 그리고 마나님은 집으로 갔다. 후에 일꾼들이 하는 말, "애 엄마 남편에게 속았어. 당신 간 후에 라면 두 개 끓여 먹었지." 그다음 날 버스 타고 전철 타고 몇 시간 걸려 부천에 있는 병원까지 다녀온다. 안 먹으면 안 가도 되지만 그처럼 못 참는다. 이제는 병원 제도가 바뀌면서 환자가 요구하는 시간에 투석하는 것이 아니고 병원에서 요구하는 날 가야 한다. 1주일에 두 번씩 가다가 이제는 세 번씩 가야 하는 못된 제도가 있다.

15년 전 일이다. 설 때 조청 달이고 식혜 하고 엿 만들고 신나는 명절 을 준비했다. 우연히 당뇨병 환자가 가지고 다니는 혈당 측정기로 혈당을 재보았다. 혈당 수치가 400, 500, 아니 미국 글자로 '하이high' 하고 나온다. 더 이상 재볼 수가 없는 것이다. 잘 아는 의사에게 전화를 하니 빨리 큰 병원으로 가고, 위험하니 운전도 하지 말고 운전수 데리고 가란다. 병원 가서 보니 당화 색소가 12란다. 6이 정상인데, 12보다 더 높이 나올 수가 없다고 한다. 1년 정도 약 사 먹고 무엇보다 음식 조절하고, 평소 처럼 일을 열심히 하고서 어느 정도 정상으로 돌아왔다. 지난해 5월 서울 대학 병원에서 종합 진단을 받으니 100퍼센트 정상이란다. 의사와 2분도 안 만나고 돌아왔다. 음식을 조절하고 땀 흘려 일한 결과로 본다. 이제는 다르다. 음식 조절만은 할 수 있으나 80세 넘어서는 운동이나 일을 힘겹 게 할 수 없다. 그렇게 하면 혈압도 오르고 당화 색소도 올라 누구나 당 뇨병으로 죽게 된다.

원인을 모르는 병, 대상포진

대상포진帶狀疱疹(herpes zoster, shingles)은 바이러스에 의한 질병으로 물집(수포)을 동반한 아픈 뾰루지(발진)가 몸의 한쪽에, 주로 줄무늬 모양으로 나타나는 것이 특징이다. 이는 수두水痘를 일으키기도 하는 수두·대상포진 바이러스(varicella zoster virus, VZV)에 의한 것이다.

수두·대상포진 바이러스는 아무런 증상 없이 신경 세포 안에, 혹은 드문 확률로 척추 신경절이나 뇌신경, 자율신경계 신경절의 위성 세포 안에 숨어 있을 수 있다. 수두에 감염된 지 수년, 혹은 수십 년 뒤에 이 바이러스는 세포막을 깨고 나와 신경섬유를 따라 이동해 해당 신경에 근접한 피부에 바이러스성 감염을 일으킨다. 이 바이러스는 감염된 신경 부분에 속한 한 개 이상의 신경절에서부터 나와 같은 피부 신경절(하나의 척수신경과 연결된 피부 부위) 안에서 확산되며 통증을 동반한 뾰루지를 유발한다. 보통 뾰루지는 2~4주 지나서 낫게 되지만, 일부는 수개월 또는 수년 동안 신경통을 호소하는 경우도 있으며, 이를 대상포진 후 신경통(PHN)이라고 한다. 이 바이러스가 어떻게 몸 안에 숨어 있게 되는지, 그리고 어떻게 발생하는지에 대해서는 정확히 알려지지 않은 상태이다.

세계적으로 대상포진 발병 비율은 한 해 건강한 사람 1천 명당 1.2~3.4명꼴이며, 65세 이후의 경우에는 1천 명당 3.9~11.8명꼴로 증가한다. 항바이러스제는 대상포진 특유의 뾰루지가 발견된 지 72시간 안에 7일에서 10일 동안 투여를 시작하면 통증과 발병 기간을 감소시킬 수 있다.

여기까지가 대상포진에 대해서 인터넷 '위키백과'에 나와 있는 설명이다. 무슨 병이든 원인을 알아야 치료를 하게 되는데 원인을 모른다는 것은 치료도 할 수 없다는 이야기다. 그저 피부병이니 병원마다 의사마다 이 약 저 약 시험 삼아 써보는 것일 수도 있다. 또 통증을 호소하면 진통제도 써본다. 그렇게 하다 보면 고쳐지기도 하고 몇 개월, 몇 년 가도 못 고치기도 한다. 현명한 의사는 치료 기간을 길게 잡기도 한다. 길게 잡고 임상 실험을 하다 보면 고쳐지는 수가 있다. 결국은 고쳐지기는 했으나 어떤 약을 써서 고쳐졌는지는 아무도 모르고 있다. 이 약 저 약 써보았기에 무슨 약이 효과가 있었는지를 모르기 때문이다.

대상포진은 피부병이다. 내가 생각하기로는 먹는 음식에서 오는 피부병이 있고, 외부에서 전염되어 오는 피부병도 있고, 또 전염이 아니고 외부의 어떤 독성이 몸에 닿아서 생긴 피부병이 있다.

대상포진은 옴처럼 전염성은 아니고 옻처럼 외부의 독성에 의해 생긴 병으로 본다. 그러나 전염이 안 되는 것을 보면 또 의아하다. 옴은 가려우나 아프지는 않고 대상포진은 가렵지 않으나 아프다. 그렇다면 옻과 비슷한 병으로 생각해보자. 옻나무 진이 닿으면 피부가 부풀고 가렵다. 피부가 약한 사람은 꼭 진이 묻지 않고 이파리만 몸에 닿아도 가렵다. 아주 심한 사람은 옻나무를 보기만 해도 피부가 가렵다. 꼭 옻나무가 아니고 은행을 만지거나 먹어도 피부가 가려운 사람이 있다. 나는 어릴 적부터 옻에는 강했다. 옻나무 진을 만져도 아무렇지도 않았다. 어느 정도면 옻이 안 오르나 시험해보고자 옻나무 진을 손등에 바르고 불을 쬐었더니 그때는 전신이 붓고 얼굴까지 부어 며칠간 고생한 적이 있었다. 그 후로 몇 년간은 옻나무만 만지면 가려웠으나 지금은 아무렇지도 않다.

그것은 내가 아버지로부터 내려 받은 유전자 덕분이라고 본다. 아버지께서는 닭고기든 토끼고기든 잡수실 때 그냥 안 드시고 꼭 옻나무 껍질을 말려두었다가 같이 삶아서 드셨다. 아버지로부터 옻나무에 대한 면역을 물려받은 체질이라 그렇다고 본다. 여기서 주의할 것은 옻닭이라고 집에서 해 먹을 때 뜨거운 김을 얼굴에 쏘이면 누구든지 옻이 오른다는 사실이다. 뜨거운 김을 피해야 한다.

그런 나도 몇 년 전에 옻이 오른 경험이 있었다. 이른 봄에 옻나무 순을 산나물과 함께 생으로 쌈을 싸 먹고 옻이 올랐다. 치료 방법은 간단하다. 원인은 독성이 있는 옻나무 잎을 먹은 것이고, 증세는 옻나무 독성이 몸에 들어와 땀으로 빠져나가느라고 땀구멍이 가려운 것이니, 치료법은 땀을 많이 흘려서 독성을 빨리 빼내는 것이다. 땀을 많이 흘리는 방법은 목욕탕 한증막에 들어가거나 열탕에 들어가는 것이다. 열탕에 들어가니 2~3분 동안 너무나 가려운데 그다음에는 가렵지 않았다. 이렇게 사흘 동안 반복하니 고쳐졌다. 지금도 가끔씩 옻이 올라 나에게 상담해오는 이들이 있다. 그때마다 목욕탕에 가서 열탕에 들어가라고 한다. 독을 먹었든지 살갗에 묻었든지 상관없이, 들어온 독이 땀으로 빠져나가면 고쳐지는 것이다. 물론 목욕탕에 가면 처음에는 엄청 가렵지만 조금만 참으면 된다.

대상포진이라는 피부병은 증세만 있을 뿐 원인도 모르고 치료법도 잘 모르는 병이지만 옻처럼 땀을 많이 흘려보는 것이 어떨까 한다. 물론 처음에는 더 아프고 피부의 수포가 더 생길 줄로 안다. 그래도 누군가는 시험 삼아 해보아야 할 일이다.

옛날에 흔했으나 지금은 없어져가는 옴으로 생각해보자. 옴은 전염병이었다. 옴은 개선충이라고 하는 피부 기생충에 의해 발생되는 질환으로 개선疥癬이라고도 한다. 대개 성관계로 인해 전염되기에 성병으로 분류하는데 같이 자고 나면 옮기 때문에 치료할 적에는 온 가족이 다 같이 해야 한다고 한다. 이 또한 인터넷에서 설명하는 말이다. 증세는 맨 먼저 손가락 사이에 진물이 나면서 가렵기 시작한다. 긁으면 긁을수록 번지면서 가렵다. 얼굴을 제외한 전신으로 번져 가렵다. 낮에는 괜찮다가 밤에 자려고 하면 가렵다. 개선충이라는 것이 낮에는 자고 밤에 활동하기 때문이다. 계속 긁으면 진물이 나는데 진물이 묻는 대로 전염이 된다. 지금은 구경하기 힘든 옛날 이야기다. 옛날에는 이가 많았다. 이가 옴의 균을 옮겨서, 같이 자는 온 식구가 다 같이 긁으면서 살아가기도 했다.

옛 어른들은 옴이란 깨끗이 하면 낫는다고 하셨다. 옴의 균은 자주 씻어주기만 해도 고쳐지는 것으로 본다. 더운물 목욕을 자주 하는 지금은 옴이 구경하기 힘든 옛날 전염병이 되고 말았다. 깨끗하고 자주 씻으면 이가 없어 옮길 수 없고, 집안 청소까지 깨끗이 하다 보면 빈대나 벼룩이 없어 역시 옮지기 못한다. 그 외에 옴 치료제로는 유황을 예부터 써왔는데 제일 잘 고쳐진다.

대상포진이 아닌 모든 피부병은 유황으로 치료해왔다. 유황의 원료 그 자체는 역시 독성이 있어 좀 강하다. 과수원에서 이른 봄에 사용하는 분말 유황이 제일 사용하기 좋다. 과수원 하는 농가마다 유황을 사용하기에 그분들에게 부탁하면 구할 수 있다. 도시에서는 화공 약품 취급하는 곳에서도 살 수 있다. 그러나 포장 단위가 30킬로그램 정도 된다. 나누어서 조금씩 판매하기도 하지만 일반인들이 구하기가 어렵다. 요즈음은 유황을 오리에 먹여서 그 오리 고기를 항암제라고 암 환자들에게 판매하기도 하는데 지나치게 먹으면 안 된다. 무슨 약이든 잘못 사용하면 안 된다.

삼척에 사는 아줌마 이야기다. 항암제 맞고 머리가 다 빠졌다. 항암제 투여가 끝나고 머리가 다시 나기 시작했다. 머리가 2~3센티미터 자라니 이웃 노인이 보기 싫다고 해서 미장원에 가서 염색하고 파마를 했다. 그랬더니 대상포진 증세가 나타났다. 머리뿐 아니라 얼굴까지 온몸에 대상포진 증세가 나타났다. 내 판단으로는 도토리 가루를 사용하면 나을 것 같은데 준비된 것이 없었다. 뒷산에서 참나무 가지와 잎을 함께 가마솥에 오래 달여서 그 물로 머리를 연속 감으니 통증이 가라앉고 대상포진도 완화되었다. 대상포진을 앓고 있는 이들 중에 미용사들을 자주 만날 수 있었다. 머리 염색하고 걸린 이들이 가끔씩 있다. 이 때문에 아예 머리 염색을 못하는 이들도 있다. 그러나 모든 이들이 다 그런 것은 아니다. 체질상 그런 이들이 가끔 있다는 것이다.

새 옷을 사 입고 피부병이 생길 수도 있다. 옷감을 염색할 때 염료가 천연 염료가 아니기에 그럴 수가 있다. 흰옷은 염색을 안 하니까 괜찮은 줄 알지만 형광 물질을 사용해서 좋지 않은 흰옷도 있다. 다 그런 것이 아니고 어쩌다 그런 옷들이 있다고 들었다.

피부가 짓무르고 가려운 것은 먹지 말아야 될 음식에서 온 것이지만, 수포가 생기고 아픈 증세는 외부에서 독성이 묻은 것 때문이라고 보겠다.

앞서 현대 의학에서 대상포진은 원인도 모르고 치료법도 확실히 모른다고 했는데, 나 또한 치료법을 모른다. 다른 병들은 나에게 건강 상담이 많이 와서 이렇게 저렇게 방법을 써가면서 고쳐내기도 했으나 대상포진 때문에 나에게 목숨 걸고 의논하러 온 이들은 없었다. 그것은 병원에서 고쳐낸다고 생각하기 때문이다.

임상 실험을 하기 위해서 내가 직접 걸려볼 수도 없다. 원인을 모르기 때문이다. 우리 집에서 30여 년 동안 30여 명이 같이 살았어도 대상포진 환자가 없었기에 그렇다. 다만 이런저런 이야기들을 종합해서 시험해보기 바랄 뿐이다. 부작용 없는 방법들이니 시험해보고 나에게 결과를 알려주기 바란다.

분말 유황을 발라보았으면 한다. 그것은 주로 피부병 약을 제조할 때 원료로 많이 쓰기 때문이다. 다만 부작용이 있어도 책임 못 진다. 도토리를 주워다 가루를 만들어 발라도 보고 먹어보기 바란다. 벌꿀도 발라보았으면 한다. 진흙이나 황토를 매일같이 발라보았으면 한다. 백토를 구해서 앙금을 내었다 가루로 말려 발라보고 앙금을 만들 때 나오는 백토 우려낸 물도 마셔보았으면 한다.

이것은 어디까지나 돌팔이 처방이니 이대로 실천하다가는 못 고친다. 병원에 가야 고쳐질 것이다. 늙은이가 또다시 노망 한번 했다.

급살을 피하려면

체했을 때는 급하면 손끝을 바늘로 찔러주거나 손가락과 발가락에서 피를 빼주면 급살急煞을 면한다. 이 같은 처치에도 의료법이 적용된다. 바늘이지만 의료 행위다. 체했을 때 처치 방법으로는 침술이 제일 빠르다. 더 빠른 것은 목에 손가락을 넣어 토해내게 하는 방법이다. 한동안 미아리고개에 여러 곳, 시내 거리마다 '체 내림'이라는 간판을 건 집들이 있었다. 소도시에도 한두 군데 있었다. 체한 음식물을 다시 토해내게 하는 기술을 가진 집들이었다. 한 가지 어려운 점은 급한 환자가 거기 찾아가야 한다는 것이었다. 가다가 죽을 수도 있다. 이 같은 생명을 살리는 좋은 기술을 무허가 의료 행위라 해서 모두 철거하고 지금은 없어졌다.

침술 가진 사람도 마을마다 한두 명씩 섞여 있었다. 이 또한 자격증이 없기에 점점 사라졌고, 한의원에서만 침술을 유지하고 있다. 한의사나 지도 교수의 감독을 받는 한의과대학 학생이 아닌 사람이 침술을 사용하면 불법이다. 1972년에 나도 침을 배웠다. 건넛집 절의 주지 스님이 침으로 평생을 사셨다. 침술이 뛰어나 이승만 밑에서 막강한 권력을 누린 이기붕을 고쳤고, 법관들, 대법관까지 고쳤다. 이분이 환갑 지나서 후임을 구하게 되었다. 욕심 없이 의술을 베풀 수 있는 사람을 구하고 있었다. 내가 적임자라고 여러 사람이 추천해준다. 스님은 내게 돈 벌 생각 말고 공부만 하고 있으면 몇 년 후 교회 하나 크게 지어준다고 의술만 익히라고 하셨다. 그러다가 2년 뒤 돌아가셨다. 스님이 지어준 교회는 지구상 어디에도 없으니 조금만 더 사셨으면 남다른 가치가 있는 교회가 생길 뻔했다. 세월이 흐르면서 그때 교회 대지라도 얻어놓았으면 얼마나 좋았을까 하는 생각뿐이었다.

스님이 돌아가시고 얼마 후, 건넛집 별장지기가 찾아왔다. 서울서 놀러온 사람 중에 죽어가는 사람이 있다는 것이다. 그때 승용차 다섯 대가 왔다. 70년대 초에 개인 승용차는 면 단위에는 한 대도 없었다. 그만큼 부자들이라는 말이다. 그중 한 사람이 급한 병이 났는데, 병원 가면 못 고칠 것으로 판단을 했고, 주지스님 찾아가니 돌아가셨다. 후임이 누구냐, 기독교 청년이다, 빨리 모셔 와라, 이렇게 된 것이다.

내가 어릴 적에 의사 밑에서 1년간 심부름을 해주고 지낸 적이 있다. 급한 환자가 생기면 빨리 서둘러 가는 것처럼 하고 시간을 번다. 도저히 죽을 환자는 의사가 가도 죽고 안 가도 죽으니 죽을 고비를 넘기고 나서 가는 것을 배웠다. 일부러 주사기나 청진기를 두고 가다 돌아와 가져가면서 시간을 번다. 나도 침 찾으면서 시간을 벌고 있었다. 다섯 번째 찾아오니 더 이상 시간을 끌 수 없어서 뛰어갔다. 스물일곱 살 청년보고 갑자기 선생님이란다. 살려만 주면 재산 절반을 주겠다고 살려만 달라고 애원한다. 지금 사람이 죽어간다고 재촉한다. 역시 손발이 식어 굳어오고 있었다. 맥을 짚어보니 15분 후면 죽을 것 같았다. "어떻겠어요?" "살릴 자신은 있으나 내가 면허가 없어서요." "지금 그런 것 따질 때요? 빨리 살려내요.” 침 몇 곳 찌르니 금방 토하고 설사하고 살아났다.

그 과정을 모르는 다른 친구는 당신 면허 있느냐고 말한다. 거의 죽은 사람을 다 살려내고 나니 그 사람이 돈 4천 원을 준다. 살아난 사람이 친구들에게 물어봤으면 “이 녀석아, 집 한 채 사드려” 했을 터인데, 운전수에게 물어보았던 것 같다. 자기는 하루 종일 운전하면 2천 원인데 이것은 10분도 안 걸렸으니 2천 원 주면 되겠다고 하는 말을 듣고 과감하게 4천 원을 준 것 같다.

그날 내가 4천 원 받고 나서 섭섭하지만 억지로 해석해본다. 재산 절반 받았으면 그 돈으로 그 절보다 건물을 크게 짓고, 대대적으로 침을 놓고, 후임도 양성하고, 이름난 침술사가 되었을 것이다. 그러나 만 명 고쳐도 한 사람이 수사기관에 전화 한 통 하면 내 인생은 끝나는 것이다.

한 가지 잘된 것은, 그 즉시로 침을 버린 일이다. 다시는 침을 사용 안 하기로 하고서 말이다. 그러나 체한 사람들은 가는 곳마다 언제나 있는데 죽어가는 것을 보고도 침을 사용할 수는 없고, 연구에 연구를 거듭하고 생각에 생각을 더해보니, 체한 사람의 체한 곳을 손으로 만져서 쓸어내리면 고쳐질 것 같았다. 그대로 해보니 오히려 침보다 빨리 고쳐진다. 침술에는 의료법이 적용되지만 손끝으로 쓸어내리는 것은 그렇지 않다. 주의할 것은 기도하면서 고치면 안 된다는 점이다. 기도하면서 고치다 죽으면 안수기도 하다가 죽었다는 사건이 되어 일이 커진다. 기도 안 하면 고치려다 사람이 죽어도 배가 아프다고 해서 만져보고 빨리 119 부르려 했다고 하면 된다.

체했을 때는 물을 마시고 배가 아픈 곳을 힘주어 쓸어내리면 고쳐진다. 우선 된장 한 숟가락을 물 한 그릇에 타서 마시고, 손가락을 넣어 토해내면 된다. 물을 마시고 토해도 상관없으나 그냥 물을 마시고 토하면

창자가 뒤집힌 것처럼 아프다. 된장 물을 먹고 토하면 속이 편하다. 침이 있으면 기본으로 합곡혈 네 군데서 피를 빼면 고쳐지는 수도 있다. 아주 급할 때는 그냥 손끝 발끝에서 20군데 피를 뺀다.

간질도 체해서 시작되는 간질이 있다. 우리 집에 살던 여섯 살 난 여자아이가 하루에 간질을 열일곱 번 발작한 경우가 있었다. 체를 내려주니 고쳐진다. 아무 때든 체하면 간질 발작을 한다. 40세가 넘은 지금도 체하면 발작하고, 체하지 않으면 발작을 안 한다. 한동안 이곳저곳 간질을 하는 아이들 고쳐주었다. 중학생까지는 다 고쳤다.

음식을 먹을 때 침이 소화시킨다지만, 생선 뼈는 소화 못 시킨다. 아무리 강한 침도 생선 뼈는 위에서 위산이 나와야 소화시킨다. 그리고 지방질은 침이나 산이 소화 못 시킨다. 지방질은 쓸개 액이 소장에서 소화시킨다.

쓸개 액은 쓴 음식이 만든다. 지금 우리나라 사람들은 단 음식을 많이 먹고 쓴 음식을 너무나 안 먹는다. 쓴 음식을 안 먹으면 쓸개 액이 부족하여 지방질을 소화시킬 수가 없다. 지방질을 소화 못 시키면 소장은 다음에 가져가려고 지방질을 간에다 저축해둔다. 그렇게 되는 증세를 지방간이라 한다. 그래도 지방질을 계속 먹고 쓸개 액이 부족하면 신장에 쌓인다. 그러면 배가 나오고 비만이 된다. 이 같은 세 가지 증세를 고치기 위하여 쓴 음식을 자주 먹어주면 배탈도 자주 안 나고, 지방간도 고쳐지고, 뱃살도 줄어든다. 또 쓸개 액이 부족하면 담력이 부족하다. 쓸개 액 빠진 사람이라 기억력도 떨어지고 판단력도 둔해진다.

일본인들은 배탈이 자주 난다. 이질痢疾에 걸리는 것을 제일 무서워한다. 무서워하는 정도가 아니다. 이질은 법정 전염병으로 현역 군인이 제대를 한다. 우리나라 사람들이 징병이나 징용으로 일본에 끌려가서 이질이 걸리면 부대에서 내보내 집으로 오기도 했다. 배탈이 자주 나기에 일본은 설사에 대한 치료제가 다른 나라보다 앞섰다. 또 잘 듣는다. 일본에 가서 사 와야 할 약이 있다면 정로환正露丸, 세이로간이다.

일본인들이 조선인들은 장이 튼튼해서 이질에 걸려도 금방 고쳐지는데 왜 일본인들은 장이 약할까 연구해보고 김치 이야기를 한다. 조선인들은 김치를 맵게 많이 먹고, 일본인들은 매운 것을 못 먹으니 안 매운 김치를 우리보다 더 먹으려 한다. 그것은 아니다. 내가 일본인들에게 강의할 때마다 한국 사람들은 쓴 것을 많이 먹어왔지만 일본인들은 단 음식 많이 먹고 쓴 음식을 안 먹었기에 쓸개에 쓸개 액이 부족해서 탈이 나는 것이라고 강의 때마다 빼놓지 않고 말해주었다.

쓸개 액이 부족한데도 지방질이 계속 들어오면 간은 하는 일이 너무 많아 지방질 분해는 시간이 나면 하려고 뒤로 미뤄둔다. 급한 일 먼저 해야 한다. 피로 해소가 첫 번째다. 죽지 않으려면 간이 몸의 피로를 풀어주어야 한다. 피로 해소 먼저 시켜주고, 두 번째로 해독을 시켜야 한다. 피곤하면 간이 해독을 시킬 수가 없다. 몸속의 독성이 빨리 밖으로 나가야 하는데, 간은 해독보다 앞서 먼저 피로 해소를 하니까 해독을 못 시킨 그 독성이 피부로 빠져나가다 보니 피부가 발진이 되기도 하고, 아토피성 피부염도 생긴다. 피로 해소하다가 독성을 해독 못 시켜 몸살감기가 된다. 피곤하면 피를 정화시킬 수 없어 탁한 피를 핏줄로 돌리다가 탁한 피가 못 빠져나가고 약한 쪽이 터지기도 한다. 눈이 충혈되기도 하고, 입술이 부풀기도 하고, 콧속이 헐기도 하고, 입안이 헐기도 하고, 잇몸이 붓기도 하고, 이가 흔들리고, 코피가 나고, 치질이 터지고, 자궁출혈도 하고, 혈뇨도 나온다. 모두가 원인이 같은 증세다.

아무리 굶어도 살이 안 빠지는 증세는 이렇다. 피곤하면 간이 영양분을 공급 못 한다. 아무리 먹어도 살이 찌지 않는 증세도 다 간 때문이다. 지방질이 간에 다 차면 또다시 신장으로 보내준다. 그렇게 되면 배가 나온다. 신장은 하는 일이 또 더 있다. 우선 신장은 자극성 있는 음식을 오줌으로 걸러낸다. 피 정화를 한다. 해독을 한다. 지방질 분해를 한다. 연골을 만든다. 사람이 손등과 발등이 붓고 배에 복수가 차면 죽는다. 신장이 제 역할을 못 했을 때 죽게 되는 것이다. 죽지 않으려고 신장은 맨 먼저 자극성 있는 음식물을 오줌으로 걸러내는 것이다.

커피 먹으면 잠이 안 온다고 한다. 그것은 카페인 성분 때문이라고 한다. 어떤 의사가 카페인 때문에 잠이 안 오려면 커피를 260잔 마셔야 할 것이라 한다. 그러나 한 모금만 마셔도 잠을 못 자는 이들이 있는데, 그 이유는 신장이 커피의 자극성을 오줌으로 걸러내는 작업을 하다가 피 정화를 못 시키는 것이다. 신장이 피를 정화시켜 심장으로 보내야 하는데, 우선 죽지 않으려고 자극성 음식 먼저 정리하느라 피 정화를 못 시킨다. 심장으로 보낼 피가 부족하니 불면증이 오는 것이다. 계속해서 잠을 못 자니 우울증도 오고, 심장이 뛰는 증세가 계속되면 정신도 흐려진다.

자극성 있는 마실 것은 커피뿐이 아니다. 차 종류가 자극성 있는 것들이 많다. 무엇보다도 짠 음식과 매운 음식을 신장이 작업해야 한다. 이 같은 자극성 있는 음식을 작업하느라 두 번째 피 정화하는 일을 할 수 없고, 세 번째 해독도 못 시키는 것이다.

무엇보다도 마지막 작업인 연골을 만들 수 없어 관절염이 된다. 연골 문제는 내가 생각해낸 것이 아니라 광주에 계신 신명렬 원장님께 들은 이야기다. 신장이 왜 연골을 첫 번째에 만들지 않고 마지막에 만드느냐 하는 것은 연골은 없어도 고생만 하지 죽지는 않기 때문이다. 류마티스니 퇴행성이니 디스크니 구별할 것 없이 그냥 연골 부족인 것이다.

연골을 못 만들게 하는 주범은 자극성 있는 음식보다는 피를 탁하게 하는 음식들이다. 피를 탁하게 하는 음식을 안 먹는 것이 관절염 치료에 제일 빠르다. 피를 탁하게 하는 것은 동물성 기름이지만 동물성도 무엇을 먹고 자라난 고기냐가 문제다. 풀만 먹고 자라난 고기는 상관없다. 산짐승 고기는 모두가 좋다. 들짐승도 상관없다. 집짐승도 어떻게 기르느냐 하는 것이 문제다. 내가 1972년에 양계를 하면서 3년간 매일같이 닭고기와 계란을 먹은 이야기는 다른 글에서 했다. 그랬더니 관절염이 왔다. 닭고기와 계란이 나쁜 것이 아니라 같은 음식을 3년간 먹게 되니 병이 난 것이다.

동물성 기름도 그렇지만 식물성 기름도 나쁜 기름이 많다. 어느 식물성 기름이 나쁘다거나 좋다거나 자기가 시험해보는 것이 제일 좋은 방법이다. 먹고 쑤시면 안 먹고, 안 쑤시면 먹어도 된다. 기름을 따로 먹지는 않는다. 음식을 요리할 때나 식품을 제조할 때 들어가는 것이 기름이다. 음식마다 제품마다 먹어봐서 후유증이 없으면 좋은 요리이고 좋은 제품이다. 본인들이 먹어보고 찾아내는 것이 좋겠다. 관절염은 80세 넘으신 이들도 고쳐졌고, 40년 넘은 환자들도 고쳐졌다. 다만 피를 탁하게 하는 음식들을 먹지 않아야 신장이 연골을 만들 수가 있다.

신장이 추가로 하는 일 중에 하나가 염분이나 칼슘을 걸러서 오줌으로 내보내는 것이다. 염분이나 칼슘이 지나쳐 그 염분이 방광에 뭉쳐 있으면 방광 벽을 건드린다. 그럴 때 증세는 배꼽 바로 밑에 있는 방광에서부터 나타난다. 그냥 통증만 있는 정도가 아니고 전기 고문을 당하듯이 전신이 아프다. 이때는 소변을 시원하게 볼 수 있는 이뇨제를 먹으면 고쳐진다. 제일 빠른 것은 양약이고 수액 주사도 좋으나, 우선 병원에 가기 전에 해볼 필요가 있다. 맥주를 마신다거나 옛 어른들 방법대로 옥수수 수염이나 옥수수도 좋다. 삶아서 그 물을 마시고 소변을 참았다가 누어보라. 아니면 문어를 사서 삶아 그 물을 마시면 된다. 산 문어도 좋고 말린 문어도 효과는 있다.

염분이 지나치면 요도에 걸린다. 이 증세가 요도결석이다. 이 역시 전기 고문처럼 전신이 아프다. 치료법은 방광염과 같다. 그래도 칼슘이나 염분이 지나치면 다음에 가져가려고 쓸개에다 저축해둔다. 이 증세가 담석증이다. 담석증 역시 칼슘을 안 먹고 물 많이 마시고 땀 흘리면 고쳐진다. 그래도 계속해서 들어오면 다음에 빼내려고 신장에다 저장해놓는다. 이것이 신장결석이다. 이 역시 땀 흘리고 물 마시고 칼슘을 적게 먹으면 편안해진다.

싱겁게 먹고 칼슘 먹지 말고 물 마시고 하는 일 중에 무엇보다도 땀 흘리는 것이 제일이다. 검은 옷 입고서 땀 흘린 후에 빨지 않고 말리면 옷에 소금기가 하얀 것을 볼 수 있다. 이같이 땀으로 염분이나 칼슘이 많이 빠져나간다. 땀 흘리는 데는 운동이나 등산이 좋고 농사일하면서 흘리는 땀은 소용없다고 주장하는 이들이 있다. 하지만 농사일하면서 흘리는 땀보다 더 좋은 땀은 없다. 그다음이 등산이나 운동이나 걷기다. 환자들 중에 걸을 수도 없는 이들이 있다. 이들의 경우에는 목욕탕이나 찜질방에 가거나 숯가마 옆에서라도 땀을 흘리는 것이 좋다. 제일 좋은 땀은 잠잘 때 온돌방에서 흘리는 땀이다.

군침은 흘려야 된다

우리가 음식을 먹으면 침이 소화를 시킨다. 침도 침 나름인데 일반 침보다 군침이 소화를 잘 시킨다. 군침은 배고플 때, 사랑할 때, 즐거울 때 나온다. 배고플 때 나온 침은 소화제 역할도 하지만 해독도 시킨다. 약간 변하려 하는 음식물도 배고플 때 먹으면 소화를 잘 시킨다.

요즈음 금식이나 단식하면서 보식할 때 죽 먼저 먹고 차차 금식 기간만큼 지나면서 밥을 먹기 시작하지만, 일제 때는 모르겠고 6·25 전쟁 때는 날마다 금식했다. 금식 기간도 없이 기약 없는 금식들을 했었다. 그러다가 밥을 보면 배불리 먹어야 한다. 떡을 보면 많이 먹어두어야 한다. 언제 밥을 만나고 떡을 만날지 모르니 많이 먹어두어야 한다. 전쟁을 겪은 우리 세대는 지금도 밥을 만나거나 떡을 만나면 많이 먹어두는 못된 버릇이 있다. 세 살 버릇 여든까지 간다고 하지만 이 속담이 나올 때는 여든 살까지 살아 있는 사람들이 거의 없었다. 그 속담이 나올 때 80세는 지금 100세보다 오래 산 것이었다. 이제 속담을 고쳐야 한다. 세 살 버릇 100세까지 간다고.

지금 젊은이들은 음식을 보아도 배불리 실컷 먹지 않는다. 배불리 실컷 먹어도 배고플 때 먹으면 배고플 때 나온 침이 소화를 잘 시켜준다. 옛날에는 배고픈 사람이 불쌍하고 배부른 사람들이 행복했다. 지금은 배부른 사람들이 불쌍하고 배고픔을 모르는 사람들이 불행하다.

결핵 환자들과 같이 살 때 나보다 10년 위인 김기철 씨 형님 이야기다. 오래전에 너무나 배가 고파서 배고픔을 잊어보려고 고구마를 물도 김치도 없이 뭉덩뭉덩 넘겨보았다 한다. 고구마 먹고 체해서 배고픔을 잊어보려고 무엇을 먹든지 물 없이 아무리 먹어도 체하지 않았다고 한다. 그분만이 아니다. 우리보다 나이 많으신 분들에게 수시로 듣고 자랐다. 사람은 누구나가 하루에 한 번쯤은 배가 고파야 건강하다고. 세 번이면 더 좋으련만 하루에 한 번이라도 배가 고파주어야 위장병이 없다. 다석 유영모 선생님 말씀이다. "끄니는 끊었다가 이어주는 것이야." 세 번 다 끼니를 거를 수는 없어도 하루에 한 번이라도 배고픔을 만들어 이어주도록 하면 위장이 건강하다.

그다음, 사랑할 때 나오는 침이다. 이 역시 소화도 시키고 해독도 시킨다. 사랑할 때 흘리는 침은 여자들보다 남자들이 더 잘 흘린다. 주로 남자가 여자를 침을 질질 흘리면서 쫓아간다. 실은 앞서간 여인도 침은 흘리지만 쫓아가는 쪽이 더 흘리기 마련이다.

옛날 문둥병이라 불렀던 나병 환자들 이야기다. 나병균이 침으로 전염된다고 한다. 그러나 부부 사이에는 전염이 안 된다고 내 형님께 들었다. 나병 환자들끼리 모여 사는 마을에 어릴 때부터 자주 갔다. 가서 보면 부부 사이에 한 사람은 환자고 한 사람은 건강한데, 같이 와서 사는 사람들이 더러 있는 것이 아니고 많이 있다. 혼인 서약에서 '잘 살 때나 못 살 때나 건강할 때나 병들 때나' 할 때 '나병을 제외하고'가 없었기에 병들어도 같이 사는 것이 부부 사이다.

실은 부부 사이에 건강할 때는 서로 의지 안 해도 된다. 병들 때 같이 살려고 결혼하는 것이다. 지금은 병이 나면 이혼을 하는데 그것은 이혼 사유가 되지 않는다. 또 판사가 이혼 판결 내려서도 안 된다. 그러려면 결혼은 왜 하고 결혼식은 무슨 의미가 있겠는가. 아무튼 사랑할 때 흘리는 침은 나병균도 이겨낼 수 있는 것이다. 부부 사이에 사랑하다 보면 한 사람이 병자니까 우리는 식기와 수저 따로 쓰고 수건도 같이 쓰지 말자, 더욱이 침구도 따로 쓰자, 이런 것 없다. 사랑하다 보면 입맞춤이 먼저다.

사랑할 때 나오는 침은 할머니가 어린 손자 밥 먹일 때 볼 수 있다. 이도 다 없고, 잘 닦지도 않는 이로 밥을 씹어서 손자에게 먹여준다. 이것을 본 애 엄마는 시어머니를 말릴 수도 없고 발만 동동 구른다. 그래도 손자는 병 안 난다. 지금은 안과를 가지만 옛날에는 눈병이 나서 오랫동안 안 고쳐지면 입으로 빨고 혀로 핥아주면 고쳐졌다. 그렇게 빨아서 나온 고름, 피고름은 물론 삼키지 않고 금방 뱉어냈다. 사랑하는 마음이 없고는 피고름 나는 종기를 빨 수가 없다. 모기나 벌레에 물린 자국도 침을 바르면 치료가 되기도 한다. 어린아이들에게 김치를 먹이려 하면 맵고 짜고 해서 못 먹는다. 어른들이 입으로 빨아서 먹여준다.

이제는 즐거울 때 나오는 침이다. 선생들이 열강을 할 때 입가에 침이 고이고, 앞자리에 앉아 있는 학생들에게 튀기기도 한다. 그 침은 받아먹을수록 좋다. 해독도 되고 소화도 된다. 부흥회 때 부흥강사들이 주로 침을 많이 튀긴다. 앞자리에 앉은 성도들에게 튀긴다. 그 침 받아먹을수록 좋다. 그래서 집회 때는 언제나 앞자리에 앉아야 은혜를 더 받는다고 한다. 은혜보다는 해독제를 많이 받아먹을수록 건강하다.

우리 시골집에서는 아침마다 죽을 먹었다. 아침부터 노는 사람들이 밥을 먹기는 배부르고 굶기는 허전하고 하니 죽을 먹었다. 한 가지 죽을 매일 먹으면 질린다. 콩죽 한 번 쌀죽 한 번, 야채죽 북어죽 조개죽 팥죽 녹두죽 콩나물죽 미역죽 아욱죽…, 쑤다 보면 다시 처음 먹었던 죽이 먹고 싶어진다. 이때 병원에서 판정해준 정신지체 장애인들의 죽 그릇은 언제나 물이 고인다. 어느 때는 "너 물 부었느냐?" "아니!" 이 정도다. 군침 때문이다. 아침마다 죽 그릇 보면 병원에 안 가도 정신지체 장애 등급을 알 수 있다. 나도 1급 따보려고 수시로 즐거운 마음 지니고 먹어도 따라갈 수가 없었다. 그도 젊었을 때는 가끔씩 가능했으나 늙고 나니 도저히 따라갈 수가 없다. 그래도 희망은 있다. 노망하면 가능할 테니까.

또 한 가지 남겨둔 침이 있다. 아무리 사랑할 때 즐거울 때 배고플 때 흘린 침도 결핵균은 이겨내지 못한다. 결핵균은 그처럼 독하다. 내가 폐결핵 환자들과 15년을 살면서 밥도 같이 먹고 잠도 같이 잘 때가 많았다. 물론 평소에는 생활을 약간 격리시키면서 한다 해도 환자가 죽음을 앞두고 있을 때는 격리 생활을 할 수가 없다. 결핵 환자들이 죽을 때는 모든 균을 다 뿜어내고 죽는다고 한다. 그렇다고 임종을 지켜보아야지 혼자 죽게 둘 수는 없는 것이다. 그러고 나서 시체는 치워야 한다. 뭐 1년에 한 번, 계절에 한 번이 아니고 1주일에 세 번, 어느 날은 하루에 세 명 죽을 때도 있었다. 그렇게 생활했어도 전염이 안 되었다. 나뿐이 아니다. 그 당시 결핵 환자들을 돌보았던 친구들은 물론이고 10년 이상 나이가 많아 90세가 넘도록 같이 살았던 이들이 지금까지 다 살아 있다. 그 이유는 최근 들어 알아냈다.

즐거움보다 한수 위인 기쁨이 있다. 그 기쁨을 설명하려면 간단하다. 자기를 위해 살면 즐겁고 자기 가족을 위해 살면 더 즐겁다. 그러나 자기 가족 외에 다른 사람을 위해 살거나 국가나 사회를 위해 살면 기기에는 기쁨이 있는 것이다. 즐거움 중에 하나가 먹는 것이다. 먹는 것도 혼자 먹을 때보다 사랑하는 사람과 같이 먹으면 더 즐겁다. 부부 사이나 자식들 부모님 조부모 손자들과 같이 먹으면 더 즐겁다. 여행 다니는 것 즐겁다. 혼자 가기보다는 사랑하는 사람과 같이, 가족과 같이, 부모님 모시고 조부모님 모시고 손자 손녀 증손들까지 같이 가면 더 즐겁다. 잠자는 것 즐겁다. 혼자 자는 것보다 사랑하는 사람과 같이 자면 더 즐겁다.

즐거움과 기쁨이 같을 것 같으나 다른 점이 있다. 즐거움은 오래가면 병이 나고, 기쁨은 오래갈수록 병이 치료가 된다. 기쁘게 살면 병 안 나고 오래 산다. 나는 기쁘게 못 살았으나 환자들과 장애인들과 평생 살다 보니 기쁘게 사는 사람 많이 보았다. 기쁘게 사는 사람들을 예부터 훌륭한 사람이라 했다. 어릴 적부터 내가 만난 사람들 중에 훌륭한 사람 많이 보았다. 그런데 그분들 공통점이 있다. 자기 가족들에게는 존경을 못 받는다. 식구들 챙기고 가족들 위해서 살다 보면 국가나 사회를 위해서 몸 바쳐 살아갈 시간이 없는 것이다. 돈이 생겨도 타인을 위해서 써야 하기에 가족들은 그분을 미워할 수밖에 없다.

아무튼 훌륭한 사람들이라기보다 기쁘게 사는 사람들과 언제나 함께 살았다. 지금도 살고 있다. 우리 집에 같이 사는 노인들 100세 못 채우고 97세에 돌아가셨으나 그중에 한맹순 권사님은 무척 기쁘게 사시다가 지난해 108세에 돌아가셨다. 그냥 돌아가신 것이 아니고 천국으로 돌아가셨다. 나 또한 기쁘게 더 기쁘게 살고 싶으나 잘 안된다. 기쁘게 사는 척은 잘했고, 지금도 하고 있다.

겨드랑이 멍울과 맹장염

지금은 병원이 있어 상처가 나면 금방금방 고쳐내지만 옛날에는 상처가 나면 자연히 고쳐지기를 기다렸다. 손가락이나 팔목에 상처가 오래가면 겨드랑이에 멍울이 생긴다. 발가락이나 발목에 상처가 오래가면 다리 위 몸통 시작 부위인 샅에 멍울이 생긴다. 이런 멍울은 몸에 적이 들어왔으니 막으려고 뭉쳐진 것이다. 그러니까 적을 막으려는 의병들로 보면 된다.

겨드랑이 멍울은 여성들이 아기들 젖 먹일 때도 나타난다. 젖 양이 많아서 아기가 다 빨아내지 못할 때도 생겨나지만 그것은 염려할 것 없다. 유방암에 걸려도 생겨난다. 이때 생겨난 멍울은 유방암이 고쳐지면 없어지는데, 경험 없는 의사는 전이된 줄 알고 수술할 때 함께 잘라낸다. 그것은 적과 의병을 같이 소탕해내는 경우와 같다.

어디가 아픈지 모르게 몸이 약해지면 의병은 갑상선에 뭉쳐 있다. 갑상선에 모인 의병은 몸만 건강해지면 자연히 해산한다. 갑상선은 호르몬을 내보내 체온 유지, 적혈구 생성 등 몸의 대사를 조절하고 특히 어린아이의 성장에 큰 역할을 한다. 이 외에도 몇천 가지 일을 하고 있으나 내가 알기로는 그 정도다. 갑상선 수술을 하면 갑상선이 하는 일을 대신해 한평생 약을 먹어야 한다. 그러나 오래 먹어 부작용이 없는 약은 없다. 갑상선은 수술 안 하고 견딜 수 있으면 하지 말아야 한다.

오장에 탈이 나면 맹장에 의병이 모인다. 내가 40년 전에 '맹장은 꼭 필요한 장기다'라는 제목으로 글을 썼다. 그때만 해도 필요 없는 장기라고 너도나도 쉽게 떼어내고 있었다. 그러나 필요 없는 장기가 몸에 붙어 있을 수 없다는 것이 내 생각이었다.

우리 집에 26세 된 처녀가 있었다. 새벽에 맹장염으로 배가 아파 구른다. 절친한 의사에게 전화하니 빨리 데리고 오라 한다. 수술을 하려면 목욕이라도 하고 가려고 목욕을 하고 나니 약간 가라앉는다. 다시 의사에게 전화하니 그러면 내일 아침에 오라 한다. 새벽에 의사 깨우면 신경질 내고 투덜거린다. 다음 날 아침이 되니 아픈 곳이 없어진다. 지금은 안 아프다고 하니 그러면 오지 말라는 것이다. 그러나 이유를 알아야겠다. 그날 저녁 비빔밥에 고추장을 세 숟가락 넣어 비비는 것을 보았다. 그 지나친 매운맛을 신장이 걸러내려고 고생을 하니 맹장께서 신장 고생하는 것을 도와주려고 백혈구를 양성한 것이다.

며칠 후 그 여성이 저녁 먹을 때 고추장 두 숟가락을 넣고 비빈다. '오늘밤 또 맹장염으로 고생하겠구나' 했더니, 또다시 새벽에 배가 아프다고 한다. 목욕하고 물 마시게 하자 가라앉는다. 그 후 고추장 등 너무 매운 것을 먹지 말라고 하고 나서 지금까지 이상이 없다. 목욕을 하니 피부로 물을 흡수해서 신장을 도와주었고, 물을 마시니 역시 신장에 도움을 준 것이다.

그 무렵, 고흥에서 또 전화가 온다. 맹장염이라고. "너 장이 어디가 안 좋은지 빨리 찾아봐.”“저 장 튼튼해요.”“전화 끊고 찾아봐.” 잠시 후 전화가 다시 온다. 발바닥에 열이 많이 나서 한약을 먹었더니 한약에 부자附子가 많이 들어가서 배탈이 3일간 났다는 것이다. 배탈이 난 것은 이 역시 적이 들어오니 맹장이 의병을 일으킨 것이다. 부자가 독이라서 빨리 밖으로 나가라는 신호다. 부자의 독을 해독시키려면 녹두죽이면 된다. 장이 편안해지니 맹장염이 가라앉는다. 건장하고 젊은 청년이 맹장염이다. 알아보니 건강한 몸으로 일을 오래 하고 밥을 한 번에 두세 그릇씩 먹는다. 이것도 병이라서 맹장이 발동한다. “너 밥 조금씩 자주 먹어.” 이것이 처방이다.

95세 된 할머니가 맹장염으로 데굴거리신다. 병원에 전화하니 90세 넘으면 수술 안 해준다고 장례 준비나 하란다. 가만히 지켜보니 체하신 것이다. 빨리 체를 내려 드렸더니 회복된다. 몇 년 전 의대 다니는 형님 손자 일이다. 호주로 유학 떠나려는데, 며느리에게서 전화가 온다. “성민이 월요일 날 맹장 수술해요.”“전화 바꿔주어라.”“너 지금 수술하려고 굶고 있지?”“네.”“그러면 월요일 아침에 담당 의사더러 사진 한 번 더 찍고 수술하자고 해.” 그러고는 잊고 있었다. 월요일에 수술 안 하고 퇴원했기 때문이다.

어떤 증세이든 맹장염은 복막염 아니고는 3일 굶으면 고쳐진다. 다시 정리하면 고추장 세 숟가락 때문에 생겨난 맹장염도 3일 굶으면 희석되어 편안해진다. 한약 때문에 생겨난 맹장염도 3일 굶으면 한약을 안 먹기에 고쳐진다. 한 번에 밥 두세 그릇 먹어 맹장염 생겼어도 3일 굶으면 가라앉는다. 체해서 생겨난 맹장염도 3일 굶으면 편안해진다. 손자 녀석은 원인은 몰라도 3일 굶어서 고쳐졌다. 후에 손자 만나서 지금까지 경험을 설명했더니 금방 알아듣는다. 호주로 유학 간 뒤에 근무 잘하고 있다. 이

같은 내용을 의사에게 이야기하고서 의학계에 올리라고 했다. 맹장은 꼭
필요한 장기라고.

쑥

내 머릿속에 쑥이 기억나는 것은 6·25 때부터다. 전쟁 때인지라 먹을 것이 없어 쑥으로 연명했다. 평야에서 자란 나였지만 그 쑥마저도 없어서 못 먹었다. 우리 고향에서는 쑥 뜯어 온다고 안 하고 쑥 캐 온다고 했다. 내 고향은 평야라서 논둑이 있어도 경계 정도이고 밭둑도 별로 없다. 주인이 다른 밭끼리 돌 몇 개 놓고 경계 표시를 한 곳도 있었다. 논둑 밭둑에 난 쑥이란 조금 있고 그 쑥마저도 주인이 지킨다. 그래도 칼 들고 바구니 들고 이른 봄에 쑥 캐러 간다. 칼끝으로 뿌리 부분까지 뜯는 건지 캐는 건지, 캐는 쪽에 가까워서 쑥 캐 온다고 했다.

연명할 쑥마저 주변에 없을 때 어머니께서는 이웃집 아주머니들과 봄이 되면 30리 밖까지 쑥 캐러 간다고 다녀오신다. 아침 일찍 떠나면 밤늦게 돌아오신다. 그곳 마을에는 산이나 논둑 밭둑에 쑥이 널려 있다고 하신다. 신기한 이야기로 들렸다.

쑥이 귀한 평야에서 자란 나는 주로 콩잎 말려놓은 것을 먹고 자랐다. 학자들은 쑥이나 콩잎을 분석하면서 쑥에는 비타민S니 콩잎에는 비타민R

이 있다느니 하면서 영양이 어떻고 하겠으나 쑥은 써서 싫고 콩잎은 껄끄럽고 질겨서 씹다 보면 넘어가지 않아 오래 씹다 뱉을 때도 있다. 쑥이나 콩잎에 쌀이나 좁쌀을 많이 넣어 50 대 50만 되어도 먹을 만하지만 콩잎 9와 쌀 1을 배합해서 익혀놓았다고 생각해보자. 이름하여 콩잎 밥이란다. 이런 쑥밥, 콩잎 밥을 가끔씩이 아니고 명절이나 부잣집에 일하러 가서 얻어먹는 것을 제외하면 1년 내내, 15년 내내 먹어왔다고 상상만 해보자. 나는 15년이지만 부모님은 30년, 50년 동안 그렇게 살아오셨다. 그처럼 지겨운 쑥이 고향을 떠나니 온 산과 들판에 깔려 있다. 더 나아가서 여름철이면 쑥과 싸워야 한다. 아니, 가까이해야 한다. 앞으로도 지겹게 더 먹어주어야 한다.

내가 어릴 적에 병원이나 약국은 없었다. 병이 나면 가까이 있는 쑥을 약으로 썼다. 어른들도 그래왔으나 어른들께 들은 바도 없으니 그냥 써왔다. 그래서 낫는 줄도 몰랐다. 낫질하다 손을 베거나 상처가 났을 때 그냥 가까이 있는 쑥을 뜯어 비벼서 즙이 생기면 그대로 붙여두는데, 2~3일 지나면 작은 상처는 곧 낫는다. 코피가 날 때는 쑥 잎을 비벼 즙이 생기면 그것으로 코를 막으면 코피가 멎었다. 『동의보감』을 찾아 읽거나 무슨 백과사전, 약학 사전, 어느 교수의 말, 읽어보지도 않았다. 지금도 상처가 나면 쑥 잎을 비벼서 막는다.

지금 생각해보니 지혈제로 좋은 명약이었다. 단오 때가 되면 어른들이 쑥을 엮어 비 안 맞는 처마 밑에 말려두는 것을 보았다. 배가 아프면 그때그때 쑥을 뜯어 즙을 내서 먹고 지냈다. 배가 아프다는 것은 막연한 이야기다. 배의 어느 부위가 아프냐에 따라 병이 다르다. 주로 배꼽 위 부분이 아픈 것은 위장병이다. 위장병도 여러 가지다. 위벽이 헌 것은 위궤양이고 위벽에 염증이 있는 것은 위염이다. 이때 쑥을 먹으면 위염이나 위궤

양 치료가 되는 것이었다.

음식을 많이 먹어 소화가 안 될 때도 쑥을 먹으면 소화가 잘되어 고쳐졌을 것이다. 명치 밑으로 위가 있고 간이 위를 덮고 있다. 간은 여간해서 아프다고 하지 않는다. 간이 아프다는 것은 죽음이 가까이 왔다는 신호다. 다만 간에 박혀 있는 쓸개가 병이 나면 그때 간이 아픈 신호를 하게 된다. 이때 쑥이 좋다고 한다. 위에 붙어 있는 넓고 길쭉하고 약 한 뼘쯤 되는 장기가 있는데 이 장기를 비장 또는 지라라고 한다. 이 지라가 피를 걸러내고, 지라와 같이 있는 췌장이 인슐린을 만든다고 한다. 이때도 쑥이 도움을 준다. 무엇보다도 소장, 대장이 하는 일을 돕는 데 쑥이 한몫 크게 한다. 배가 아플 때 배 전체가 아픈 것은 장이 나빠서 아픈 것이다. 배탈이 자주 나서 설사를 하는 사람들은 주로 쓸개 액이 부족해서다. 쓸개즙은 쓴 음식이 만들어내지 단 음식이 쓸개즙을 만들 수는 없다. 무엇보다도 쑥을 먹으면 쓸개즙이 많이 생겨나서 배탈이 났을 때 설사가 멎게 되는 것이다.

배가 아플 때 배꼽 밑이 아픈 것은 방광 때문이다. 이때도 쑥이 이뇨역할을 하게 되니 안 아프다. 배꼽 왼쪽과 오른쪽 아랫부분이 아픈 것은 주로 여성들의 자궁병이다. 쑥을 먹으면 배꼽 양쪽 배가 아픈 증세도 고쳐진다. 배꼽 오른쪽 부위가 아픈 것은 맹장염이다. 지금은 충수돌기염이라고 한다. 내가 보는 맹장염은 위장이나 신장에 이상이 있을 때 맹장이 감지기 역할을 하면서 그 병을 이겨내려고 애쓰는 증상이다. 위나 신장에 이상이 있을 때 쑥을 먹고 고쳐지면 맹장은 염증이 생기기 전에 고쳐질 수 있다. 이 모든 것을 종합해보면 배 아플 때 쑥을 먹으면 고쳐지게 되는 것이다.

쑥의 종류

우리나라 자생쑥은 30여 가지나 되는데 식용과 약용으로 구분해서 사용하고 있다. 일본 히로시마 원자폭탄 투하 후 가장 먼저 살아나 싹을 틔운 식물로도 유명하다. 요즈음 식용 쑥 계통은 애엽艾葉, 약용 계통은 인진호茵蔯蒿(인진쑥)로, 뜸쑥은 싸주아리로 대별된다. 유럽이나 러시아에서 웜우드라고 부르는 쑥은 독성이 강해 쓸 수 없다. 프랑스나 독일 등지의 쑥은 간질 발작, 환각의 부작용이 있는데, 이를 원료로 한 유명한 압생트 absinthe 술은 중독되면 부작용이 나타나 간질 발작으로 목숨을 잃거나 자살하는 사례가 많다고 한다.

우리나라에서는 좋은 쑥의 기준이나 조건으로 드는 것이 있다. 바닷바람을 맞고 자라며 줄기는 가늘고 키는 30센티미터를 넘지 않는 것, 잎줄기에 흰 털이 있으면서 잎에 연한 누런빛이 도는 것, 대궁 하나에 여러 줄기가 모여 나고 향이 순하여 독하지 않은 것이다. 삼월삼짇날(음력 3월 3일)과 오월 단오(음력 5월 5일) 무렵 뜯어 말린다고 했고, 생것은 차갑고 묵힌 것은 따뜻하다.

쑥은 오래 묵힐수록 좋은 약초 가운데 하나다. 맹자는 "7년 묵은 병에 3년 묵은 쑥 구한다"는 말을 했고, 잎 부분이 밑으로 처지게 성글게 엮어 매달아 완전히 말리지 않은 상태로 통풍 좋은 한지에 싸서 무겁게 눌러 놓으면, 수분이 약간 있는 상태에서 발효되어 질 좋은 쑥을 얻는다. 쑥을 말릴 때 주의할 사항은 곰팡이가 피지 않게 해야 하고, 적기에 채취된 것을 써야 한다는 것이다. 시기가 이르면 약성이 미미하고 늦으면 독성을 띤다. 예를 들어 3월 인진쑥은 능히 병을 고치지만 4월 제비쑥은 불쏘시개밖에 안 된다.

인진쑥 이외에 뜸이나 약쑥으로 유명한 우리나라 쑥은 강화도, 인천 앞

바다의 자월도, 서북단의 백령도, 넓게는 남양반도 산에서 나는 싸주아리 쑥이 있다. 강화도 약쑥은 사자발 쑥으로 알려졌는데, 세분하면 마니산 쑥, 길상산 쑥, 해명산 쑥이 강화도 3대 약쑥으로 알려져 있다. 싸주아리 쑥은 싸자리라고도 불린다. 줄기가 다소 굵고 곧게 자라고(70센티미터 안팎), 잎 모습이 사자 발바닥 모양으로 단순히 갈라져 있고, 끝이 뾰족하면서 약간 위로 오므라진 형태이다. 전통 싸주아리는 잎 모습이 새 날개 모양이면서 평평하고 줄기가 부드럽고 흰색이다(30~50센티미터). 싸주아리는 털이 보송보송한 경우도 있는데, 냄새가 독하지 않고 무척 향기롭다(박하 향이 섞인 듯하다). 다른 쑥은 말리면 줄기가 검어지지만 이것은 누런빛을 띄는 게 보통이다. 강화 쑥은 강화도를 벗어나면 모습 자체가 변형되면서 고유의 향이 사라진다고 한다.

이 외에 많이 볼 수 있는 쑥은 사철쑥과 거의 흡사한 비쑥이 있다. 주로 중남부의 모래와 자갈 섞인 염습지에 많고 신장결석을 용해시키는 데나 여성 질병, 즉 요도염, 산후 하혈, 자궁출혈, 신경쇠약, 두통에 많이 써왔다. 비쑥은 겨울에 지상부가 죽고, 사철쑥은 죽지 않는 걸로 구분한다. 사철쑥은 황달 치료에 유명하며 지방간, 간경화, 간암에도 사용되고 있다. 사철쑥은 냇가의 모래밭에서도 볼 수 있다.

산에 가서 많이 만나는 쑥에는 제비쑥이 있다. 식용과 약용으로 열을 내려 염증과 음허화왕陰虛火旺(체내에 음액이 지나치게 소모되어 밤중에 열과 식은땀이 나는 증상)을 치료하며 눈과 얼굴색을 좋게 한다고 알려졌다. 간경변과 간열 증상에 많이 써왔다. 색이 일반 쑥보다 짙푸른 색이라 쉽게 눈에 들어온다.

우리 주변에 제일 흔한 쑥은 참쑥과 물쑥이다. 물쑥은 습지나 냇가, 강가에 많고 잎이 길게 갈라져 있어 찾기 쉽다. 15~20센티미터 정도 크기인 참쑥은 뜸쑥과 산후조리용으로 써왔고 떡과 국에도 넣는 가장 일반적인 쑥이다. 잎의 뒷부분에 잔털이 많아 흰빛이 감돈다. 물쑥 중에 잎이 갈라지지 않은 것은 외잎 물쑥이라고 한다. 물쑥의 연한 줄기와 잎을 묵이나 청포에 섞어 무친 것을 누호채라 하고, 차는 누호차라 하여 옛날부터 알려져 있다. 간 기능 보호와 통경에 써왔다. 물쑥은 도심지에도 습한 물가에 비교적 많다.

이 외에도 산지에서 간간히 보이는 맑은대쑥(개제비쑥, 암려)과 길가나 빈터, 폐가 터, 강가 등에 무성히 자라서 '쑥대밭'이라는 표현의 원조 격인 뺑쑥(뺑대쑥)과 개똥쑥(잔잎 쑥, 개땅 쑥)이 있다. 맑은대쑥의 아주 어린 새싹은 망초와 거의 흡사하다.

쑥의 효능 및 활용

쑥은 식품으로서 무기질과 비타민이 대단히 많고, 약효는 방향성 정유 성분에서 온다고 한다. '에센셜 오일Essential oil'이라고도 하는 정유 성분의 25~30퍼센트가 '시네올Cineol'이라는 성분으로, 향기의 주성분이며 살균과 살충 작용이 있어 모깃불로도 피우고 황색 포도상구균, 대장균, 용혈성 연쇄상구균의 살균도 가능해 지혈과 피부병, 상처에도 많이 써왔다.

쑥의 효능을 대별하면 파혈破血 작용과 청혈 및 생혈 작용, 혈관을 튼튼히 하는 작용이다. 그래서 중풍, 뇌출혈, 뇌경색, 동맥경화 등에 많이 사용했다. 혈압이 높아도 쑥차를 마시면 혈관이 튼튼해져 혈관 파열을 막을 수 있다는 이야기도 전해진다. 간장 질환, 위장 질환, 여성 질환 등에 폭넓게 써왔다. 봄의 새싹 생즙으로 고혈압과 신경통에도 이용해왔으며 데쳐서 냉동보관해 쓰기도 하고 쑥 조청이나 환으로 만들이 먹기도 한다.

이 외에 쑥은 쑥차, 쑥엿, 쑥 술, 쑥 식초, 쑥 염색(옷감), 쑥 이불 등에도 사용되고 있다. 보통 차로 마시는 것이 일반적인데 하루 1~2그램을 뜨거운 물로 우리거나 2~3분 끓여서 조금씩 수시로 마시면 된다. 질이 좋은 쑥은 0.1~0.2그램만 써도 잘 우러나와서 맛과 향이 좋으므로 적게 써도 된다. 허준은 쑥을 의초醫草라 불렀다.

나는 쑥을 몸을 따뜻하게 하는 데나 지혈제로 자주 써왔다. 몸이 차가운 여인들은 냉증이 심하고 대하증도 있고 자궁이 차가워 임신이 잘 안된다. 어렵게 임신이 된다 해도 몸이 계속 차면 자궁 온도가 맞지 않아 유산하기 쉽다. 또 아이가 태어나도 음 체질로 태어나 평생 병을 앓고 살기 쉽다. 몸이 찬 사람에게 첫 번째 권하고 싶은 음식물이 쑥이다. 몸이 차가운 사람은 쑥차가 좋다. 옛 우리 어른들은 좋은 약 있으면 한 번에 많이 먹고 무슨 병을 한 번에 고치려고 한다. 쑥을 먹을 때 즙을 내서 쓰디쓰게 그것도 한 그릇 가득 담아 단번에 마신다. 이렇게 되면 약 성분이 너무 진하여 간에 무리가 간다. 또 간이 다 소화시키지 못하고 나머지는 배출시킨다. 쑥이 아깝다. 연하게 조금씩 자주 먹는 것이 좋다. 마른 쑥일 경우는 쑥차 정도면 좋겠다. 좀 아쉬우면 약간 쓰게 해서 한 공기 정도가 좋겠다. 여기다 꿀을 타서 먹으면 아주 좋다. 하루에 3~4번 정도면 족하다.

여기서 주의할 것이 있다. 쑥이란 몸에 열을 올리는 데 좋은 식품이지만 지혈 작용을 하게 되니 젊은 여성들은 달력을 쳐다보고 마셔야 한다. 월경 전에 쑥차를 마시면 지혈이 되기 때문에 월경 날짜가 늦어진다. 계속해서 마시면 계속 늦어지기도 하고 양이 많은 여인들은 날 가는 것을 참다못해 나오기는 하지만 피가 덩어리져서 나오기도 한다.

나는 여자가 아니니 짐작으로, 쑥차를 마시려면 월경 끝나고 20일 먹고 기다렸다가 다음 달 월경이 끝나면 다시 먹으라고 했다. 이 말 듣고 예민한 처녀가 마셔보더니 월경 끝내고 20일이 아니고 12일이란다. 쑥차나 쑥 즙만이 아니고 이른 봄에 쑥국도 마찬가지이고 쑥떡이나 쑥버무리도 마찬가지다. 무슨 행사 때마다 절편을 많이 해 오는데 절편 중에 쑥 절편이 절반 섞여 나오기도 한다. 이때도 젊은 여인들은 자기의 월경 날짜를 기억하고 있다가 보름 정도 남아 있으면 먹지 말아야 한다. 그렇다면 젊은 여인들 중 3분의 2는 먹을 자격이 없다. 내가 유심히 보니 젊은 여인들 쑥떡 보면 아무 생각 없이 먼저 집어 먹는다.

봄이 되면 봄나물 중에 달래, 냉이, 고들빼기 다음으로 쑥이 나온다. 이른 봄에 쑥이 나오면 맨 먼저 쑥국을 끓여 먹는다. 이 쑥국도 젊은 여인들은 달력 보면서 먹어야 한다. 요즈음에는 자기가 들고 다니는 전화기에 날짜 입력해놓고 월경 끝난 뒤 12일 지나서 쑥으로 된 음식이 나타나면 신호가 울리도록 장치를 해놓는 것이 좋을 듯하다. 요즈음 젊은 여인들은 그럴 수 있으나 옛날 우리 어머니께서는 어떠셨는지 궁금하다. 이른 봄만 되면 쑥을 캐 오시고, 나나 내 누이동생까지 쑥 캐 오라고 시켜서 캐 오면 곧바로 쑥국을 끓여주셨다. 쑥이 자라면 바로 쑥버무리도 하셨고, 식량이 없는지라 쑥을 많이 넣고 밥도 짓고 떡도 해 먹었다. 봄에 쑥을 자주 먹으니 월경불순으로 인해서 배란기가 맞지 않아 임신이 안 될 수도 있었다. 그때마다 어머님의 월경 날짜가 잘 맞으셨는지 궁금하다. 아무튼 우리 형제간이나 가족들 중에는 봄 생일이 없다.

지난 겨울 제주공항에서 비행기 타기 전 코피를 두 시간 흘렸다. 옆 사람더러 쑥 뜯어 오라고 해서 씹어 먹고 지혈을 시켜 비행기 타고 왔다. 지금까지 코피 안 흘린다.

쑥은 몸을 따뜻하게 하는 음식으로 산나물도 되고 들나물도 되고 약까지 되는 식물로서 제일이다. 몸을 따뜻하게 하는 채소 중에서는 또 마늘을 들 수 있다. 산마늘도 있는데 산마늘이 들에서 재배한 마늘보다 훨씬 효과가 좋다. 신화이기는 하지만 쑥과 마늘을 먹지 않고는 백두산 부근 굴 속에서 살아남을 수가 없었을 것이다.

쑥을 식용으로 먹으려면 어린잎일수록 좋으나 약용으로 쓰려면 단오 때가 좋다. 약이 올라야 좋다. 약용은 그늘에 말려두었다 쓰는 것이 좋다. 지난해부터는 김매다가 쑥이 나오면 뿌리째 캐서 말려둔다. 쑥 잎보다는 뿌리가 더 효과가 있을 것 같다. 쑥이 좋다는 말만 늘어놓았지 나 역시 몸이 차가운 체질이라서 쑥을 먹어야 하지만 여름부터 한 차례도 못 먹었다. 글을 쓰다가 헛간에 여름에 말려둔 쑥 뿌리를 달여 먹고 있다. 지금 또 나가서 주전자에 삶아놓은 쑥을 마시련다.

쑥 잘 먹어야 한다

내가 경기도에 10년 정도 살았다. 그때는 내가 침쟁이로 이름이 있었다. 경기도 양주 장흥에 살 때였다. 침 중에서도 독사에 물렸을 때 잘 고친다는 소문이 있었고 이웃 마을뿐 아니라 서울 시내에서도 승용차 타고고치러 올 때였다. 같은 마을 친구 동생이 독사에 물려 서울대학 병원에갔는데 결국은 고쳐서 살기는 했으나 한쪽 발목을 못 쓰게 되었다. 그 친구더러 왜 나를 두고 서울대 병원에 가서 동생을 그렇게 만들었느냐고 싫은 소리를 했다. 그리고 그날 밤, 이번에는 그 친구가 독사에 물린 것이다. 다리를 저는 동생이 2킬로미터가 넘는 고갯길을 넘어와 나더러 형님이 독사에 물렸으니 침으로 고쳐달라고 한다.

독사에 물렸을 때 지금은 병원에서 해독제 맞으면 금방 해독이 된다. 그러나 1970년대에는 그런 주사가 없었다. 독사에 물리면 우선 헝겊을 길게 찢어 상처 부위에서 심장 가까운 곳을 묶어서 피를 빨리 못 돌게 묶어야 한다. 그리고 상처를 내서 피를 흘리게 해야 한다.

응급처치로 입으로 상처를 빨아낸다고 하지만 그것은 안 된다. 입 안에 상처가 있는 사람은 안 된다. 독사 물린 사람은 살고 빨아준 사람이 죽었던 예도 있다. 입으로 빨지 말고, 요즘 흔한 부황기로 뽑아내면 좋다.

옛날에는 부황기가 없어 소주잔에 솜을 넣고 불을 붙여서 상처에 대면 부황처럼 빨아냈다. 소주잔보다 조금 큰 컵이면 좋으나 손등이나 발등이나 발목에 부황기 대서 빨아내라고 독사가 넓은 부위를 골라서 물어주지 않는다. 꼭 부황기 대기 어려운 손가락, 발가락, 발목 등을 문다. 이때 부은 곳을 가는 침으로 찌르면 피가 나지 않는다. 넓은 침이어야 하고, 옛날에는 면도날로 상처를 넓게 냈다. 그것은 독사의 독물이 금방 상처를 아물게 하기 때문이다. 부황기 뗄 때마다 다시 침으로 상처를 내야 하고 부은 곳을 찌르면 평소보다 배나 더 아프다.

빨리 찔러 상처를 내주는 것이 내가 독사에 물린 친구를 도와주는 것이다. 그래서 빨리빨리 침을 찌르다 보니 대동맥이 찔려서 피가 30~40센티미터 정도 솟는다. 원래 혈관주사를 놓다 보면 핏줄은 저도 살려고 주사 바늘을 피한다. 주사 놓는 데 서투른 간호사가 핏줄을 찾으려면 핏줄이 금방 가늘어진다. 내가 빨리빨리 급하게 찌르다 보니 동맥 줄이 피하지 못하고 피를 뿜어낸다. 손가락으로 막고 있다가 한참 후에 떼니 또 피가 솟는다.

이제는 내가 겁을 먹었다. 지혈을 못 시키면 이 상태로 병원에 가서 지혈을 해야 되는데 침술을 사용했기에 의사는 불법 의료 행위로 고발을 해야 하고, 나는 무면허 의료 행위를 했기에 구속, 벌금, 징역 등으로 처벌을 받아야 할 판이다. 그런 생각을 하니 겁을 먹었다. 그러나 친구 앞에서 겁먹은 모습을 보이면 그 친구는 더욱 놀라 피가 더 빨리 돌고 그러면 동맥에서 피가 더 세게 솟아날 것은 뻔한 현실. 친구 앞에서 겁먹지 않고 태연한 척 농담도 하면서 친구 여동생더러 어둡지만 등불 들고 쑥을 뜯어 오라고 했다. 뜯어온 쑥을 짓이겨 물이 나오도록 해서 동맥에 대고 잠깐 있다 떼어내니 지혈이 되었다. 그다음부터는 침을 천천히 찌르게 되었다. 몇 년 후 운천의 최 외과 원장님에게 이 말을 했더니 그냥 두어도 스스로 지혈이 된다고 하신다.

몸이 차고 특히 아랫배가 찬 여성들은 쑥차를 마시면 특효약이다. 우리 옛 어른들은 약을 너무나 진하게 먹는다. 쑥도 즙을 내 아주 쓰게 해서 그것도 한 대접을 한 번에 마신다. 그래서 배탈이 난다. 지나치게 많이 먹으면 빨리 밖으로 배출시켜야 살겠기에 배탈이 난다. 생 쑥보다 마른 쑥이 더 좋고 연하게 달여 약간 쓴맛이 나도록 우려서 쑥차보다 조금 진하게 마시는 것이 좋다. 여기다 꿀을 타 먹으면 효과는 배다.

쑥은 그냥 쓴맛이 있고 맛은 없으나 우리 몸에 좋은 성분들이 있다. 우선 소화가 잘되니 위장에 좋고 동맥경화, 당뇨, 담석, 장 질환에 좋은 성분이 들어 있다. 먹고 나면 열이 나니 폐 질환에도 좋고 밥 잘 먹고 배변 잘되니 그대로 힘이 생기고 피가 맑아지니 정신 상태까지도 좋아진다. 떡도 해 먹고 밥도 해 먹고 국도 끓이고, 무쳐 먹고 삶아 먹고 지져 먹고 부쳐 먹고 쪄 먹고, 생으로 먹고 즙도 내 먹고 차로도 마신다. 쑥은 외과, 내과, 소아과, 피부과, 재활의학과, 비뇨기과, 가정의학과, 응급의학과…, 이용만 잘하면 모든 과에 다 쓸 수 있다. 특히 산부인과에 제일 좋고 죽은 부인과는 안 된다.

고배를 마시자

고배苦杯 하면 익모초 즙이 생각난다. 익모초는 쓴 풀이다. 쓴 생각만 난다. 어릴 적 할머니께서 단옷날이면 아침에 익모초 즙을 한 주발씩 마시게 한다. 어른들은 사기대접에 3분의 2쯤 마시게 하고, 아이들은 대접보다 작은 주발로 한 그릇씩 마시도록 하셨다. 주발이 지금은 자주 쓰는 그릇이 아니라서 지금 쓰는 공기 그릇으로 생각하면 분량이 같을 것이다. 물론 쓴 음식 먹기 싫다. 하지만 그때는 나뿐 아니라 모든 아이들이 어른들이 먹으라는 음식은 무조건 먹었다. 또 안 먹을 수도 없다. 안 먹으려고 용을 써보아도 어른들이 붙들고 억지로 먹이니 버티다 먹기보다 일찍이 자진해서 참고 고배를 마시면 칭찬이 따른다. 떼쓰다 꾸지람 듣고 매 맞고 붙들려 마시느니 자진해서 마시고 칭찬 듣는 편이 더 좋다.

단오는 큰 명절이라는 것을 교과서에서 보았다. 내가 어릴 적에는 단오와 6·25 전쟁이 겹쳤다. 금년의 단오는 6월 2일이지만 어느 때는 6월 말이기도 하다. 내가 1945년생이고 1950년에 6·25 전쟁이 시작되었으니 6세였고, 실은 5년 후였다. 이때 명절을 찾는다는 것은 새삼스러운 일이었다. 단오는 4대 명절로서 설날 한식 단오 추석이라 하지만 한식은 찬밥 먹고 일하는 날이었고, 단오는 내가 자랄 때는 명절이라고 쉴 수가 없어 잊혀졌다. 한창 보리타작하느라 명절 찾을 겨를이 없었다. 보릿고개를 넘기고야 보리를 먹을 수 있었다. 단오에는 수리취떡을 해 먹는다고는 들었으나 내가 자란 평야에서는 수리취를 못 보았다. 취나물이 여러 가지가 있으나 수리취는 귀한 취였는데 나물로서는 질기고 맛이 없고 떡으로는 맛이 있다. 단오를 수릿날이라고도 했기에 취나물이 수리취가 된 것이다.

단오는 중국에서 수입해 온 명절이라도 부자들의 명절이었다. 단옷날 쉬는 것은 정작 이곳 강원도에서 살면서 겪어보았지만 지금은 잊혀져가고 있다. 부잣집에서는 수리취떡을 해 먹었어도 가난하게 자란 나는 쌀이 없어 떡을 먹을 수가 없었다. 이웃집 좀 잘사는 친척 집에서 쑥떡 해 먹는 것을 보기만 했다.

다시 본론으로 돌아간다. 내가 16~17세 될 무렵 여름만 되면 6~7일 동안 입맛이 없고 일을 많이 해도 배가 고프지 않고 땀만 나고 음식을 먹을 수가 없었다. 해결책으로 입맛 없이 한 주간 고생했던 때가 다가오면 미리 3~4일 금식을 하고 나니 고쳐졌다. 후에 알고 보았더니 단오 때 익모초 즙을 먹지 않았던 것이다. 그 후로는 단오 때 내 스스로 익모초 즙을 내어 먹고서 그 증세가 없어졌다.

나는 한평생 사생활 없이 살았다. 1980년 초부터는 '시골집'이라는 이름 아래 여럿이 같이 살았다. 80세가 넘으신 이복단 할머니께서 단오 때가 되면 익모초 즙을 내서 온 식구들이 먹도록 하셨다. 아이들도 다 마셨다. 그 할머니가 97세에 돌아가시니 임문순 할머니께서 이어서 해주셨다. 임문순 할머니가 역시 97세에 돌아가셨다. 그 뒤로 한맹순 할머니께서 해주시다 성남으로 가셔서 108세에 돌아가셨고, 그 후로는 내가 몇 년 해오다가 나는 97세 되기 한참도 전인 67세에 이애리라는, 노인도 아니고 중년도 아닌 50대 준노인에게 넘겨주게 되었다. 넘겨준 것도 아니다. 나보다 앞서 준비해서 식구들을 먹이고 있다.

백과사전이나 인터넷에는 익모초가 여인들에게 좋은 풀이라고 하지만 내가 어릴 적에 어른들에게 듣기로는 배 아플 때 어머니보다 좋은 풀이라서 더할 익益, 어미 모母, 풀 초草라고 들었다. 여인들에게 물론 좋다. 그렇다고 남인들은 안 먹어도 된다며 안 먹을까 봐서 쓴 말이다.

모세가 이집트에서 이스라엘 백성들을 데리고 떠날 때 제일 큰 고민이 두 가지였다. 첫째는 우선 배고픈 것이었다. 배고픈 문제의 해결책은 누룩을 넣지 않고 빵을 쪄 먹는 것이다. 누룩이란 빵을 부풀게 하는 첨가물이다. 유산균이다. 가성소다苛性soda나 이스트라고 번역해야 하지만 『성경』을 번역할 당시 빵도 잘 몰라서 떡이라고 했고, 떡도 양반들이 번역하면서 떡 병餠 자를 썼는데, 없을 무無에 누룩 교酵를 써서 누룩 넣지 않는 떡을 무교병이라 했다. 지금 번역한다면 이스트 없는 빵이다. 효모가 들어 있지 않은 빵을 먹어야 소화가 안 되고, 오랫동안 도망칠 수가 있다. 물론 허락받고 출발한 노예해방이었으나 보내놓고 보니 너무 아까워서 다시 쫓아가는 것이다.

그다음, 병이 날까 봐서 걱정이다. 모세는 의학 공부는 안 했어도 광야에서 40년 동안 건강 지키면서 살아가느라고 터득한 바가 있다 스스로 터득한 것도 있었으나 장인에게 배운 바도 있고 장모님께 배운 바가 더 컸을 것이다. 광야나 사막을 질주하려면, 또 무엇보다 더위를 이기려면 쓴 음식을 먹어야 한다. 그래서 온 이스라엘 백성에게 유산균 넣지 않은 빵과 쓴 음식을 먹게 하면서 광야에서 40년 동안을 버티어왔다. 이집트와 요르단의 절기는 우리나라 7~8월 날씨이고, 음력으로는 단오가 지난 계절이다. 이때 쓴 음식을 먹어주면 여러모로 건강을 지킬 수 있다.

우리는 주로 쑥을 먹었고, 단오 때 쑥떡을 해 먹었다. 다른 글에 썼듯이 지혈제라서 여인들의 월경 날짜가 늦어지고 배출되어야 할 피가 배출되지 않으면 다른 병이 생긴다는 것이 쑥의 부작용이다. 익모초도 여인들에게 좋다지만 지혈 작용이 된다면 역시 부작용이 올 수가 있다. 그러나 이건 내 생각이고 나는 남인이라서 시험해볼 수가 없었다. 여인들이 시험해보고 결과를 알려주기 바란다. 내 생각에 익모초는 쑥처럼 지혈 작용은 안 할 것 같고, 쓴맛을 내면서 쓸개즙을 많이 내게 해 장에서 소화시켜야 할 지방질을 잘 소화시켜 온몸에 골고루 보내주니 주로 몸이 냉한 여인들에게 더 도움이 되는 약으로 본다. 여인이 아닌 남인이지만 짐작건대 익모초는 쑥처럼 지혈 작용을 하면서 월경불순을 일으키지는 않을 것 같다.

이것저것 따지지 말고 금년 단오 때는 잊지 말고 익모초 즙을 먹어주자. 먹기 힘들다고 설탕이나 꿀을 타서 먹으면 효과 없다. 아이들이 먹지 않으려 한다. 우리 집에서는 큰 양푼에 채워놓고, 개별적으로 마시도록 하는 것이 아니라 어른들이 순서대로 마시면 맨 나중에 다섯 살 난 딸들도 시키지 않아도 잘 마신다. 어른들이 좋다고 마시니 다 따라 마신다. 그중 싫어하는 어른들이 끼면 잘못된 행사다.

글이라고 쓰다 보니 쓴소리만 늘어놓고 쓴잔이나 마시라고 권하고 있다. 다음에는 달콤한 말도 새콤한 말도 쓰련다.

3부

살아 100년, 죽어 100년

우리는 오래 살아도 100년 살면 죽게 된다. 죽은 후 살과 피는 지상에서는 며칠 가고 땅에 묻으면 1~2년 간다. 그리고 남는 것은 뼈다. 뼈도 100년 정도 가면 없어진다. 물론 우리나라에서 그렇다. 우리나라도 다 그런 것이 아니고 산맥이 잘 흐르는 곳에서는 몇백 년 가지만, 평균이 그렇다.

우리가 태어나 한평생 몸을 보호하면서 살아가기란 어려운 일이다. 불구가 되지 않도록 유지하기도 힘들지만 살갗을 흉터 없이 보존하기도 어렵다. 살은 아물기도 하고 생겨나기도 하는데 뼈는 부러지거나 삐뚤어지면 고치기 어렵다. 고칠 수 있는 뼈도 잘 몰라서 방심하다가 오랜 기간이 지나면 평생 못 고치고 살다가 죽게 된다. 뼈는 조금 살다 죽으면 금방 없어지고, 오래 살다 죽으면 오래간다. 일곱 살 때 죽으면 그 뼈도 7년 정도 있다가 없어지고, 30년 살다 죽으면 30년 가고, 100세에 죽으면 100년 간다. 다 그렇다는 것이 아니고 대략 그렇단 말이다. 물론 그 시체가 수맥에 묻혔느냐 신맥에 묻혔느냐에 따라서 오래가고 금방 없어지고 하는 차이는 있으나 대체로 그렇다.

자라나는 뼈는 연하고 늙은이 뼈는 강하다. 또 다 그렇다는 것은 아니다. 늙은이 뼈도 뼈 나름이다. 뼈가 자라고 있다는 것이 이상하다. 조개류가 크고 있다는 것도 궁금하다. 조개, 소라, 우렁이, 다슬기가 커가는 것이 어릴 적부터 궁금했고 지금도 궁금하고 앞으로도 궁금할 것이다. 어린 아이가 키가 큰 만큼 이빨도 자라고 있는 것이 궁금하다. 이 같은 궁금함은 궁금한 대로 접어두고 아는 만큼 뼈 관리를 해보자.

어릴 적에 친척 아주머니가 6촌 누나를 데리고 한의사에게 다녀오라고 한다. 누나가 나를 데리고 간 것이 아니고 내가 누나를 데리고 간 것이다. 누나가 나보다 네 살 위였고, 그 누나가 17~18세쯤 된 때였으니 내 나이가 13~14세였을 것이다. 한의사에게 우리 누나가 이렇게 저렇게 몸이 안 좋아서 찾아왔노라고 수줍은 누나의 말을 대신 전해주었다. 그런 다음 다른 여러 명의 환자들과 대기하면서 순서를 기다리고 있었다.

또다시 찾아온 환자가 있는데 팔뼈가 빠져 찾아온 사람이었다. 이 환자는 순서대로 대기하고 있을 수 없는 환자였다. 요즘 말로 응급환자인 것이다. 그 당시 한의원은 정식 한의원이 아니지만 조상 대대로 내려오기도 하고 개별적으로 전수를 해가면서 의술을 내려 받기도 했다. 이 한의사는 어떤 경우인지 잘 모르겠지만 찾아온 환자들을 붙들고 일제 때 일본의 침략사 등을 자주 말씀하셨다.

뼈를 맞추면서 시선은 그 사람 팔에 있지 않고 나를 보면서 우골과 절골에 대해 설명해주신다. 삐끌 우迂 자 우골迂骨, 부러질 절折 자 절골折骨이라고 설명을 하신다. 뼈마디가 연결된 부분이 삐뚤어지면 우골이고, 뼈마디 즉 관절이 아닌 곳이 고장 나면 부러진 것이라는 말이었다. 부러진 뼈는 부목을 대고 한 달간 감아두면 뼈가 달라붙고, 삐뚤어진 뼈는 뽑아서 다시 맞추면 된다고 하신다. 여러 명이 있었는데 그중 제일 어린 나에게 계속 설명을 하신다. 빠진 뼈는 다시 뽑았다 집어넣어야 한다. 삐뚤어진 뼈는 관절이 원 상태로 움직이면 고쳐지는 것이다. 통증이 있으면 잘못 맞추어진 것이고 부은 것은 상관없다. 3일간 부었다 가라앉는다.

그 후로 나는 고장 난 뼈를 보면 서슴없이 달려들어 고쳐주기 시작했다. 어린아이를 업고 어디 가시느냐고 물어 팔이 빠져서 병원에 간다고 하면 붙잡고 뽑았다 맞춘다. 그러면 병원에 가지 않고 돌아서 집으로 간다. 제일 자주 빠지는 것이 팔이다. 어깨가 빠지기도 하지만 팔 빠지는 것이 더 흔하다. 어깨 빠진 것은 좀 힘이 들어가기에 힘 있는 장정들은 고치는 데 힘이 많이 든다. 무슨 물건을 들 때 팔이나 허리에 힘이 들어가면서 들면 뼈가 빠지거나 틀어지지 않는다. 특히 허리에 힘을 주고 들어야 한다. 어릴 적부터 무거운 것을 들어보면 허리나 어깨나 팔에 무의식 중에 힘이 들어간다. 30세 넘어서 일을 배우면 허리 따로, 어깨 따로, 팔 따로, 팔목 따로 힘을 의식적으로 써야 한다. 그렇지 않으면 어느 쪽이든 고장이 나기 마련이다.

이곳 화천에서는 군인들이 주로 찾아왔다. 축구 연습을 하다가 발이 삐었다 한다. 내일 시합인데 오늘 다쳤다고 발목과 발등이 부어서 찾아왔다. 발등에는 잔 뼈마디가 세 마디씩 있다. 그 마디가 발가락이 다섯 개이니 15마디가 발등에 있다. 이 마디들이 조금만 삐뚤어져도 통증이 심하고 부어오르기 시작한다. 사진 찍어보면 잘 안 나온다. 한의원에서도 잘 모른다. 눈으로 봐서도 잘 모른다. 만져봐도 잘 모른다. 아무튼 통증이 있고 부어 있으면 잘못된 것이다. 이때 세워놓고 발등을 감싸고 밟아주면 고쳐진다. 물론 고쳐질 때 무척 아프나 잠깐이다. 그다음 날 축구시합 했다. 발은 부어 있어도 아프지 않으니 공 차도 상관없다.

중고등학생들도 발 삐면 많이 찾아온다. 어떤 학생은 대안학교 다니는데 국회의원 아들인 것을 숨기고 다녔다. 축구 하다 발을 삐어서 아버지인 의원에게 전화했더니 병원 가지 말라고 한다. "지금 걷지 못하고 있어요." "발을 잘려도 좋으니 병원 가지 마라." 그래도 선생들은 책임이 있어 학생을 병원에 데리고 가서 석고로 감고 특수 신발 맞추고 쌍지팡이를 제작했다. 그 학생은 겨드랑이에 힘주며 걷고 있다. 선생이 나더러 고칠 수 있느냐고 물어본다. 고칠 수 있다고 하였다. 그 학생의 석고를 풀고 일어서게 한 뒤 발등을 내 발바닥으로 감싸고 밟아주었다. 아프다고 소리치더니 지팡이를 챙긴다. 왜 챙기느냐고, 그냥 축구 하라고 했다. 그 학생은 공 차고 놀 수 있었다. 그날 나는 그 아이 발은 고쳤으나 좀 아쉬운 실수를 했다. 그 발 고치는 과정을 전교생이 보는 앞에서 했어야 했다. 이 외에도 수없이 많은 경험이 있다.

삼십몇 년 전 일이다. 같은 마을의 복지시설인 평화의집에서 전화가 온다. 한 청년이 턱이 빠졌는데 병원까지 운전을 해달라는 부탁이다. 가면서 생각해보니 고칠 것 같은 생각이 든다. 찾아가보니 누워 있고 입이 벌어져 있는데 입 크기가 한 뼘은 된다. 그처럼 입이 큰 것은 처음이었다. 네 손가락을 입에 넣어 아래턱을 잡고 엄지로는 턱을 잡고 더 뽑았다가 다시 밀어 넣으니까 '턱' 소리가 나면서 들어간다. 그냥 고쳐졌다. "어쩌다가 턱이 빠졌느냐." "하품하다가 빠졌어요." "다음에는 하품할 적에 손으로 턱을 받치고 하품을 해라." 몇 개월 후 평화의집에서 다시 전화가 온다. 턱이 또 빠졌으니 고쳐주라고. 역시 턱을 벌리고 누워 있었다. "왜 고치지 않고 나를 불렀어요?" "하도 쉽게 고치기에 여러 사람이 해보았는데 안되어요." 그날은 원장님 시키고 나는 지시만 했다. 그 후로는 안 부른다.

40여 년 전 이웃집에 술주정뱅이, 알코올에 중독된 청년이 살고 있었다. 술을 많이 마시고 정신없이 오토바이를 타고 고개를 내려오다 개울 건너가서 쓰러졌다. 친구들이 업어다가 놓고 나더러 병원 가야 되는지 안 가도 되는지 판단을 해달라고 한다. 병원에 가야 될 사람이 가지 않고 불구나 정신이상자가 된다면 그 집이나 마을 사람들과 나의 관계는 그것으로 끝이다. 병원에 안 가도 될 사람을 병원에 가도록 하면 술이 깬 뒤에 병원비도 없는 집에서 병원비는 누가 낼 것인지 결정을 못 짓고 있을 테다. 이 청년은 술에 취해 헛소리만 하고 있다. 전신에는 피가 흘러 있고 계속 헛소리다. 우선 머리 상태와 몸 상태를 살펴본 후 구토한 흔적이 없어 가지 말라고 했다. 다음 날 술이 깨니 다행히 전신에 상처는 있어도 뼈에는 이상이 없었다. 고맙고 감사하다는 인사를 받았다.

30세 된 젊은 여인이 겨울에 눈썰매 타다가 엉덩방아를 찧어 꼬리뼈가 꺾어졌다. 꼬리뼈가 꺾어지면 허리가 아프고 머리까지 아프다. 열까지 난다. 꼼짝 못 하고 3일을 누워 있었다. 꼬리뼈 잡는 것은 춘천에 사는 정상문 목사에게 이론으로 배웠다. 똥구멍에 손가락을 넣어서 잡는다. 주의할 점은 관장을 해야지 변이 무르면 미끄러워서 안 된다는 것이다. 교육원에 참석했던 젊은 여인이 꼬리뼈가 휘어 그 목사에게 데려갔더니 너무 오래 돼서 못 한다고 한다. 꼬리뼈 잡는 것은 이론만 알았지 실제로 구경도 못 했다. 용기를 내어 시도해보았다. 관장 먼저 시키고 해야 한다지만 관장을 시키지 않고 직접 해보았다. 마침 변비가 있어 다행이었다. 처음 해본 작업이지만 쉽게 고쳐졌다. 이 여인은 그 자리에서 일어나 평상시와 같은 활동을 한다.

2015년 8월 12일 감리교 제2연수원 건강교실에서 있었던 일이다. 교육원이 넓어서 우리 쪽 건강교실이 진행 중이었고 다른 한쪽에서는 또 다른 교육이 있었다. 우리와 다른 교육 참가자 한 사람이 허리를 다쳐서 계단에 오르지도 못하고 앉지도 못하고 서서 강의를 듣는다 한다. 나는 그를 모르지만 그는 나를 잘 안다 한다. 나이는 묻지 않았으나 50대쯤 되어 보이는 젊지도 늙지도 않은 여인이었다. 다친 곳을 보니 꼬리뼈가 꺾어졌다. 내가 쓰던 방으로 가자 너무나 많은 사람들이 따라온다. 좀 자제하고 몇 명만 오라고 하니 10여 명이서 구경하기로 하고 방에 들어왔다.

전처럼 관장 안 하고 시도했더니 이 여인 역시 변비가 있어 다행이었다. 꼬리뼈 다친 사람은 누구나 변비가 있기 마련이다. 꼬리뼈 다쳐서 통증이 심하면 변이 무를 수가 없다. 우선 쪼그리고 앉아 변을 볼 수가 없다. 다친 지 일주일이 되었다고 한다. 지난번 환자는 3일이 흐른 뒤여서 통증은 더 심했으나 고칠 때 통증은 심하지 않았었다. 이번에는 다친 지 일주일이 지난 뒤라서 고치는 데 너무나 아프다고 한다. 발악은 못 하고 행동으로 표현을 한다. 지난번 경험이 있어 환자의 고통을 외면하고 꺾어진 부분을 바로잡았으나 이 환자는 똑바로 꺾어지지 않고 약간 옆으로 꺾어졌다. 아무튼 시원스럽게 고쳐치지를 않아서 다음 날 다시 보자고 했다. 일어나서 벽 짚지 않고 바지를 입을 수 있었고 부축 없이 걸어갔다.

본인의 동의만 있으면 모든 사람들이 다 보는 곳에서 고쳤어야 한다. 다음에는 고쳐주는 조건을 걸고 더 많은 사람이 보는 곳에서 고쳐주고 싶다. 이튿날 그 사람이 다시 부탁한다. 많이 고쳐져서 계단도 오르내리고 앉기도 서기도 하지만 조금 통증이 있단다. 뼈 사진도 없고 짐작과 감각으로 다시 시도해보았는데 마저 고쳐진 감각이 있었다. 역시 벽 짚지 않고 바지를 입는다. 어떻게 고마움을 표시하고 사례를 해야 되느냐고 한다. 사례는 무슨 사례냐, 병원도 아니고 무슨 사진을 찍은 것도 아닌데 사례는 없어도 된다고 했다. 그렇다면 정식으로 사례를 해야 한다고 나에게 큰절을 한다. 큰절은 나도 예의 갖추고 받았다. 이것이 사례謝禮다. 감사하다는 표시로 절을 한 것만이 사례고 돈을 주는 것은 사례금이다. 그러고 나서 사진 찍자고 한다. 같이 사진 찍고 헤어졌다.

정읍에서 교육관을 짓고 세 번째 건강교실을 시도해보았다. 이번에는 한 가정이 모두 모여 건강교실 해보겠다고 모였다. 6남매 가족이라서 부모님과 성장한 조카들까지 합치니 어른이 20여 명이 넘고 아이들 또한 10명이 넘는다. 강의 시간에 아이들은 언제나 1층에서 놀고 어른들은 2층에서 강의가 있었다. 쉬는 시간에는 1층 2층 구별 없이 아이들은 뛰어다니고 어른들은 쉬고 있었다. 갑자기 2층 창문에서 7~8세 되는 아이가 떨어졌다. 창문 방충망에 기대고 앉았다가 떨어진 것이다.

짐작건대 그 아이일 줄 알았다. 그 전날부터 자꾸 그 창문으로 올라가는 것을 보고서 몇 번이고 오르지 말라는 주의를 주었고 경고를 했었다. 짐작대로 그 아이였다. 떨어진 아이를 보니 우선 아프다고 운다. 아이들 다칠 때 아프다는 울음소리만 나면 걱정할 것 없다. 울음소리가 안 나면 크게 다치거나 뇌가 손상을 입은 것이다. 우선 울음소리가 나서 안심이 된다. 아이 엄마가 제일 먼저 뛰어온다. 우선 내가 안고 요 깔고 눕혔다. 아이가 엄마를 찾기에 엄마더러 아이가 눈 뜨면 볼 수 있게 얼굴을 마주 보고 있으라고 했다.

이제부터는 내 판단이다. 구급차를 불러 병원에서 뇌와 뼈 사진을 찍고 치료를 받아야 하느냐. 그러나 내 판단보다 부모들이나 조부모, 온 가족의 판단이 더 중요하다. 그런데 가족들은 물론이고 아이 부모들까지 내 판단에 맡긴단다. 우선 다친 아이가 구토를 안 했다. 정형외과 전문의인 김경일 의사에게 옛날에 들어두었던 상식이 있었다. 사고가 났을 때 구토가 없으면 괜찮다는 것이다. 이 아이는 구토가 없으니 뇌의 손상은 없어 급히 병원 갈 일은 없겠다. 또 아이가 잠만 자고 있다. 뼈가 부러진 곳이 있으면 통증을 호소하고 울고 있지 잠을 잘 수가 없다.

아무튼 아래층에 아이 부모만 두고 2층에서 건강 강의를 계속했으나 나뿐 아니라 온 가족이 아이에게 신경 쓰느라 교육에 제대로 집중이 되지를 않는다. 아이 부모도 눈치가 있어 이번 교육이 잘되기 위해서 아이를 데리고 집으로 가야겠다 한다. 어서 데리고 나가라고 했는데 아이 아빠가 아이를 업고 나간다. 내려서 걷도록 해보라고 하니 혼자서 걷는다. 그제서야 안심을 했다. 부러진 곳이나 우골 난 곳이 없음을 확인했다.

저녁 강의를 마치고 내려가보니 아이 부모는 아이를 데리고 다시 돌아왔다. 차 타고 출발해서 가다가 아이더러 아프냐고 하니 허리만 아프다고 해서 돌아왔단다. 허리를 몇 년 전 형수씨 고치던 방법으로 잡아주었더니 그 자리서 다른 형제자매들과 놀이하고 논다.

하루 동안에 내 판단은 갈등이 심했다. 이 아이가 병원에 가지 않고 잘못되어 뇌에 손상이 있으면 평생 동안 정신이상이 될 수도 있고 불구의 몸으로 살 수도 있다. 무엇보다도 온 가족이 건강 강의 들으러 모였다 한 사람이 불구가 되었다면 그 가족의 역사에 기록될 만한 큰 사건이었다. 만약 죽었거나 큰 상처가 있었다면 이것은 교육관 지은 지 몇 달 안 되고 주민들의 텃세가 아직 있는지라 신문이나 방송에 화젯거리가 되어 전국에 알려질 사건이었다. 지나서 알고 보니 그 아이의 아버지가 한의사였다. 젊은 한의사인지라 내 처신에 다 따라주었다. 그 한의사는 아들을 놓고 순간순간 응급처치 상황을 익히고 있었던 것 같았다.

부산에 사는 민병창이라는 학교 교사 출신이 있다. 이 사람은 서울에 살며 몸살림운동을 하시는 김철 선생의 제자다. 그러나 내 제자라고 우기고 있다. 김철 선생은 뼈 고정시키는 데 1인자다. 만나보지는 않았어도 내가 처리 못 한 환자들 여러 명 보냈으나 곧잘 고쳐낸다. 그토록 잘 고쳐내면서 큰돈을 요구하거나 권위를 세워 사람 골라 받지 않는다. 이 시대에 꼭 필요한 선생이다. 민병창이 말하길 나에게 부족한 것이 뼈 고정시키고 몸 바로잡는 것이라고 한다. 반면 김철 선생에게 부족한 것이 음식 먹는 문제란다. 그 사람은 양쪽에 다니면서 다 배우겠다는 것이다. 기대되고 잘하는 일이다.

김철 선생은 못 만났어도 민병창이 하는 것 보고 나도 가끔씩 등뼈 누르고 고개 비틀고 많이 고쳐냈다. 무엇보다도 고관절 비뚤어진 사람 보면 엎드려놓고 엉덩이를 발로 차주면 고쳐졌다고 좋아한다. 평소에 손만 뒤로 젖히고 다녀도 여러 가지 병을 예방할 수가 있다 한다.

뼛속까지 새겨들어야 될 이론들이 아직도 많이 있고 더 개발하고 있다. 뼈대 있는 집안이나 개인은 다르다.

뼈 빠진 이야기

허리 비뚤어진 것은 구부려주면 고쳐지기도 한다. 옛 이야기다. 30년 전 도로 작업을 하던 청년이 시외버스에 탔는데 앉지를 못한다. 돌이 떨어져서 허리를 다쳤다 한다. 나 따라서 내리라고 하고 가까운 집 마루로 갔다. 앉아서 발바닥을 붙이라고 하고 허리를 구부려서 고개가 다리에 닿도록 눌러주었더니 아프다는 소리를 지르면서 고쳐진 것이다. "아, 이제 변소에 가야지" 하고서 변소로 달려간다. 허리가 아파 쭈그리지를 못해서 대변을 못 본 것이다.

제사 지내려고 고향집에 온 가족이 모였다. 초저녁에 형수님이 갑자기 허리가 아프다고 구르신다. 제사준비는 중단되고, 조카 내외는 주무르고 찜질을 하고 한 시간 동안 요란하다. 젊은이 같으면 억지로 구부려서 고개를 누르면 고쳐질 것 같은데 노인네라 억지로 하면 뼈에 금이 갈 것 같아서 한 시간 동안 치료방법을 생각해보았다. 눕게 해서 무릎을 구부려 배에 닿도록 구부려 드렸더니 고쳐진다. 조카가 "우리 둘이 한 시간 동안 주물러서 다 고쳐놓으니 마지막에 작은 아버지께서 살짝 건드려서 고치시네" 한다. "맞다. 너희들이 다 고쳐 드렸다. 고맙다."

광주에 사는 목사가 사다리에서 떨어져서 허리와 고개를 못 돌린다는 전화가 왔다. 마침 같은 방향으로 가는 길이라서 순창 휴게소서 만났다. 휴게소 밖 긴 의자로 걸어오는데 쩔룩거리면서 한참을 온다. 허리를 구부리고 고개를 돌리고 했더니 금방 고쳐진다. 이 외에도 교통사고 후유증으로 고생하는 이들 많이 고쳐주었다.

이제는 고관절이다. 엉치뼈가 삐끗해서 고관절이 빠진 것이다. 엎드려서 발로 차주면 들어간다. 두 딸 시어머니들, 즉 안사돈 엉덩이 발로 다 차봤다. 거제도 사시는 옥미조 선생을 만나서 부산에 사는 교사들과 같이 아픈 사람을 찾아갔다. 어깨 쪽 등이 굽어 있었다. 묻지도 않고 가슴에 손을 대고 사정 안 보고 등을 쳐서 고쳐놓으신다. 차 사고 나서 고개를 못 돌리는 사람들, 바로 눕히고 고개 비틀어주면 모두 고쳐진다.

3년 전 조카사위가 손목 엄지손가락 쪽 관절 사이가 떠서 손을 쓸 수가 없다고 한다. 전화기로 사진을 보내왔는데 1센티미터가량 떠 있다. 그곳에 연골이 차 있다고 한다. 수술 날짜를 정했는데 수술해도 재발하는 것은 책임질 수 없다는 것이다. 인사차 나를 찾아왔기에 악수를 청하고 악수하면서 손을 힘껏 당겼다 비틀어주었더니 고쳐진다. 지금은 복숭아 과수원 일 잘하고 있다.

고창에 사는 목사가 전화를 했다. 마나님이 꼬리뼈가 구부러져서 4개월이 되었다고 한다. 앉지도 못하고 서지도 못하고 바로 눕지도 못하고 통증만 심하다고 한다. 물론 병원, 한의원 다 다녀본 것이다. 이론상 나를 가르쳐준 것은 춘천의 정 목사다. 4개월이 지났는데 고칠 수 있겠느냐고 했더니 몇 살쯤 되느냐고 한다. 57세라고 하니 그러면 그냥 사시도록 두라고 한다. 그래서 내가 정읍에서 출발해 찾아갔다. 여름철에 억지로 억지로 땀을 흘리면서 고쳐보았다. 고쳐주었더니 큰절로 인사를 한다. 그것은 내가 고쳤다기보다 기도가 이루어진 것이다. 어려운 형편에 결손가정 아이들 네 명을 데리고 함께 살고 있다. 그 아이들이 아침마다 할머니 꼬리뼈 고쳐주시라고 기도를 했다는 것이다.

내가 교통사고가 났다. 내 차에 받힌 차가 폐차가 되었다. 물론 상대방의 신호 위반이었다. 나는 엄지손가락이 튀어나왔다. 맞출 줄 아니까 뽑아서 맞추었다. 맞추었지만 후유증으로 부어 있다. 파출소장이 빨리 병원 먼저 가라고 한다. 보험회사 직원도 병원 먼저 가시라고 한다. 나는 고쳐진 것을 알았으니 걱정 말라고 하면서 사고 처리 다 했다.

하나님도 속일 수 있다

나는 기도를 안 한다. 기도를 안 하는 것이 아니고 간구 기도를 안 한다. 회개와 감사는 날마다 하고 있다. 지금 이 시간에도 감사 기도를 하고 있다. 무슨 감사냐. 지금 이른 새벽에 일어나니 감사다. 어떤 사람이 교통사고가 나서 팔 하나 위로 올리는 데 치료비가 2,000만 원 들었다 한다. 나는 지금 오른손 위로 올릴 수 있으니 2천만 원어치 감사드린다. 왼손 올리니 4천, 오른발 걸으니 6천, 왼발 8천, 고개 들어 올리니 1억 원이다. 눈알 굴리니 2천만, 두 귀 멀쩡하니 4천만, 코 멀쩡해 6천만, 이빨 쓸 수 있으니 8천만, 입 열고 닫으니 1억, 내장 소화 잘되고 위, 장, 간, 신장, 심장 줄잡아 5억 원은 벌고 있다. 회개 또한 남을 도와주지 못하고 있으니 잘못이요, 5억 원의 감사 잊고 있을 때가 많으니 회개해야 한다. 미운 사람 있어도 회개해야 한다.

그렇지만 간구는 심각하게 생각해야 한다. 간구 기도는 잘 생각해보자. 지금부터 45년 전쯤 되겠다. 서울 수유리에 있는 가르멜수녀원에 자주 갔었다. 어느 날 찾아갔더니 나더러 책 한 권 사서 보란다. 나는 책을 잘 안 산다. 국민학교 교과서는 부모님이 사주셨고 내가 사본 책은 열 권이 안 된다. 이러한 나지만 가르멜수녀원 원장님의 권유로 과감하게 사게 되었다. 그 책 제목은 『어떻게 기도할 것인가』였고, 저자는 루이 에블리라는 성공회 신부님이었다.

서문인즉 태초에 하나님이 자기 형상대로 인간을 창조하였다, 반대로 인간은 자기 형상대로 하나님을 각각 창조하였다, 그리고 자기가 창조한 하나님더러 하나님 아버지라고 부른다고 한다. 맞는 말이다. 자기가 하나님을 창조했기에 하나님 아버지가 맞는 말이다. 하나님 아버지이기에 하나님을 시키고 명령한다. 여기까지 읽고 그만 읽었다. 내용을 다 짐작하겠다. 하나님께 지시하는 것이 간구 기도다. 욕심이다. 교인들 기도 대략 이렇다. 가족 건강, 좋은 학교, 좋은 직장, 사업 번창, 그리고 조금 여유 있으면 교회 부흥하고 큰 건물 짓게 해주소서. 예수 이름으로 기도합니다. 그리고 응답도 기다리지 않고, 주실 것을 믿습니다. 예수 도장 도용해서 사인하고 도장 꽝. 설마 안 들어주시지는 않겠지 의심하면 불신자 되니 의심 없이 예수 이름으로 다시 도장 꽝. 이것이 기도다.

나는 폐가 약하게 태어났다. 누구든지 오장이 다 튼튼하고 건강하게 태어난 사람이 없다. 가령 위는 강하고 신장이 약한 사람, 폐는 좋고 간이 안 좋은 사람. 나는 신장은 강하나 폐 기능이 약하다. 어릴 적부터 뛰어다니기가 싫다. 운동이 싫다. 축구, 배구, 농구, 탁구, 아무 운동도 다 싫다.

싫은 이유는 또 있다. 사람은 누구나 땀을 흘려야 한다. 땀을 흘리되 소비성으로 흘리지 말고 생산하는 데 흘려야 한다는 소신을 갖고 주로 농사일하는 데 흘렸다. 조기 축구 하는 시간에 아침 일을 하고, 쉬는 시간에 탁구 치지 말고 힘과 땀 아껴두었다가 일할 때 흘린다. 운동은 아무 운동도 못하지만 농사일은 빨리빨리 잘한다. 운동을 안 하지만 못한다.

달음질은 언제나 다섯이 뛰면 5등, 여섯이 뛰면 6등, 일곱이 뛰면 7등이다. 축구 하면 헛발질이라 자기들 편으로 끼워주지를 않는다. 체육대회는 한 번도 안 나갔고 아예 싫다. 등산 또한 싫다. 나무 짐 지고 넘어진 경험만 있었기에 싫고 맨손으로 산에 오를 바에는 나무해서 지고 와야 되고 나물이든 약초든 캐 오고 뜯어 와야지 그냥 등산은 소비다. 등산 역시 못 한다. 지난주 한라산 등반 때 나는 빼놓고 저희들만 갔다 왔다. 내가 같이 가면 거리낀다. 가자고 했어도 내가 자진해서 빠져야 한다.

폐 기능이 나쁘니 감기가 자주 걸리고, 그럴 일도 없겠으나 만약 내가 암 진단을 받는다면 폐암을 받을 것이다. 폐 기능이 안 좋으니 가래가 자주 끼고 호흡기가 같이 약하다. 조금만 건강에 이상이 있으면 신호가 호흡기로 온다. 내 기도는 무척 약하다. 기도가 약하니 기도를 안 한다. 기도가 약해도 겨우겨우 감사 기도와 회개는 하지만 간구할 힘이 없다. 그래서 간구 기도는 안한다. 내가 간구 안 하고 그냥 생각만 하고 있어도 하나님은 기도한 줄 아시고 잘 들어주신다. 아침마다 건강하게 해주시라고 기도 안 했어도 지금 건강하다. 즉 하나님이 나에게 속은 것이다.

지금 넓은 땅에 큰 집 짓고 따뜻한 방에 뒹굴면서 글 쓰고 있다. 이 역시 기도 안 했다. 신앙 좋은 사람들처럼 땅 사게 해주소서, 집 짓게 해주소서, 난방비 없으니 난방비 주소서, 어느 손길을 통해서 주소서 하는 기도 한 번도 안 했다. 그래도 지금 뜨끈뜨끈한 방에서 뒹굴며 노년을 보내고 있다. 하나님이 나에게 속으신 것이다.

감귤 한 개 반

지난주 제주도에 갔다. 2주 전에도 갔었다. 여행이 아니고 회의와 초청 강의 때문에 갔다. 2주 전에는 귤을 먹지 않고 왔는데 이번에는 태양 체질인 장로님이 어찌나 권하는지 싫다고 해도 까서 쪼개 주신다. 거부할 수가 없어서 받아먹었다.

그다음 날 이영이 선생이 한 개 주기에 안 먹었더니 현경숙이 다시 한 개 따서 유기농 귤이라고 준다. 먹고 싶기도 해서 맛있게 먹었다. 그날 밤 선물과 보답으로 목감기가 온다. 목욕탕 가도 안 고쳐졌다. 연이어 상주 건강교실이 있었다. 아침마다 숯가마 가서 땀 흘리고 아침 식사는 녹두죽 먹는다. 연이어 이틀 동안 반복했더니 기도 안 하고도 고쳐졌다. 새벽에 다시 가래가 끼기에 꿀 한 모금 마시고 회복되었다.

두리안과 망고

9월 달 중국 운남성에 갔었다. 나 땜시 병 고치고 건강 되찾은 경상도 50대 아줌마들이 데리고 갔다. 내 소원 중 하나가 열대지방 가서 열대 과일 실컷 먹어보는 것이었다. 약간 추운 지역이고 고지대라서 과일은 흔하지만 먹을 수가 없었다. 모든 과일은 몸을 차게 하고 열대지방 과일은 더욱 차게 하니 감기 걸린다. 남쪽 지방이라서 중국에는 없어도 라오스, 태국, 인도 등에서 무척 많이 들어오고 값도 싸다. 모든 과일을 구경만 하고 참고 안 먹었다.

라오스에서 온 선교사와 중국 현지 선교사 집에 저녁 초청을 받았다. 열대 과일이라지만 열이 나는 과일이 두 가지 있다 한다. 두리안과 망고란다. 선교사가 먹고 열이 나서 응급실에 실려 갔다 한다. 이 말 듣고 두리안을 샀으나 무척 비싸다. 망고는 싸다. 두리안은 열나는 과일이 맞다. 과일이 아니고 껍질 따로 있고 껍질 벗기면 그 속에 있는 과육이라서 열이 날 수가 있다. 그러나 맛은 구린내다. 약이랍시고 맛없고 구린내 나는 두리안 실컷 먹었다. 많이 먹고 나서야 비슷한 과일을 잘못 알고 먹은 것을 알았다. 망고는 값도 싸고 맛도 있어 역시 배불리 먹었다. 가짜 두리안과 망고를 실컷 먹고 감기가 들어 집으로 왔다. 그냥 감기가 아니고 기침이 밤낮 멈추지 않는다. 옆방 쓰고 있는 우길이와 미경이 내외가 곰보 배추를 삶아 그 물을 먹으란다. 약효를 발휘해서 금방 기침이 멎는다. 밤새 기침 안 하고 편히 잘 잤다.

곰보 배추가 모든 사람에게 다 효과가 있다는 것은 아니다. 무가 효과가 있는 사람도 있고, 도라지는 네 사람 중 한 사람이 효과가 있고 마늘, 파, 생강, 더덕 모두 마찬가지다. 곰보 배추가 나에게 효과가 있었던 것이다. 역시 기도 안 하고 고쳤다.

과일 먹어서 감기 왔나 봐

세 살짜리 외손녀 이야기다. 지난겨울 감기가 와서 기침을 하면서 하는 말이다. "과일 먹어서 감기 왔나 봐." 그러고 나서 포도를 먹으려고 한다. 이 아이는 포도를 너무 좋아해서 한 번에 두 송이 먹는다. "너 과일 먹고 감기 걸렸다고 하고 나서 포도 먹을래?" 했더니 먹으려던 포도송이 다시 놓고 안 먹는다. 같은 말을 해도 어린아이들이 더 빨리 알아듣는다. 그리고 실천도 어른보다 빠르다.

어떤 과일이든 누구나에게 안 좋다는 말이 아니다. 체질상 양 체질로 태어난 사람은 과일 먹어도 상관없다.

2024년 봄에 제주에 갔다. 감기가 걸려서 갔다. 유기농 귤 먹으면서 고쳐졌다. 유기농 귤 농사하시는 원웅두 장로님, 감기 안 걸린다고 하신다. 우리 마을에서 자란 한만식이 제주에서 유기농 귤 농사를 한다. 부부간에 코로나19 안 걸렸다고 한다. 나도 이 말 듣고 귤 실컷 먹고 감기 안 걸리고 있다.

배추김치와 기침

천안에 사시는 이 권사님 전화가 왔다. 기침이 심해서 교수직을 접었다고 한다. 전화하면서도 기침 때문에 말을 잘 못한다. 아무튼 만나보자고 했고 마침 아우내에 강의가 있었다. 겨우겨우 헐떡이면서 나오셨다. 10여 년을 넘도록 기침을 했고 병원에 다닌 것은 물론이고 경희한방병원 제일 유명한 교수도 친구란다. 의사마다 그냥 그대로 살라고 한단다.

나는 우선 배추김치 먼저 끊고 일주일 후에 건강교실로 오시라고 했다. 권사님은 기침 때문에 갈 수도 없고 가서도 다른 참가자들에게 피해가 간다고 한다. 그냥 배추김치 끊으면 일주일 후면 참석할 수 있다고 했고 그대로 참석하면서 기침은 멎었다. 2년 후 전화가 온다. 기침은 멎었어도 가래는 어쩔 수 없다는 것이다. 나이가 드니 가래가 끼지 않느냐고 한다. 그래서 과일 먹지 않느냐고 했더니 사과를 매일 먹고 있다고 한다. 과일 그만 드시라고 했더니 신통하게 가래가 멎었다고 한다.

이것도 사과와 배추김치가 나쁘다는 소리가 아니다. 그 권사님 경우다. 배추김치가 감기, 기침의 원인이라면 대한민국 국민들 기침하다가 세월 다 보내겠다. 어떤 이는 40년 되었다고 한다. 하룻밤 찜질하고 녹두죽, 곰보 배추 먹고 나서 그다음 날 기침이 멎었다.

콩밥 먹기 싫다

일제 식민지일 때는 형무소에 들어가면 콩이 섞인 주먹밥을 주었다. 하루 세끼 콩밥에 소금만 주기도 했다. 8·15 이후 1970년대까지 모든 교도소에서 콩밥만 주었다. 하루 세끼 1년 내내 10년 내내 출소할 때까지 콩밥만 주었다. 지금도 죄지으면 콩밥 먹으러 갈 거냐고 한다. 콩이 고기보다 좋다는 것은 식품영양학에서 증명한 학설이다. 누구나가 즐기는 곡물이다.

콩이 이로운 점은 대략 이렇다. 콩에는 혈관을 청소해주는 무슨 성분이 있다 한다. 나이가 들수록 동물성 지방이 쌓이고 기타 여러 요인으로 혈관 벽에 이물질이 끼게 되면 혈관은 피를 원활히 흐르게 하지 못한다. 콩은 식물성 지방에 포함되어 있는 어떤 성분이 있어 혈관 벽에 끼는 이물질을 녹이는 역할을 해서 피를 맑게 하고 혈관 벽도 청소해주니 피가 빨리 돌 수밖에 없다. 이렇게 혈액이 맑고 혈관 벽이 깨끗하면 동맥경화, 심장병, 뇌졸중, 고혈압 등 혈관에 관련된 병이 예방되고 치료도 될 수 있다. 비타민 무슨 성분이 100그램당 땅콩은 2밀리그램, 고구마 1밀리그램, 시금치 2밀리그램, 현미 1밀리그램, 고등어 0.7밀리그램, 사과 0.2밀리그램인데 흰콩은 20밀리그램이라 한다. 이 비타민 성분 하루 권장 섭취량이 10밀리그램이므로 흰콩 50그램만 섭취해도 충분하단다.

일본의 야모리 유키오 교수는 세계보건기구(WHO) 전문위원으로 의학 사상 처음으로 뇌졸중에 걸린 실험용 쥐에게 각종 실험을 했다. 뇌졸중 쥐는 평균 9개월 만에 죽는데 이 실험용 쥐에게 어릴 적부터 흰콩과 흰콩에서 추출한 단백질 성분을 먹인 결과 뇌졸중에 안 걸리고 오래 살았다 한다. 보통의 먹이로 자란 뇌졸중 쥐의 혈관은 생후 8개월 만에 굳어져서 약해지고 펴지지 않고 끊어지지만, 흰콩을 먹고 자란 쥐의 혈관은 유연하고 강인해서 잡아당기면 잘 펴져서 끊어지지 않았다 한다.

쥐눈이콩은 더 좋다 한다. 기관지를 강하게 하고 내장의 점막을 튼튼하게 해주는 효능이 있어 기침에 좋다 한다. 정자 수를 늘이고 정력도 강하게 해주고 당뇨병도 예방한다고 한다. 피부에 탄력과 생기를 불어넣어 피부 미용에 좋다 한다. 어린이의 두뇌 발달에 도움을 줄 뿐 아니라 노인의 노망 예방, 야맹증 시력 향상에도 좋다고 한다.

삼성서울병원 비뇨기과 최한용 교수는 콩을 많이 먹으면 전립선암에 걸릴 위험이 낮아지는 것으로 알려지고 있다고 말한다. 콩을 많이 먹는 한국인이나 일본인에게 서구인보다 전립선암이 적은 것이 콩과 관련된 것으로 추정한다고 한다. 미국 하와이대 암 연구센터가 중국 상하이에 사는 여성들을 대상으로 한 연구 결과를 보면 음식을 통해 콩을 많이 섭취한 여성들은 가장 낮게 섭취한 여성보다 유방암 발생률이 50퍼센트나 낮다고 한다. 콩은 또 폐경기 여성들의 뼈 손실을 줄인다 한다. 콩은 항암 작용을 하고 간경화 예방 효과가 뛰어나다고 알려져 있다. 비만 체질에도 효과가 있고 숙취에도 좋으며 골다공증 예방에 효과가 있어 중년 여성에게 좋다고 한다.

우리가 주식으로 먹는 쌀, 보리, 밀, 조, 옥수수 등은 원산지가 모두 외국이다. 반면에 콩은 우리나라, 곧 한반도가 원산지다. 우리나라가 원산지이고 콩의 역사가 오래되었기에 콩을 가공하는 방법도 다양하다. 우선 두부를 들 수 있다. 두부는 맛이 좋아 부식으로 으뜸이다. 예부터 감옥에서 나오면 맨 먼저 두부를 먹었다. 두부는 장염에 걸렸을 때 설사나 구토로 인해 약해진 기력을 회복시켜주고 소화를 돕는 역할을 한다고 한다. 국이나 죽처럼 먹으면 더욱 좋다고 적혀 있으나 잘못된 두부 먹고 장염에 걸렸을 때는 구토나 설사를 더욱 심하게 한다. 살 빼는 데도 좋고 폐경기에도 도움이 되고 항암 작용도 하고 어린이 성장을 돕고 노인들의 노망을 덜하게 하고 동맥경화 예방도 된다고 한다. 두부를 만들고 나면 비지가 나온다. 비지 역시 버리지 말고 모두 먹으면 두부 이상 좋다. 콩 껍질이기에 그렇다.

콩을 발효시켜 먹는 것이 청국장이다. 청국장은 고혈압, 뇌졸중, 동맥경화는 물론이고 암도 예방할 수 있다고 한다. 변비를 예방하고 피로를 없애는 데 도움이 된다. 노화 방지, 빈혈 예방에도 좋다고 한다. 된장은 청국장의 효능보다 뛰어나게 좋다. 된장의 효능 역시 콩의 효능이다. 청국장이나 두부의 효능과 같으나 두부나 청국장에 비해 된장의 특이한 점은 암을 이겨내는 항암 효과가 뛰어나다는 것이다. 옛 우리 선조들은 상처 난 데도 된장을 싸매주었다. 외상에도 좋을뿐더러 간 해독 작용을 한다. 소화제 역할도 해왔고 특히 체증 예방과 치료에 좋다. 골다공증과 당뇨, 심장병, 뇌졸중을 예방하고 비만, 변비, 기미나 주근깨 제거 등에 좋다고 여러 곳에 씌어 있다.

콩나물 역시 콩 요리로서 빼낼 수 없다. 아니 으뜸이다. 술 먹고 나서 알코올 성분이 과다해져 간이 해독시키느라 머리 아프고 속 쓰리고 배도 아프고 토하고 속이 울렁거릴 때 콩나물국을 먹으면 좋다. 전주는 지금은 임실에서 물을 끌어다 먹지만 옛날에는 수질이 좋지 않았다. 그 탓에 전주 사람들은 위출혈이 심했으나 사철 콩나물을 먹으면서 건강을 유지해 왔다.

고기가 좋지 않다는 여론은 많다. 물론 고기가 맛있고 건강에도 좋으나 우리가 너무 많이 먹어서 안 좋다는 것이다. 고기는 맛있고 많이 먹을수록 중독이 되어 끊을 수도 없어서 콩을 가지고 가짜 고기를 만들어 먹기도 한다. 실은 고기보다는 콩이 좋다. 그래서 고기콩이라 하지 않고 콩고기라고 이름한 것이 다행이다.

나는 한동안 콩을 많이 먹으려고 아침마다 콩죽을 먹기도 했다. 콩을 전날 물에 불려놓는다. 쌀도 불려놓는다. 아침에 쌀을 먼저 끓이고 쌀이 끓을 동안 콩을 믹서 기에 간다. 거칠게 갈아도 좋다. 쌀이 끓으면 콩을 넣고 잠깐 끓이면 콩죽이 된다. 간은 된장이나 새우젓으로 하면 맛있다.

아침은 잘 먹으면 부담이 가지만 굶으면 허전하고 점심때가 되기 전에 배가 고파 못 견디고 간식을 먹는다. 한때는 빵을 간단히 먹으면 좋겠다는 생각을 하고 빵을 먹었었다. 그러나 밥보다 빵이 더 번거롭다. 밥반찬보다 빵 반찬이 더하다. 빵을 먹으려면 우선 따뜻하게 데워야 한다. 우유나 커피는 꼭 있어야 하고 버터나 마가린, 치즈, 잼 있어야 한다. 속이 편하고 비만이 안 되려면 각종 야채 잘게 썰어야 하고 계란 한 개씩 기름에다 적당히 익혀야 한다. 여기다 기독교인들이 유일하게 먹을 수 있는 포도주 챙기다 보면 아침 빵 먹기가 밥 먹기보다 더 번거롭다.

콩죽만 먹다 보니 질린다. 이제는 아침마다 죽이 다양해진다. 쌀죽, 미역죽, 굴죽, 조개죽, 깨죽, 녹두죽, 소고기죽, 팥죽, 호박죽 찾다 보면 일주일 다 가고 다시 콩죽이 먹고 싶어진다.

　이렇게 좋은 콩을 나는 어릴 적에 먹기 싫었다. 태어나고 5년 뒤 6·25 전쟁이 시작되자 표현할 수 없을 만큼 배가 고팠으나 그때도 콩이 먹기가 싫었다. 심지어 설 명절 때 만드는 콩강정도 먹기가 싫었다. 제일 먹기 싫은 콩이 밥에 들어간 콩이고, 그다음은 메주 만들려고 삶은 콩이었다. 그리고 싫은 콩이 볶은 콩이었다. 송편 속에 들어간 콩도 싫었다. 그런데 콩국수는 어쩐 일인지 맛있었고 두부나 콩나물도 맛있었다. 그래도 콩만은 의무적으로 먹었고 다른 사람들에게 권하기도 했다. 어느 때는 콩 없는 밥은 하지 말라고 하기도 했다. 이처럼 콩과 씨름을 하면서 한평생 살아왔다.

　내 어릴 적 어른들은 아이들에게 억지로 콩을 먹도록 했는데, 어느 때는 콩 안 먹으면 회초리로 손바닥을 맞는다고 하면 콩을 남기고 손바닥을 맞기도 했다. 어느 때는 콩을 다 먹었다. 하도 기특해서 뭘 해줄까 소원을 말하라고 했더니 말을 안 한다. 나중에 보니 상 밑에 모두 붙여놓았다. 그 뒤로는 강요하지 않았다.

　환갑이 지나고부터는 콩을 먹으면 구토를 하고 배가 아프다. 점심 때 콩 요리 집을 물어물어 찾아가서 순두부와 두부찌개를 잘 먹고 나서 배가 아파 밤새도록 토했다. 평생 처음으로 강의하다가 도중에 토하고 나서 다시 강의를 이어갔고, 배가 아파 도저히 안 되겠기에 시간을 단축하였다. 식중독으로 생각하였으나 식중독이 될 만큼 변질된 음식을 먹지 않았다. 그 후로 먹으면 배가 아파서 두부를 먹지 못했다. 나에게는 식중독 같은 증세가 수시로 있었다. 모두 변질된 음식 탓으로만 단정 지었고 토하거나 시간이 지나면 가라앉았다. 그러나 이런 일이 너무 잦고 증세 또한 심해서 견디기 어려웠다.

몇 년 전 강화도에서 숭어회를 사놓고 두부공장 집에서 두부를 먹은 다음 밤새 배가 아파 고생한 일이 있다. 또 해남의 딸 집에 가서 소 사골로 끓인 떡만두국을 먹고 구토와 복통에 시달리다가 그다음 날 서울로 와서 쓰러져 병원에 입원하게 되었다. 진찰 결과는 담석증이었고 담석의 크기가 2센티미터니 수술 안 하면 죽는다는 진단이었다.

　그 뒤 내 돌파리 상식으로 발병 원인을 재정리해보았다. 신장이 하는 일이 여러 가지 있으나 염분과 칼슘을 걸러 방광으로 보낸다. 방광에서는 오줌으로 내보낸다. 그러나 염분과 칼슘 성분이 많으면 다 내보내지 못하고 쓸개에 저장해두었다가 방광에 다른 칼슘 성분이 없으면 조금씩 내보낸다. 여기서 계속해서 칼슘 성분이 들어오면 이제는 쓸개가 더 저장할 수 없으니 들어오지 말라고 토해내는 것이다. 이러한 이치를 모르고 계속 칼슘 성분이 있는 음식을 먹어준다. 결국 내 장기는 더 이상 감당할 수가 없어 탈이 난 것이다. 실은 콩이 억울하게 뒤집어썼다.

　나는 어릴 적부터 생선을 먹을 때는 뼈를 남기지 않고 다 먹었다. 섬진강 강가에서 수시로 잡아먹는 민물고기는 뼈를 골라내면 먹을 것이 없다. 더욱이 작은 민물고기는 어두진미魚頭眞味다. 조기나 동태 역시 뼈를 조금도 안 남기고 대가리까지 모두 먹었다. 전어, 병어, 꽁치, 가자미 등등도 마찬가지였다. 다시마는 말려서 운전 중 수시로 간식으로 먹었다. 이처럼 칼슘 성분이 몸 안에 넘쳐날 적에 재수 없는 콩이나 두부가 억울하게 뒤집어쓴 것이다. 생선 뼈로 99를 채워놓은 다음 두부나 콩이 1을 채운 것이다.

　이제는 모든 원인을 알았다. 어릴 때 나는 시금치도 먹기 싫었다. 그래도 억지로 먹어왔으나 시금치는 나에게는 먹지 말아야 할 채소다. 생선 뼈는 나에게 싱극이다. 소뼈나 돼지 뼈 오래 삶아 우린 육수도 아니니. 콩밥이나 콩비지, 콩국수 모두 아니다. 두부나 순두부 역시 아니다. 한번은 콩나물국 먹고 밤새 고생했었다. 후에 알고 보니 콩나물국에 북어가 들어갔다. 콩나물은 상관이 없다. 청국장은 조금 안 좋으나 된장은 좋다. 콩은 콩이지만 오랫동안 발효시킨 콩은 상관이 없다. 다시마는 좋지 않다. 미역은 상관없다. 우유나 우유 제품도 안 먹었다. 처음에 병원에서 수술 안 하면 10일 안에 죽는다, 퇴원시켜주면 의료법에 걸린다고 했으나 이렇게 골라 먹고 가려 먹고 1년 뒤 다른 병원에 가서 진찰해보니 처음 2센티미터였던 담석이 지금은 5~7밀리미터로 줄었다. 이제는 수술 대상이 아니란다.

칼슘을 안 먹으면 뼈가 약해질 것으로 알고 있으나 그건 아니다. 지금 나는 8년 동안 칼슘을 전혀 안 먹었다. 치과 병원 원장이 나에게 해준 말이다. 본인은 뼈를 뚫는 직업인데 내 뼈는 40대 뼈란다. 지난여름(2014년 8월) 차 사고가 났다. 나를 받은 차가 폐차가 된 큰 사고였다. 내 엄지손가락이 삐어서 퉁퉁 부었다. 내가 직접 빼서 맞추었고 병원에 가지 않았다. 그 정도 사고면 손가락이 부러지고 어깨나 팔이나 허리가 금이 갔어야 한다. 늙은이에게는 칼슘이 필요 없다는 것을 내 뼈를 담보로 하고 실험해보았다.

요즘 전화가 수시로 온다. 우유 먹으면 배가 아프다, 생선 먹으면 배가 아프다, 콩을 먹으면 배가 아프다, 모두가 많이 먹어서 생긴 병이다. 우유나 생선이나 콩이 나쁘다는 말 아니다. 뼈 성장에 도움이 되는 칼슘은 성장하는 어린들에게 필요하지 늙어가는 사람들에게는 아무 필요가 없다. 오히려 방광염, 요로결석, 담석증, 신장결석의 발병 원인이 될 수 있다. 이건 어디까지나 골수에 사무친 소리다.

된장 간장은 이렇게

30여 년 전 일이다. 콩을 사려고 하니 강원도에서 콩을 구할 수가 없었다. 물론 유기농 콩을 구하려 했다. 어쩔 수 없어 일반 콩을 구하려 했으나 일반 콩도 없다. 간신히 수소문해서 정읍에서 두 가마를 구했다. 우리나라 목화 농사 없어지고, 밀 농사 없어지고, 이제는 콩 농사도 없어졌구나 하는 현실이었다. 우리 마을 콩이라도 살려보자는 생각에 마을의 제초제 안 친 콩 모두 사겠다고 해서 샀다. 지금은 창고도 있고 저온 저장고도 있으나, 그때는 창고도 없었다. 콩을 사놓고 장마가 되니 썩어간다. 두부를 해서 두부 장사를 해보았다. 두부 장사 잘된다. 유기농 콩이라서 두부 잘 사 먹는다. 20판, 40판, 60판, 너무 잘되어서 중단했다. 무허가 제조 식품이라서 현지서 팔면 상관없으나 서울에 가서 팔려고 보니 허가 문제로 중단하였다.

이제는 메주를 쑤는 수밖에 다른 도리가 없었다. 광주에 아주아주 머리가 뛰어나게 영리한 친구가 있었다. 윤명노라는 옛 친구였다. 무엇이든 물이보면 친재라서 곧 답이 나온다.

"나 메주 공장 하게 됐다.""메주가 흰 곰팡이가 있고, 노랑 곰팡이, 파란 곰팡이, 까만 곰팡이가 있어. 흰 곰팡이는 좋은 곰팡이고, 노랑 곰팡이도 좋고, 파란 곰팡이는 나쁜 곰팡이야. 까만 곰팡이는 썩은 거여. 그런데 흰 곰팡이와 파란 곰팡이가 섞이면 흰 곰팡이가 이겨."

이 같은 이론을 나에게 알려주고 그다음 해에 죽었다. 그 같은 천재가 왜 빨리 죽었느냐고 생각하기 쉬우나 이 사람은 태어날 때부터 폐결핵, 골결핵으로 척추장애인이었고, 처음 만날 때부터 호흡기가 잘못되어 단어 하나 말하려면 중간에 숨을 한 번씩 쉬어야 한다. 그래도 건축 일까지 하고 무슨 전자 제품이든 시계든 다 고쳐내고, 부속 구입하여 라디오도 만들어서 듣고 다녔다. 이 사람이 52세에 죽었는데 모두가 참 오래 살았다고 한다. 이 사람이 이런 말 안 해주고 죽었더라면 나는 어떻게 되었겠느냐 하는 상상을 해보았다. 나는 국민학교라도 나왔으나 그 친구는 요즘 초등학교인 국민학교도 안 나왔다. 가끔씩 만나는 친구였지만 이 친구에게 언제나 새로운 것을 배웠다. 지금까지 그가 살아 있었다면 나도 지금의 나보다 더 나은 사람이 됐을 것이다.

아무튼 흰, 노, 파, 까, 이렇게 네 가지이다. 우선 나쁜 곰팡이라는 파란 곰팡이지만 1928년에 페니실린이 나왔다. 파란 곰팡이에서 추출해 만들어낸 약품이었다. 이 페니실린 가지고 인류가 못 고칠 병을 많이 고쳐냈다.

상지대학 미생물학과장에게 이 같은 말을 했다. "1900년대 초에 파란 곰팡이 가지고 인류의 못 고칠 병 많이 고쳤다. 그렇다면 2000년대 초에는 노랑 곰팡이 가지고 연구하고 2020년 정도면 흰 곰팡이 가지고 연구해야 된다. 그런데 지금까지 미련하게 파란 곰팡이 가지고 연구하고 있어. 흰 곰팡이 쳐다봐. 암도 고칠 수 있어." 그 학과장 하는 말. "우리는 지금까지 파란 곰팡이 가지고 연구하고 있어요."

다시 띄운 메주

내가 메주 띄우는 방에는 온도계가 없다. 메주에 흰 곰팡이 피고 있으면 잘 뜨고 있구나, 노란색 곰팡이 피면 메주가 습기가 있고 춥다고 하는구나, 파란 곰팡이 피면 메주가 감기 들었구나 하고 온도 올리면 간단하다.

메주를 띄우다 보면 지역마다 다르다. 나는 전라도에서 자랐기에 전라도 메주 띄우는 것만 보고 자랐다. 전라도에서는 메주를 쑤어서 처마 밑에 말리기도 하고 부잣집은 사랑방에 매달아둔다. 우리 집은 안방에 매달아두었다. 다음 해 정월이면 간장을 담근다. 강원도나 경기도는 겉이 단단할 정도로 말린 후에 다시 따뜻한 곳에 쌓아놓고 덮어둔다. 설명하자면, 다시 띄운다. 그렇게 20여 일 지나서 메주가 가벼워지면 건조한 곳에 저장했다가 간장을 담근다.

전라도에서 겉만 말려서 띄운 메주와 경기도 강원도에서 다시 띄운 메주와 된장 맛을 비교해보았다. 이곳 강원도에서 담근 된장을 가지고 전라남도 해남에서 담은 된장과 비교하러 갔다. 그곳 여인들이 처음에는 된장 맛이 없다고 하더니 다시 와서 강원도 된장이 깊은 맛이 있다고 한다. 그리고 그곳 메주도 다시 띄워야겠다고 한다.

메주는 묵은 콩으로

많은 콩을 사놓고 메주를 다 못 쑤었는데 그다음 해는 더 많이 콩 농사를 지어서 약속한 유기농 콩을 다 샀다. 지역을 넓혀 화천에 있는 유기농 콩을 모두 샀다. 콩이 많으니 메주를 쑤고도 남아 묵을 수밖에 없다. 내가 합리화해서 억지로 지어낸 이론이 겨울 두 번 안 넘긴 콩은 묵은 콩이 아니라는 것이었다. 이 무렵 어떤 학자의 발표를 우연히 접했는데 자기가 연구해보니 메주는 햇 콩보다는 묵은 콩이 더 좋다는 이야기를 한다. 그 후로는 햇 콩보다는 묵은 콩으로 메주를 쑨다.

햇 콩이고 묵은 콩이고 이제는 내가 농사짓지 않는 한 유기농 콩을 살 수가 없다. 농촌에 유기농 콩을 생산해낼 농민들이 없다. 호미로 김맬 수 있는 사람들은 다 늙고, 젊은이들은 쪼그리고 앉아서 호미질을 할 수가 없다. 이곳 강원도에서는 11월 중순이나 12월경에 콩 타작을 해야 한다. 가을 날씨가 맑은 날이 계속되면 11월 초순에 콩 타작을 할 수 있어도 가을에 비가 자주 오는 해는 11월 말이나 12월 중순에도 콩 타작을 할 수가 없다. 아무리 빨라도 11월 초순이라지만 이때 강원도에서는 눈이 오고 온도가 영하로 내려간다. 얼음이 얼고 수돗물이 얼어서 작업하기에 너무나 춥다. 가정집에서 한두 말 쑤는 메주는 하루 추우면 그만이지만 50가마, 100가마 쑤다 보면 1주일에서 10일씩 걸린다. 이때 작업하기가 힘들다. 그리고 추운 데서 메주를 말리려 들면 메주가 마르지 않는다. 말린다 해도 햇볕이 적고 난방비가 더 든다. 나무로 때서 말린다 해도 나무가 많이 들고 기름이나 전기가 많이 소모된다.

그러나 10월 초순에 묵은 콩으로 메주를 쑤어보니 반소매 입고 따뜻한 곳에서 땀 흘리면서 작업할 수 있었다. 말리는 것도 햇빛만 가지고도 비가 오지 않는 한 충분하다. 9월 중순에 작업을 해보니 너무 더워서 메주가 마르면서 쉰내가 난다. 이곳 강원도에서는 9월 말보다 10월 초순이 제일 적합하다.

연해주 메주

이우재께서 전화가 온다. 콩을 어떻게 구하느냐고. 이곳에서 구해서 사용한다고 하니 연해주에 있는 우리 교민들 콩을 사용해보란다. 알아보니 연해주에서 콩을 구해서 쓸 수는 없고 가공한 메주만 들여올 수 있다고 한다. 가공한 메주를 견본으로 보내와서 보니 메주가 잘못 띄워져 파란 곰팡이보다는 까만 곰팡이에 가까운 메주였다.

연해주 사는 옛 우리 고려인들을 살리고자 생을 바쳐온 가족이 있다. 김현동과 주인영 '바리의 꿈' 대표다. 연해주 고려인들의 생계 대책으로 콩 농사를 짓고 메주를 쑤어 한국 내로 들여와서 판매하는 사회적 기업의 대표자다. 연해주에서 콩을 미리 비축해두었다가 10월 초순이나 9월 말에 메주를 쑤라고 했다. 두 번이나 부탁했는데 실천을 안 하고 있다. 다음에 또 부탁했더니 "올해는 메주 잘 띄웠어요, 메주 보셔요" 한다. "누가 메주 잘못 띄웠다고 해? 추울 때 교민들 고생시키면서 메주를 쑤지 말고 따뜻할 때 땀 흘려가면서 작업하고 연료 아끼라고 하는 말이지." 이때서야 알아듣는다.

지난해 2015년 10월, 메주 쑤는 현장을 가보자고 한다. 그때는 갑자기 부탁한지라 내가 시간을 못 내었다. 또다시 12월에 가보자고 한다. 그리고 12월 7일 연해주에 있는 메주 작업장을 가보았다. 내가 가고 안 가고 관계없이 메주가 잘 띄워졌다. 또 메주를 선별할 줄도 알아서 잘못된 메주는 따로 골라 폐기처분하고 잘 띄워진 메주만 선별해서 한국행으로 대기시켜두었다.

연해주 땅은 넓을 뿐 아니라 한 번도 농사 지어보지 않은 평야가 널려 있다. 이곳에서 호미나 삽 없이 농기계로만 콩 농사를 짓는다. 이곳 콩을 소비만 시켜주면 얼마든지 농사를 지을 수 있는 면적이 있다. 이곳처럼 비료, 농약, 제초제, 고라니, 멧돼지, 콩 타작 거치지 않고 트랙터, 콤바인으로만 농사짓는 곳이 없다. 한 말 두 말, 10kg 20kg 찾지 않고 1톤 2톤 찾으면서 콩 생산하는 곳이 없다.

12월 8일에 가보니 그때 메주 다 말리고 띄워서 작업 마치고 고기 굽고 있었다. 작년 같으면 12월 8일에 메주 작업 시작해서 12월 말에도 끝이 안 났을 때라 한다. 나더러 고맙다고 인사를 거듭하지만 추울 때는 할 일이 없다고 한다. 러시아 연해주라는 생각만 하지 말고 우리나라 고구려라는 생각을 해보자. 유기농 콩 없어 걱정했는데 대체할 수 있어 다행이다. 물론 우리 메주 쑬 콩은 농사짓고 또 사들인다.

간장은 정월 장, 3월 장

1972년으로 생각된다. 이사 가고 간장이 없어 7월에 경동시장에서 메주를 사서 간장을 담갔다. 맛있었다. 그 여름에 경동시장에서 메주를 팔고 있는 넋 나간 상인도 있었고, 철모르고 메주를 사겠다고 찾아간 철딱서니 없는 젊은이가 있었다. 아무리 맛이 있어도 그것은 아니다.

간장은 왜 정월, 3월인지 무척 궁금했다. 옛날에 소금이 귀할 때 나온 이야기 같다. 식물들은 잎이 피면서 염분이 무척 필요하다고 한다. 음력 2월이면 남쪽 지방에서는 꽃이 피고 잎이 되기 때문에 잎이 피기 전 정월에 담거나 잎이 다 핀 후 3월에 담으면 소금을 절약할 수 있어 그런가 보다 생각을 해보았다.

옛날에 교통수단이 없어 지게로 지고 다닐 때, 내가 자라난 순창이나 지금 살고 있는 화천 지역에서 소금을 구하기가 얼마나 어려웠을지는 상상도 잘 안된다. 내 어릴 적 순창에서는 노인들이 지게질을 오래 할 때 "순천 장에 소금 지러 갈 때 같다"고 했다. 소금 배가 닿을 수 있는 곳과 순천이 제일 가까웠다. 섬진강을 끼고 강가에 살아도 강에 여울이 있으면 배가 올라올 수가 없다. 여울이 없는 곳이 순천과 제일 가까웠다. 달구지가 다니는 우마차 길도 없으니 순천까지 지게 지고 가야 한다. 지금처럼 돈이 해결 못 하고 물물교환 시대라 쌀을 지고 가야 한다. 쌀을 소금과 바꿔서 지고 오려면 갈 때도 힘들고 올 때도 힘들다. 순창에서 순천은 80리(31.4킬로미터) 길이다. 가난한 사람은 쌀이 없다. 부잣집에서 몇 사람 인부를 사거나 머슴을 시켜 외로우니 여러 명이 모여서 소금 져 오는 연중행사였다. 그리고 품삯으로 소금 몇 됫박 주는 큰 행사였다.

이곳 화천에서는 더 힘들었다. 논이 귀한지라 쌀은 없고 옥수수, 감자 지고 가서 소금과 바꿔 오는 것은 상상 밖으로 힘든 일이다. 지금처럼 옥수수, 감자 값이 비쌀 때가 아니었다. 가까운 곳이 임진강이다. 한탄강(여울 탄灘 자를 쓰니, 여울이 있는 강이다)이 아니다. 옛 어른들께 "옛날에 소금 어디서 구해 드셨어요?" 물으면 아무도 대답을 않는다. 어디서 구해 드셨는지 모르겠다. 이처럼 소금이 귀한 내륙 지방에서는 잎이 피기 전 정월에 간장을 담그든지 잎이 핀 후 음력 3월에 담그든지 해야 한다.

옛날에는 개흙을 아무리 잘 다져도 소금에 개흙이 섞여 왔었다. 지금은 비닐을 깔거나 타일을 깔아서 소금이 깨끗이 온다. 나는 소금을 신안군 도초에서 사온다. 또 3년씩, 5년씩 묵은 소금을 녹인다. 지금은 하루 전에만 녹여도 상관없다. 녹인 소금물에 계란을 띄운다. 계란이 뜬 부위의 크기가 동전만 하면 된다. 이 역시 전라도와 경상도는 100원짜리 크기만큼 뜨면 좋고, 강원도에서는 500원짜리 크기만 하면 좋다. 메주는 하루 전에 솔로 잘 씻어서 건져놓는다. 메주 씻을 때는 신속하게 씻어야지 오래도록 담가놓으면 안 된다.

곰팡이에는 공기 중에 마르면서 생기는 곰팡이가 있고, 물에 들어가 적당히 발효되면서 생기는 곰팡이, 또 소금물에서 발효되는 곰팡이가 있다. 공기에 의해 마르면서 생긴 곰팡이는 무시래기, 무말랭이, 각종 마른 나물, 건어물, 한약재 등에 있으나 그중에 메주를 대표로 들 수 있다. 외국에서는 치즈가 되겠다. 물에 담가 발효된 것이 술 종류가 되겠고, 소금물에 발효된 것이 김치, 젓갈, 된장, 간장, 고추장이다. 청국장도 젖은 채로 발효된 장이지만 오래된 균은 아니다. 오래된 균은 술 종류에서 찾을 수 있다. 예를 들어 포도주는 오랜 숙성 기간을 자랑하는 술이다. 병에 12, 17, 21 등 술 담가 묵혀둔 햇수가 인쇄되어 있고 햇수가 높은 것일수록 값도 비싸다. 포도주는 그 숫자만큼 오래된 통 안에서 발효되었기에 고급 술인 것이다.

200년 묵은 간장과 된장

나는 가난한 집안에서 자랐기에 어머니께서 간장 담그실 때 간장독 다 먹고 비우고 다시 담는 것만 보고 자랐다. 그러나 큰댁이나 부잣집에서는 겹장을 담근다는 이야기를 들었다. 겹장은 새로 담근 장을 소금물에 담지 않고 1년간 숙성된 묵은 장에 섞어 넣는 것을 말한다. 겹장은 아닐지라도, 간장이 간장독에 한두 말 남든지 한 바가지가 남든지 그 독을 씻지 말고 그냥 담아야 한다. 그곳에 오래된 발효균이 있기에 그렇다. 간장독 바닥에 가라앉아 굳어진 소금은 긁어내서 따로 보관한다. 그 독에 풀어 놓은 소금물을 붓고 메주를 넣으면 된다. 메주와 물의 비율은 메주가 소금물에 잠기면 된다. 메주가 소금물을 흡수할 것도 생각하자.

된장이나 간장이 몇 년 됐느냐고들 하는데, 그렇게 묻지 말고 발효균이 몇 년 되었느냐고 묻는 것이 더 현명하다. 나는 충남 보령에 사는 정광숙이라는 노인에게서 오래된 간장을 선물 받았다. 정광숙 씨의 할머니께서 시집오실 때 있었던 간장독에서 나온 간장인데 그 할머니도 시집오실 때 할머니께 같은 말씀을 들었다 한다. 할머니의 할머니가 시집오실 때 있었던 장독의 간장이었다. 그러니까 정확히 몇 년인지는 몰라도 150년, 200

년은 되었을 간장이다.

이 간장을 우리 집 전체 간장독에 담았다. 그리고 그 간장을 몇 년 전 남양주에서 유기농 엑스포, 즉 국제박람회가 열릴 때 온종일 국제적으로 전시하고 선전했다. 여기서 만들어져 나온 단어가 '씨간장'이었다. 이런 간장을 가져다 장 담글 때 나눠서 자부심을 가지고 이웃에 퍼트렸으면 좋겠다. 항아리 새로 사서 올해 빚은 메주에 소금물 풀어 담을 때 우리 집 오래된 간장 조금 넣으면 150~200년 된 간장이 된다. 거기 잠겼다가 나온 메주도 그 시간만큼 오래된 발효균을 안고 나온 된장이 되는 것이다.

간장이 오래 묵을수록 해마다 간장독 밑바닥에 석류색 나는 소금이 생긴다. 혹시 이 소금이 잘 쓰일까 봐서 버리지 않고 해마다 모아두었다. 고향에 어릴 적 친구 최일천이가 있다. 이 친구는 농협 조합장도 하고 군 의원도 하고 지역에서는 기름종이(유지)다. 내가 남원 지리산 귀정사에서 건강교실을 하고 있을 때 아무리 교육 참석하라 해도 안 한다. 이유는 교회 다녀라, 절에 다녀라 하는 소리 싫다는 것이다. 그러다 3년 전 마지막 시간에 참석했다. 소개하는 인사를 하는 도중에 간장독에서 건진 소금 잘 활용하라고 한다. 그 소금을 양념으로는 물론이고 양치용으로 쓰고부터는 풍치가 없다고 한다. 나도 그 소금을 사용한 다음부터는 풍치가 없다. 이제 전국적으로 보급하면 좋겠다. 천일염, 암염, 제재염, 죽염, 볶은 소금, 다 좋다지만 그중에 제일은 간장 결정체 소금이다.

간장독

가난하게 살다 보면 간장독이 비어 있을 때 김치를 담기도 하고 술 항아리로도 쓰기도 한다. 그러나 간장에서 배양된 유산균과 술에서 배양된 유산균, 김치나 짓갈에서 나온 유산균이 다 다르다. 간장독은 언제나 간장, 된장만 담아 두어야 한다. 그곳에서 배양된 유산균이 오래갈수록 이로운 곰팡이로 변한다.

평야 지역도 그렇지만 주로 산을 등지고 있는 마을이나 집에는 수맥과 산맥이 있다. 수맥에는 파란 곰팡이나 검은 곰팡이가 있고, 산맥에서는 흰 곰팡이나 노란곰팡이가 나온다. 이 같은 맥을 좀 예민한 체질인 사람은 금방 알아낼 수 있다. 또 예민한 사람도 그때그때 달라지기도 한다. 맥을 알아내는 방법은 설명이 길어서 생략하기로 하고, 잘 모르면 우선 전문가에게 의존하면 좋다. 주로 길선비(道士)들이 잘 안다.

장 담그는 날짜는 좀 달라도 좋다. 간장은 예부터 말날(午日)에 담근다지만 그것은 미신이다. 간장 색깔이 말의 피처럼 붉고 진하게 하기 위해서 말날 담근다지만 미신이다. 또 뱀날을 피해서 담근다고 한다. 뱀이 올까봐 그런다고 한다. 그것도 미신이다. 뱀도 발효균을 좋아해서 장독대에서 가끔 볼 수 있으나 항아리는 기어서 못 올라간다. 항아리가 배가 부른 이유도 있다. 뱀들이 싫어하는 꽃을 심으면 좋다. 흔히 봉숭아를 뱀이 싫어한다고 한다. 또 뱀들이 음악이나 피리 소리는 좋아하지만 쇳소리를 싫어하니 추녀 끝에 풍경을 달아놓는 것도 좋을 듯하다.

간장을 담고 나서부터 메주를 건져 된장과 분리하는 시기는 20일 정도면 좋으나 더 두어도 상관없다. 어릴 적 우리 집처럼 가난한 집은 간장이나 된장을 담아 2년, 3년 묵혀서 먹을 것은 생각도 못했다. 새로 담그기 오래 전에 벌써 간장 된장 다 먹고 빈 항아리였다. 다시 담그지만 가난한지라 많이 담그지도 못하고, 20일을 기다릴 수가 없어 며칠 지나 어머니께서 간장독에서 아직 풀리지도 않은 메주를 떼다 된장찌개를 해주신다. 배고픈 시절이라서 맛있었다.

20일이나 30일이 지나 햇볕이 잘 드는 날, 된장을 건져 넓은 그릇에 담고 손으로 짓이긴다. 그때 흔히들 소금물을 부어가면서 된장의 농도를 맞추는데 간장을 부으면서 맞추면 좋다. 농도는 무르도록 해야 한다. 아직 덜 풀린 메주가 수분을 흡수할 수도 있고 햇빛에 마르기도 하니 충분히 젖은 상태로 두어야 한다. 뚜껑을 덮기 전 얇은 천으로 덮고 고무줄로 묶어놓아야 한다. 간장은 햇볕에 두는 것이 좋고 된장은 그늘에다 두는 것이 좋다. 그리고 매일같이 항아리를 열지 말고, 된장을 한꺼번에 떠다두고 조금씩 먹고 다 먹고 나서 가끔씩 떠 와야 한다. 항아리 열 때 쉬파리가 있으면 잡든지 살생하기 싫으면 쫓아내고 떠 와야 한다.

항암제 맞은 뒤에는 된장 탄 물

암 환자들이 항암제 맞고 나서 구토를 하고 식사를 못 한다. 암으로 죽는 것보다 항암제 독 때문에 음식을 못 먹어서 죽는다. 이때 된장 한 숟갈 정도 물 한 그릇에 타서 마시면 음식을 먹을 수 있다. 이때도 된장은 유기농 콩으로 만든 된장이어야 하고, 음식도 유기농 식단이어야 먹을 수 있다. 이 글을 읽고 암 환자들에게 가르쳐주지 말자. 된장 먹고 구토 안 난다고 아무 음식이나 마구 먹고 암세포가 더 커져서 죽게 되면 된장 탄 물 먹고 죽었다고 원망 듣는다. 본인은 이해하고 죽어도 남은 유가족들이 원망하고 원수 된다.

양잿물도 해독시킨다

우리나라는 옛날에 온 국민이 흰옷을 입었다. 요즈음 연속극 보면 청포, 홍포, 황포 입고 설치는데 임금도 밖에 나가면 흰옷을 입었다. 젊은 여인들은 색 있는 치마, 저고리 입었고, 아이들은 색동저고리 입기도 했으나 나는 자랄 때 흰옷 입고 자랐다.

그 당시 빨래할 때는 세제를 잿물로 했다. 볏짚을 조심스럽게 태운다. 그리고 시루에다 볏짚 태운 재를 조심스럽게 넣고 시루 밑에는 넓은 그릇을 놓는다. 받침대는 가로지르고 그 시루를 놓고 물을 서서히 부으면 잿물이 큰 그릇에 떨어진다. 이 물로 흰 빨래를 했다. 볏짚보다는 콩짚이 더 빨래가 잘되고, 콩짚보다는 메밀짚이 더 잘된다. 찌든 빨래를 하기 위해서 메밀짚을 보관하기도 했다.

그러다가 외국에서 화공 약품이 들어오기 시작했는데 그것으로 빨래하면 빨래가 잘된다. 그 화공 약품을 수산화나트륨, 또는 가성소다라 한다. 가성소다를 우리말로 번역을 해야 하는데 그때 빨래에 쓰는 세제는 잿물뿐이었다. 잿물이 서양에서 왔기에 양잿물이다. 개화기에 우리나리에 없는 물건이나 음식, 약품까지도 서양에서 오면 양洋 자를 붙였다. 집은 양옥집, 옷은 양복 또는 양장, 버섯은 양송이, 술은 양주, 담배는 양담배, 솥은 양은솥, 사람은 양키, 그릇이 오면 양재기, 깔개는 양탄자, 약은 양약, 색시는 양색시, 좀 좋게 불러 양공주지만 양갈보라고도 했다. 아무튼 잿물이 서양서 왔으니 양잿물이다.

나 어릴 때 양잿물을 잘못 먹으면 즉사했다. 아니면 자살하려고 양잿물을 먹기도 했다. 연속극에 "양잿물 먹고 죽을까?" 하는 대사도 나오고 또 사약을 양잿물로 만들었다고들 하는데 그것은 각본을 쓴 사람들이 젊어서 잘 모르고 쓴 것이다. 조선 말기 이전에는 서양에서 가성소다가 안 들어왔다. 또 인터넷에 양잿물 잘못 마셨을 때 민간요법으로 계란 흰자위 5개, 쌀뜨물, 식초 등이 나오는데 식초는 효과가 있어도 계란이나 쌀뜨물, 곧 쌀 씻은 물은 다시 생각해야 한다.

내가 어릴 때는 양잿물 먹었을 때 구정물을 먹으면 살아났다. 구정물이란 요즈음 젊은이들은 볼 수가 없으나 옛날에는 집집마다 있었다. 구정물에는 우선 쌀뜨물이 들어간다. 쌀뿐 아니라 보리쌀, 좁쌀, 수수 할 것 없이 어떠한 곡식을 씻든 그 물을 통에 담는다. 그 통을 구정물 통이라 한다. 설거지물도 그 통에 붓는다. 또 음식 찌꺼기, 밥 남은 것, 생선 다듬고 내장 빼낸 것, 고기 남는 것, 이것저것 가리지 않고 모두 구정물 통으로 들어간다.

구정물은 항상 신 냄새와 거품이 나면서 발효가 되어 있다. 이 구정물로 돼지를 기르고 소죽도 끓여준다. 요즈음 말로 잔반통이라지만 잔반통은 물기가 적고 구정물은 물기가 많다. 또 오래된 구정물 통은 그 통 자체가 오래된 유산균 배양 통이다. 요즈음 야채 효소, 산야초 효소 찾지만 구정물이야말로 채소, 곡식, 동식물, 생선까지 모두 종합한 효소다. 그래서 양잿물을 먹고 죽기 전에 구정물만 먹으면 그 자리에서 살아난다. 강한 효소 균이 들어 있기에 양잿물 독을 중화시킨다.

몇 년 전 강의 시간에 이 같은 이야기를 했더니 어떤 이가 "내가 바로 양잿물 먹고 구정물 먹어 살아난 장본인이오" 한다. 그뿐 아니다. 바로 이웃 마을 동갑 친구는 양잿물 먹고 자살하려다 구정물 먹고 살았으나 목구멍이 잘못되어 평생 배에다 호스 꽂고 호스로 밥 먹다 죽었다. 양잿물 먹었던 것이 사인은 아니었다. 이런 사람 여러 명 있었다.

양잿물은 발효균만 닿으면 해독이 된다. 일제 때나 1970년대처럼 모든 세탁을 양잿물이나 양잿물로 만든 비누로 할 때는 수질오염이 없었다. 그 이유인즉 양잿물로 만든 비누나 세제를 사용한 물이 시궁창에 가면 중화되기 때문이다. 시궁창 물이 곧 구정물이다. 시궁창까지 가지 않아도 된다. 개수대에 음식 찌꺼기 고여 있는 받침대가 구정물 성분을 담고 있다. 그 받침대는 조금 약하고, 시궁창이면 족하다. 물이 시궁창에서부터 개울로 가는 동안 머리카락같이 가느다란 실지렁이가 춤을 추고 놀았다. 지금은 세제가 합성세제로 만들어졌기에 실지렁이나 큰 지렁이도 없고 거머리도 없다.

우리나라가 세제를 석유로 만들지 않고 양잿물을 원료로 해서 만든다면 수질오염 80퍼센트는 정화할 수 있다. 이 문제를 정치적으로 해결하고자 했다. 관계 장관 중 아는 사람 있으면 금방 해결될 것 같다는 생각을 했다. 마침 친구가 환경부 장관이 된다. 기회는 왔다 싶어 만나려 하니 만날 수가 없었다. 또 그 사람이 국무총리가 된다. 이건 하늘이 준 기회다 싶어 만나려 하니 더 만날 수가 없었다.

친구인 줄 알았더니 친구가 아니었다. 어려울 때 같이 수사기관 끌려다니고, 재판에 증인 서고, 출감했을 때 꿀 병 들고 집으로 찾아갔으나, 우리 집 찾아와 같이 수영장 가서 놀고 할 때가 친구였지 장관 되고 의원 되고 총리 되니 상전과 아랫것이나 마찬가지였다. 이유도 있었다. 꼭 만날 기회만 생기면 어려운 사건들이 연루되었다. 재판에 얽히고 국내외 사건에 설키고 어려웠다. 아무튼 그 당시 나 만나서 우리나라 수질오염만 해결했으면 개나발될 뻔 했다. 개나발이란 '개인과 나라의 발전'의 약자다.

언론을 통해서 해보려고 한국방송(KBS) 〈아침마당〉 출연하면서 이야기하려다 시간이 다 지나서 못 했고, 기독교방송 출연할 때는 역시 건강 문제 다루다 못 했다. 기회 한 번 또 놓쳤다. 상지대학 초빙교수로 있을 때 미생물학과 학장과 이야기를 했고, 전직 장관이었던 총장은 추진하려 한다. 그러나 총장은 그 뒤 임기 마치고 나갔고, 나는 그 총장이 없으니 그 후로는 학교에서 부르지 않는다. 아무튼 죽기 전에 해결해보련다. 아니면 후세에 넘겨주고 가려고 이처럼 글을 쓴다.

이 모든 것은 정치적으로, 학술적으로 해결해 나갈 일이다. 모두 제쳐두고 우리가 합성세제 안 쓰고 발효균을 만들어 먹고 쓰면 간단하다. 지금까지는 윗물이 맑아야 아랫물이 맑다는 속담을 지켜 나가려 했으나 윗물은 흐려도 아랫물만 맑으면 된다. 각 가정의 주방과 세탁기, 욕조에서 양잿물로 만든 세제를 사용하면 된다. 생협에서 판매되는 친환경 세제가 양잿물을 원료로 하는 세제라고 믿고 있으나 아직 확인은 안 해보았다. 그러나 믿고 싶다. 그렇지 않으면 친환경 세제가 아니다. 이제 세제를 정화시키는 곰팡이 균, 효모균 효소를 먹고 살면 양잿물 같은 독성이 몸에 들어와도 모두 해독시켜준다. 그것이 곧 발효식품이다.

곰팡이, 효소, 효모, 단어는 달라도 성분은 같다. 곰팡이 균은 공기에서 흰 곰팡이가 피면서 생겨나기도 하지만 물에 침수되어서, 아니면 소금물에 간을 해서 생겨나기도 한다. 지금은 설탕물에 버무리거나 침진시켜 발효시키기도 한다. 세 가지를 외워두자.

첫 번째, 흰 곰팡이는 좋은 곰팡이고 노란곰팡이는 그다음 좋은 곰팡이며, 파란 곰팡이는 나쁜 곰팡이지만 흰 곰팡이와 섞이면 흰 곰팡이가 이긴다. 그리고 까만 곰팡이는 썩은 것이다. 두 번째, 오래갈수록 이로운 균이 이긴다. 세 번째, 열을 가할수록 이로운 균이 남는다.

동서가 서로 교류하기 전부터 인류는 각각 그 나름대로 곰팡이와 효모, 효소를 음식으로 먹어왔다. 서양에서는 밀을 주식으로 삼고 빵 반죽을 발효시켜 구워 먹었다. 『성경』에 나오는 무교병, 유교병이 3천 년 전 이야기다. 빵과 같이 등장한 포도주 역시 포도를 발효시켜서 빵과 더불어 먹었다. 기독교 성찬 예식 때 쓰는 빵과 포도주가 곰팡이와 효소다. 식품영양학대로 성찬 예식을 한다면 주 예수께서 잡히시기 전날 밤 흰 곰팡이를 가지시고 '이것을 먹어라, 이것은 내 몸이니 이것을 먹을 때마다 나를 기념하라', 먹고 난 후 또 효소 한 잔 가지시고 '이것을 마실 때마다 내 피를 기념하라'고 하실 것이다.

서양뿐 아니라 주식을 밀로 하는 중국이나 몽골, 동남아 일부를 제외하고는 모두가 곰팡이 먹고 산다. 쌀을 주식으로 하는 나라에서는 쌀을 발효시키지 않고 그냥 먹되 부식만은 철저히 발효식품이다. 일본은 주식인 쌀밥을 먹기 위하여 콩 발효시킨 낫토와 매실 발효시킨 우메보시를 항상 식탁에 빼놓지 않는다. 다른 나라들도 여러 장 종류와 식초를 개발해서 먹고 살아왔다. 아주 더운 지방이나 아주 추운 지방보다는 사계절이 있는 지역에 발효식품이 다양하다. 멀리 갈 것 없이 우리나라가 어느 나라보다 발효식품이 다양하다.

식탁에 언제나 등장하는 김치, 된장, 간장, 고추장, 젓갈, 장아찌, 식초 등이 주된 발효식품이다. 발효식품 중에 청국장도 들 수 있는데 오래 숙성된 발효식품이 아니다. 3일 발효된 식품이다. 그래도 변비에 좋고 빈혈, 정력, 뇌졸중, 골다공증에 좋다고 이야기들 하지만 된장, 간장, 고추장만한 것은 없다. 다만 된장, 간장, 고추장, 젓갈은 짜고 매워 많이 먹기 어려운 단점이 있는 반면에 청국장은 싱겁기에 많은 양을 먹을 수 있다는 유리한 점이 있다.

발효에는 공기 발효, 물에 적시거나 담그는 발효, 소금 발효, 새로 유행하는 설탕물 발효가 있다. 우선 공기 발효의 매개체는 호기성好氣性 곰팡이고, 어떤 음식 재료나 음식이 마르는 과정에서 흰 곰팡이가 피면 좋다. 식품영양학을 전공한 이가 그러는데 무청을 그대로 먹는 것보다 그늘에 말려서 먹으면 칼로리가 32배 높다고 한다. 무청도 말리지만 무 뿌리도 잘게 썰어서 말린다. 그것을 무말랭이라 한다. 우리나라는 다른 나라에 비하면 사계절이 뚜렷하고 겨울에는 싱싱한 채소가 없어서 봄부터 여름철, 가을철에 잎채소나 열매채소를 말려두었다.

해변에서는 해산물 말려서 먹고 있다. 해조류 중 대표적인 것이 미역, 다시마, 김이다. 생선은 북어가 대표적이겠으나 오징어, 멸치, 조기, 병어, 전어, 홍어, 가오리, 상어, 쥐포, 조개류들도 많다. 이루 다 말할 수 없다. 모두가 흰 곰팡이 피면 해독제다. 술 먹고 나서 해장국으로 북엇국을 먹는다. 동탯국은 먹어도 알코올 독을 해독시킬 수 없다. 흰 곰팡이가 핀 북엇국이어야 된다. 꼭 북어만이 아니다. 해변마다 그 나름대로 해독을 시키는 생선이 있다.

우리나라에서는 아이 낳으면 산모가 미역국만 먹고도 산후조리를 한다. 이때 미역은 해풍에 말린 자연산 미역이어야 한다. 요즈음처럼 생미역 그대로 건조기에 넣어 말려서 비닐 포장한 미역은 흰 곰팡이가 없다. 미역 자체로 좋은 해산물이지만 흰 곰팡이가 피도록 말린 미역이어야 된다. 꼭 찾아야 한다. 어느 건어물 집에서는 산모용 미역 따로 보관해두었다가 손님이 찾으면 내놓는다. 없으면 갖다준다고 한다. 소비자가 찾아야 말린다.

익은 고추나 풋고추도 말리는데 붉은 고추는 양념으로 쓴다. 우리가 주로 태양초를 찾고 있다. 그늘에 말려야 좋은 것도 있고 태양에 말려야 좋은 것도 있다. 붉은 고추는 수분이 많아 그늘에 말릴 수가 없다. 태양에 말리는 동안 고추 속에서 적당한 곰팡이가 잘 피어나고 있는 것이다.

우리 마을 전 이장이었던 지영수라는 이가 있다. 매일같이 술을 먹고 지낸다. 해장국 먹을 때마다 고춧가루를 찾는다. 고춧가루를 두세 숟가락 타서 맵게 먹는다. 이유인즉 고춧가루를 먹고 나면 속이 확 풀린다고 한다. 마른 고추를 쪼개보면 안에 흰 곰팡이가 없어도 마르면서 해독시키는 유산균이 잠재해 있으리라는 생각만 난다. 다들 태양초만 찾는데 내가 자란 전라도에서는 날씨가 더워 그냥 햇볕에 말리면 그만이다. 이곳 강원도에서는 잘 안된다. 고추 따서 2~3일 정도 더운 방에 넣어서 시들시들하도록 녹초를 만든 후 햇볕에 내놓아야 한다. 이곳은 산간이라 습기도 많다. 무척 힘들다. 너무 태양초 찾지 말고 농약, 제초제 쳐서 기른 고추나 유기농이냐를 알아보고 구입하자.

햇볕에 말리는 과일 중에 대추와 감을 들 수 있다. 밤을 말렸다 먹기도 하지만 맛이 없다. 사과, 배, 복숭아는 말릴 일 없고 외국에서는 포도를 많이 말리기도 한다. 또 외국에서 말린 과일이 많이 들어오기도 한다. 말린 과일 중 대추는 약재로 쓰기도 한다. 감 말린 것을 곶감이라고 하는데 깎아서 말린다. 감은 남쪽 지방에서 잘된다. 이북이나 경기도나 강원도 일부에서는 감나무가 있으나 감 껍질이 두껍고 맛이 떨어진다. 남쪽처럼 뜨거운 햇빛이 적다.

곳감은 각 지방마다 맛도 다르고 유명한 곳이 많으나 상주 곳감이 분이 많이 핀다. 상주서 곳감을 먹을 때 분이 너무 많아 곳감을 찢어서 분을 찍어 먹어도 분이 남는다. 의성 사시는 김영원 장로님이 보시더니, 옛날에는 이 곳감 가루를 모아서 임금님께 상납했다고 하신다. 흰 곰팡이가 곳감을 감싸고 있다.

다른 사람은 몰라도 상주 곳감 맛이 좀 떨어지는 편이다. 상주 곳감 생산자들은 다른 지역 곳감이 맛이 있으나 분이 덜 피고 붉은 빛깔이 있으니 그 빛깔에 맞추느라 유황 처리를 한다. 색으로 보아 어느 지역 곳감인지 구별하기 어렵다. 상주는 지역적으로 곳감에 아주 이로운 흰 곰팡이가 잘 피는 곳이다. 아마 옛날에 고을을 구별하여 나눌 때 곳감에 흰 곰팡이 핀 것 보고 지역을 나누었겠다는 생각도 해본다. 김천이나 충주 감을 가져다가 상주에서 말리면 흰 곰팡이가 많이 피어도 상주 감을 가져다가 문경, 안동서 말리면 흰 곰팡이가 많이 피지 않는다.

내 고향 순창은 고추장이 유명하다. 고향에서 고춧가루, 메주 가루, 엿기름 그리고 물까지 떠가지고 다른 지역에서 고추장을 담가보면 그 맛이 안 난다. 순창 지역은 고추 농사 잘 안된다. 임실이 더 잘된다. 순창은 고춧가루가 모자란다. 그래도 고추장이 맛있다. 북어를 말리는데 어디서 말리느냐에 따라 맛이 다르다. 북어 맛있다고 동태 한 상자 사서 이곳 화천에서 말리면 맛없어 못 먹는다. 오징어도 마찬가지다. 지역마다 그 건조식품이 맛있게 잘 마르는 기후 풍토가 다르다.

몇 년 전 상주시에서 큰 행사가 있었다. 상주시를 환경농업도시로 선포하는 행사다. 각 농민단체장들을 초대했다. 체육관에서 행사를 마치고 저녁 식사를 하러 갔다. 시장이 주관하는 만찬이다. 시 행사라서 시의회 의장은 당연히 참석하고 의원들, 노인회장, 청년회장, 부녀회장, 새마을회장

등등 몇십 개 단체장과 시 과장급 이상까지 상주시의 유지 다 모였다. 식사 전 시장이 건배 제의를 하고 시작한다. 조금 있다 농민단체장 중 한 분이 건배 제의를 하라 한다. 그때 농민단체에서 나더러 하라고 한다. 환경농업단체 중에서 정농회가 제일 오래된 단체여서 그렇기도 하고 나이도 내가 많았다. 목사가 술잔 들고 건배 제의를 한다.

"상주 곶감 유명하지만 맛은 고산 곶감보다 떨어진다. 그러나 분이 우리나라에서 제일 잘 핀다. 이 분을 옛날에 임금님께 상납했다. 그런데 다른 지역 곶감 따라가려고 색을 내느라 유황 처리를 한다. 분을 가지고 다른 지역 곶감과 경쟁해서 이겨야지 맛으로는 이길 수가 없다. 만약 계속해서 유황 처리를 하면 환경농업단체에서 상주 곶감 안 사 먹기 운동을 하렵니다. 자, 내가 '상주 곶감' 하면 여러분들은 '흰 곰팡이를 위하여' 합시다."

그 후 시장이 상주시에서는 곶감에 유황 처리하지 말도록 지시를 했다. 몇 년 후 그 시장 바뀌고 4년 지나 다시 시장이 되었다. 지금은 유황을 치기도 하고 안 치기도 하지만 상주에서 유황 많이 소비된다. 내가 상주에 산다면 흰 곰팡이 많이 핀 곶감을 대대적으로 선전해서 소비자들의 시각과 생각을 바꾸어놓겠다.

각종 차 종류도 마찬가지다. 젖었을 때 끓여 먹는 차의 맛도 맛이지만 성분은 완전히 다르다. 모든 차를 보관하기 좋게 말린 것도 있으나 말리는 과정에서 흰 곰팡이가 잘 피면 좋은 차다. 또 오래된 차일수록 좋은 차다. 한동안 중국산 보이차가 유행했다. 중국 어느 지역에서 1억 원 주고 한국인이 사 왔다 한다. 그뿐 아니다. 150년 된 보이차가 3억 원인데 한국인이 샀다 한다. 그 비싼 차를 사 온 사람 직업이 종교 지도자였다 한다. 물론 헛소문이기를 바란다.

한국인들이 중국 보이차를 바닥이 나도록 사 왔다. 지금은 중국에 오래된 보이차가 없다. 2~3년 된 차가 진짜다. 3년 전 어떤 이가 우리 집에 왔다. 그이가 보이차 장사를 했는데 오래된 보이차는 모두 가짜란다. 120퍼센트 가짜란다. 물론 차 전문가들은 그래도 제대로 된 차를 구입해 온 줄 안다. 해남에서 녹차 밭을 경작하면서 녹차를 생산하는 승미라는 딸내미가 있다. 물론 친딸은 아니다. 10년 전부터 녹차를 팔려고 애쓰지 말고 묵혀두라고 했다. 중국 차마고도까지 가지 말고 우리나라 차를 흰 곰팡이가 피도록 말리고 오래 숙성시켜두었다가 마시는 것도 좋은 방법이다.

우리나라는 다른 나라에 비해 습기가 많다. 무엇이든 말리기가 어렵다. 미국 캘리포니아에서는 비가 오지 않아 포도를 송이째 따서 바닥에 놓으면 그대로 마른다. 1년 강수량이 15밀리미터 정도 된다고 한다. 대추 크기가 밤톨만큼 크지만 그냥 햇빛에 두고 저녁에 들여놓지 않아도 잘 마른다고 한다. 일본은 우리나라보다 습기가 더 많다. 일본 식품은 말렸다가 먹는 식품이 적다. 아주 적다. 우리나라는 다양하지만 말렸다 해도 보관하기가 어렵다. 모든 건어물이 장마 지나기가 어렵다고 한다. 모든 상인들이 그렇지는 않으나 장마 지나려면 방부제를 사용한다고 들었다.

중동 지역에는 무엇이든 썩지를 않는다. 『성경』에 나오는 요셉 이야기다. 꿈을 꾸었는데 이집트에 7년간 풍년이 들고 7년간 흉년이 드니 7년 동안 풍년이 들 때 곡식을 보관했다가 흉년에 먹었다고 한다. 내가 어릴 때 이해가 안 되었다. 1년만 지나도 모두 바구미가 먹고 곰팡이가 피고 썩는데 어떻게 7년간 곡식을 보관할 수 있을까 하는 생각이 났다. 커서 그곳을 가서 보니 7년 아닌 70년도 보관할 수 있었다. 아니 7백 년, 7천 년도 가능하다. 사람 시체도 썩지 않게 보관할 수 있는 미라들이 나온다.

우리나라에는 미라가 거의 없다.

지금은 비닐이 나와서 다행인 것도 있다. 옛날에는 아무리 잘 말렸다 해도 장마 때 전국 어디나 습기가 많아 잘못되기도 했으나 장마 때 비닐로 잘 싸두면 습기를 피할 수 있다. 모든 한약재를 말렸다 쓴다. 물론 생약초를 그대로 써야 될 때가 있다. 지황地黃도 생지황, 건지황, 숙지황 다 다르고 약 처방할 때 달리 쓴다. 효과 면에서 다르다.

과일 발효, 곡식 발효

　과일은 일정한 온도를 맞추어주면 당분이 있어 발효가 된다. 적당히 발효가 되면 술이 되고 더 오래 두면 식초가 된다. 단맛이 많은 과일 중에 포도는 외국, 특히 유럽 지역에서 잘되니 포도를 발효시켜서 매일같이 먹어왔다. 『성경』에도 아브라함 때부터 포도주가 나온다. 요즈음 보수 교단 목회자들이 예수께서 혼인 잔치 집에서 만드시고 잡히시기 전날 밤 제자들에게 나눠주신 것은 포도주가 아니고 포도즙이라고 가르치기도 한다. 그러나 그것은 아니다. 포도즙도 조금 오래 두면 포도주로 변한다.

　우리나라에서는 감이나 사과를 발효시켜 식초를 만들어 먹어왔다. 그것이 오랜 역사는 아니다. 이유는 과일이 흔하지 않았기 때문이다. 우리나라는 주로 산간지 아니면 평야다. 산간지에는 일부러 가꾸지 않으면 과수가 잘 안된다. 겨우 감나무나 돌배나무 정도였다. 우리는 식초를 막걸리로 만들어왔다.

　토양에 모래가 많고 가뭄이 심한 경북 지역에서는 곡식 농사를 하기 어려워 사과를 심어왔고 근간에 포도와 감 농사를 많이 하게 되었다. 사과는 싱싱한 그대로 먹어야 맛이 있기에 가공이나 발효에 크게 신경 쓰지 않았다. 근래에 무슨 과일이든 소주에 우려 먹고 있으나 그것은 발효와 상관이 없다. 과일을 알코올에 우려서 무슨 이익이 있겠는가. 다만 술꾼들의 입맛 돋구는 데만 도움을 줄 뿐이다. 꼭 우려 먹으려면 화학주가 아닌 순 곡주에 우려 먹으면 효과가 있을 듯하다. 기어이 과일주를 개발하려면 과일 자체의 당분을 가지고 발효시켜서 먹는 기술 개발이 필요하겠다.

1980년에 들은 이야기다. 교도소에서는 모든 죄수들에게 술을 허용하지 않는다. 그런데 어떤 죄수는 매일같이 취해 있었다. 교도관이 아무리 감시해도 술은 없다. 나중에 출소할 때 물어보니 사과를 숟가락으로 긁어서 음료수 캔에 넣고 햇빛이 드는 창에 두면 술이 되어서 날마다 기분 좋게 먹고 지냈다고 한다. 이제는 모든 교도관들이 감시를 해서 창가에 음료수 통을 두지 못하게 한다. 그 후로도 한 사람이 똑같이 날마다 취해 있다. 역시 출소할 때 물어봤다. 이 사람은 같은 방법으로 캔에다 넣고 은박지 테이프로 구멍에 붙여서 변소의 똥 속에 넣어두었다가 술이 되면 먹었다 한다. 모두가 과일이 흔한 최근에 있을 수 있는 이야기들이고 옛날에는 죄수들에게까지 과일이 가지 않았다.

평야에서는 곡식을 발효시켜서 약으로 먹어왔다. 곡식을 그 자체만으로 발효시키기는 어렵다. 누룩을 만들어 곰팡이 균을 넣어야 발효를 시킬 수 있었다. 배고픈 시절에 먹을 식량도 없는데 술을 만들어 먹는다는 것은 서민들 생활에서는 어렵다. 『태종실록』에 적혀 있다는 글이다. 조선시대에는 가뭄이 들거나 흉년이 들면 국가에서 금주령이 내려졌다. 백성들이 굶주리고 있는데 술을 빚어 먹는다는 것은 있을 수 없는 일이라서 그런 제도가 있었다. 특히 태종 때 가뭄이 심해 자주 내려졌고 성종과 연산군 때 자주 있었다.

조선 후기에는 전국적으로는 없었고 흉년이 든 지방에서는 있었다. 1758(영조 34)년에는 큰 흉작으로 궁중의 제사에도 술 대신 차를 쓰기도 했다. 이러한 법령은 가뭄이 심한 봄, 여름에 반포되었고 추수가 끝나면 해제되기도 하였으나 때로는 10~12월까지 가고 설에는 풀어주기도 했다.

이러한 기간에도 예외는 있었다. 국가의 제향祭享이나 외국 사신 접대, 상왕上王에 대한 공상貢上, 그리고 백성들의 혼인, 제사, 노인·병자들의 약용으로 쓰는 경우였다. 또 술을 팔아 생계를 이어가는 빈민들의 양조 행위는 묵인해주었다. 법을 집행하는 사대부들은 잘 안 지키고 있었다.

일제 때는 금주령이 아닌 주세령酒稅令이었다. 세금을 걷기 위하여 전국민에게 술 빚는 일 자체를 못 하도록 했다. 단속은 경찰보다 세무서 직원들이 했다. 벌금이 무서웠다. 온 국민을 죄인으로 만들었다. 이 제도가 8·15 이후에도 있었다. 그때는 세무서 직원들이 영장 없이 어느 집이든 맘 놓고 들어가 안방까지 벽장까지 마구 뒤져도 상관없었다. 술뿐이 아니고 누룩도 있어서는 안 된다.

그 역시 예외는 있었다. 우리 고향 순창 유등면에 당시 집권당인 자유당 소속 면 위원장이 있었는데 그 사람이 세무서 직원들에게 가택수색 영장 가지고 와서 들어오라고 하니 못 들어갔다고 한다. 이때는 술을 빚으려면 지혜를 짜내면서 해야 한다. 방 안에서는 할 수 없다. 주로 퇴비 쌓아놓은 두엄 속에 항아리를 묻어 퇴비 뜨는 열을 이용해서 술을 담그면 잘되고, 퇴비장이라 세무서 직원들이 모르고 지나간다. 떠난 뒤에는 온 마을에 화젯거리다. 우리는 이렇게 들키지 않았다고 이웃 마을에까지 알려준다.

이 같은 사건들을 온 마을, 이웃 마을까지 알고 있어도 주민들은 모두

한편이라 아무도 세무서 직원에게 알리지 않는다. 내가 어릴 때는 술 담그고 들키지 않은 재치 있는 아낙네가 있었다는 이야기가 많았다. 술 단속은 하기가 쉽다. 냄새가 나기에 그렇다. 더욱이 술이 한창 발효될 때는 온 집 안뿐만 아니고 가까이 사는 이웃집에까지 냄새가 난다. 그때는 공기가 맑아 더 멀리 났다.

어떤 이가 술병을 들고 들어가는 것을 보고 세무서 직원이 따라갔는데 아무리 방 안을 뒤져도 못 찾았다. 주인 아낙더러 가르쳐주면 벌금을 안 물도록 할 터이니 가르쳐달라고 했으나 술병에 끈을 달고 그 끈을 횟대에 건 다음 병에 옷을 걸어 덮어놓아서 못 찾았다고 한다. 또 어떤 이는 역시 술병을 들고 들어갔는데 금방 따라갔어도 냄새는 나는데 못 찾겠는지라, 역시 벌금 안 내도록 할 터이니 가르쳐달라고 했지만 문고리에 술병을 걸고 문을 열어놓아서 못 찾게 되었다 한다. 술동이를 이고 가는데 세무서 직원이 따라가자 넘어지는 척하고 술동이를 깨뜨리니 그냥 돌아갔다는 이야기도 있었다. 더러는 마을 공동으로 사용하는 정자나무 부근에서 술을 담근다. 마을마다 가난한 집은 마당이 좁아 공동으로 쓰는 터들이 있었다. 이곳은 주로 볏짚이나 보릿짚, 밀짚을 쌓아둔다. 이 짚더미 속에 술을 담가놓는다. 들키면 아무도 주인을 가르쳐주지 않는다.

이웃집 아주머니가 다 된 술을 가지러 가서 보니 술독에 술이 다 줄고 없었다. 알고 보니 아이들이 겨릅대(대마 껍질을 벗기고 나면 속대가 구멍이 뚫려 있다)를 꺾어다 빨아 먹고 없었다 한다. 어느 집이든 술 담그는 것은 온 동네가 다 안다. 그래도 같이 숨겨준다. 그때도 예외는 있었다. 결혼식이 있거나 제사 때는 세무서 직원도 묵인해주었다. 초상이 나도 술을 담근다. 우리 집도 할머니가 돌아가시자 술 먼저 담갔다가 그 술을 출상 때 상여 메고 가는 이들이 마시면서 출발했다.

이처럼 술을 몰래 빚는 것은 양조장 술값이 너무 비싸기 때문이었다. 또 한 가지는 술맛이 다르기 때문이다. 무엇보다 술 빚는 기술이 전수되었던 것이 큰 다행이다. 일제 때부터 수십 년간 술 빚는 기술이 집집마다 지하에서, 지상에서 전해 내려온 것은 대단한 일이었다. 그 후 1995년에 집에서 빚은 술, 곧 가양주가 판매 목적이 아니면 허용되기에 이르렀다.

술 빚는 일을 벌금이 나올 때는 그토록 끈질기게 지켜오다가 오히려 그 일을 허용하는 법이 생기니 이제는 이어지지 않고 끊어지고 있다. 이어져야 한다. 내가 10여 년 살았던 경기도에서는 술을 권할 때 약주 드셔요 하면서 권한다. 술 먹다 관리들에게 발각되면 약주 먹고 있다고 하면 통과되었던 시절이 있기에 어른들에게 권할 때 약주 드셔요 한다. 지금은 약주라고 안 하고 우리 집에서 담근 술이라고 해도 상관없다.

술 담는 기술이 전수되지 않고 끊기는 데는 기독교에서 크게 기여를 했다. 불교에서도 술은 금하고 있으나 승려들만 먹지 않았지 신도들까지 금하지는 않았다. 그러나 기독교에서는 목회자만 금하지 않고 전 교인들에게 술 마시는 것을 죄악시하게 했다.

곡식 발효시키는 이야기하다가 여기까지 왔다. 쌀뿐이 아니고 보리, 밀, 조, 수수, 옥수수, 모두가 술이 된다. 밀은 누룩으로만 사용했으나 미국에서 밀가루가 들어오면서 지금 막걸리는 거의 밀가루로 제조한다. 이 술 저 술 찾지만 쌀 술이 맛이 있고 찹쌀술은 더 맛이 있다.

기독교인이 아니고 예수교인들에게 술에 대한 오해가 있을까 봐 설명 먼저 하고 글을 쓰련다. 40여 년 전 내가 눈병이 나서 안약을 넣었더니 코가 쓰고 목구멍까지 쓰다. 며칠간 넣었더니 귀가 어두워지고 소리가 난다. 귀가 안 들릴 나이라기엔 너무 일렀다. 남들은 지구 돌아가는 소리를 못 듣는데 나만은 계속 들린다. 이것은 괴롭다. 슬프고, 걱정이다. 마을에 신현규 씨가 집을 새로 짓고 집들이를 한다고 초청을 받았다. 물론 술을 담가서 내놓는다. 보통은 막걸리를 사거나 담그더라도 막 걸러서 내놓는데 그날만은 동동주였다. 동동주가 귀밝이술로 보인다. 목사 신분으로 마을 잔치 분위기에서 술을 안 먹기보다 먹기가 더 힘들다. 그래도 시험 삼아 조그마한 잔으로 두 잔 정도 마신 기억이 난다. 그러고 집에 오니 귀에서 소리 나는 증세가 잡히고 귀가 밝아진다.

다음 날 이동 막걸리 먹어보니 효과가 없다. 건넛집 식당에서 동동주 담궈서 팔기에 먹어봐도 효과가 없다. 어떻게 담느냐고 물었더니 물엿에 이스트를 넣으면 된다고 한다. 이건 아니다 싶다. 그 식당 다 망하고 멀리 이사 갔다. 신현규 어르신 신세 안 지고 고쳐보려고 했으나 못 고쳤다. 다시 전화를 드렸다. "애들 보낼 터이니 술 한 병만 주십시오." "목사가 무슨 술이오." "그래도 나는 먹어야겠어요." "안 돼요." "그러면 경찰서 갈 때까지 싸우면 돼요?" "내가 졌으니 빨리 오시오." 그길로 찾아가 한 병 얻어와 조금씩 먹고 지금까지 귀는 밝다. 그분께 감사하다는 인사는 못 드렸는데 금년(2016)에 돌아가셨다. 보답으로 회다지 선소리를 내 평생에 처음 해 드렸다. 그분 아들 신금철에게라도 고맙다는 인사를 하련다.

같은 화천에 살고 있으나 거리는 자동차로 한 시간 떨어진 김두봉 장로가 있다. 중국에 같이 갔는데 1월 1일을 북경에서 보내게 되었다. 그곳은 고량주를 우리 정종 잔으로 식사 때마다 한 잔씩 마신다. 나는 지역을 옮기면 그 지역 음식을 먹는 것을 원칙으로 지니고 살기에 식사 때마다 마셨다. 김두봉 장로는 장로가 무슨 술이냐고 안 마신다. 그리고 감기에 걸린다. 기침이 계속되고 날씨는 춥고 추위를 녹일 장소가 없다. 너무나 심해서 죽을까 봐 일정 다 못 마치고 조기 귀국했다. 김 장로는 돌아와서 폐 수술을 네 번 했다. 서울대학 병원에서 못 고치고 광주기독병원에서 고쳤다. 폐결핵 약을 몇 년 먹으니 귀가 어두워진다. 나한테 전화가 온다. "귀가 어두워지고 있으니 어떻게 할까요?" "동동주를 담가 먹어." "누룩이 없는데요." "우리 집에 있기는 있는데 잘 못 떠서 파란 곰팡이가 되었어." "그냥 줘보셔요." 그러고 누룩을 가져갔는데 동동주를 담가 마시고 난 후 전화가 온다. 맛은 없는데 귀는 밝아진다고.

그렇다고 동동주 먹으면 귀가 다 밝아지는 것은 아니다. 우리 집 86세 된 노인은 귀도 어둡고 또 소리가 계속 난다고 한다. 물론 글을 쓰고 있는 나도 지금 주위가 조용하면 귀에서 소리가 난다. 신경 안 쓰면 잊고 있다. 귀가 어두워지기 시작할 때 먹으면 빨리 고쳐진다. 경험상 2~3년 안에는 잘 고쳐진다. 이제는 명절마다, 특히 정월대보름에는 귀밝이술을 담아 식구들끼리 한 잔씩 먹어왔다. 그때는 애들도 조금씩 먹였던 우리나라 전통적인 명절 음식이다.

그런데 누룩 구하기가 어렵다. 그냥 우리 밀보다는 유기농 밀이어야 좋다. 또 띄울 때 흰 곰팡이가 피도록 잘 띄워야 하는데 흰 곰팡이, 파란 곰팡이를 누룩 장수들이 알 리가 없다. 그렇다고 기독교 아닌 예수교에서 금기시하는 술을 담기 위해서 목사가 누룩 장사를 할 수도 없다. 또 술을 담을 때 유기농 찹쌀이면 좋으나 그렇게 담아 파는 사람이 없다. 내가 하면 좋지만 목사가 교회에서 술장사할 수는 없다. 그래도 몰래몰래 누룩도 만들고 술도 했다. 절대로 내가 한 것이 아니고 같이 사는 젊은이가 했다.

4년 전 감리교 연수원에서 건강교실 할 때다. 끝나는 날 참가자들은 없이 행사 진행한 사람들끼리 평가회를 갖는다. 그때 먹으라고 우리 집에서 동동주 한 병을 차에 실어준다. 평가회라지만 술을 먹을 수 없어 잊고 차에 실어두었다. 교육 도중 강의 때 동동주와 귀밝이술이라는 강의를 했다. 참가자 중 청평의 녹수교회 김사무엘 목사가 참석했다. 귀가 어두워진다고 한다. 대충 큰 관심 없이 차에 있는 동동주 한 병을 주었다. 며칠 후 귀가 밝아졌다는 연락이 온다. 귀밝이술이었다. 그것이 인연이 되어 녹수 교회에서 해마다 건강교실을 열었다. 지난해는 무료로 했더니 참가자들이 접수만 100명 했고, 다녀간 사람들은 120여 명이어서 성대하게 마쳤다.

누룩이 퍼진다는 이론이 실감이 난다. 식은 밥이 여름철 남쪽 지방에서는 하루 못 가서 쉰다. 약간 쉰 밥을 버리지 않으려면 누룩을 넣어서 부뚜막에 두면 다음 날 단맛이 나면서 먹을 수 있다. 밥이지만 열 시간 정도 발효된 술이다. 술은 술이다. 술 못 먹는 사람은 이 밥에도 취한다.

할머니가 돌아가셨을 때 담근 술은 3일 발효시킨 술이다. 맛이 적어도 취하기는 마찬가지다. 보통 술은 7일 정도 발효시켜서 먹는 것이 좋다. 더운 방에서는 3일이면 발효된다. 여름철에는 밖에 두면 1주일 정도 지나 발효 과정에서 끓어오른다. 수시로 지켜보면, 떠 있던 밥이 가라앉는다. 그리고 식혜처럼 밥알이 드문드문 떠 있다. 이때 용수를 넣고 떠낸 술을 동동주라고도 하고, 맑기에 청주라고도 하고, 약으로 쓰기에 약주라고도 하고, 정종이라 부르기도 하고, 제사 때 쓰기에 제주라고도 한다. 나는 귀가 밝아졌기에 귀밝이술이라 한다. 이 술이 알코올 도수가 12~13도 정도 된다. 남은 찌꺼기를 치대서 채로 걸러내려면 물을 타면서 걸러야 한다. 이 술을 막 걸렀다고 해서 막걸리라 한다. 이 막걸리는 알코올 도수가 4~6도 정도다. 막걸리를 제조하다가 잘못해서 날짜가 지나면 신맛이 나고, 더 오래되면 식초가 된다.

옛날에 제사 때나 결혼식 때 온 마을뿐이 아니고 이웃 마을까지 먹으려고 많은 술을 담았다가 시게 되면 그대로 걸러서 가마솥에 넣고 솥 안에 큰 그릇을 놓고 솥뚜껑을 손잡이가 솥 안으로 가도록 거꾸로 덮는다. 그리고 김이 세지 않도록 밀가루를 반죽해서 솥과 뚜껑 사이를 둘러서 막는다. 그런 다음 수증기가 날릴 정도로 서서히 약한 불을 때면 솥뚜껑에 서린 이슬이 손잡이를 타고 솥 안에 넣어둔 그릇으로 모인다. 이렇게 모아진 술을 소주라 하고 효주라고도 한다. 이슬이 솥뚜껑에 맺혀서 모이는 이 원리를 알아차린 어떤 소주 회사에서 아예 술 이름을 참이슬(진로 眞露)이라고 했다. 그러나 주정에 물 타고 사카린 넣어서 만든 술은 참이슬이 아니다. 상표가 그렇지만 믿어주어야지.

곡식 발효시킬 때 독특한 향을 내기 위해서 거기다 냄새 좋은 풀이나 나무나 나무 열매를 넣기도 한다. 물론 약이 되는 식물이면 좋다. 쑥이나 솔잎을 사용하기도 하고 오갈피, 산사, 복분자, 각종 과일을 넣어서 만들고, 좁쌀 방아 찧은 겨를 이용해서 조 껍데기 술까지 나오고 있다. 어디까지나 술 담을 때 사용하는 것도 좋고 증류한 소주로 담아 먹는 것은 좋으나 화공 약품에 알코올 주정 몇 도 맞추고 냄새와 색깔 내는 것은 권장하고 싶지 않다. 그도 간 기능이 좋아서 그날 본인이 해독시킬 만큼만 먹을 수 있는 사람들은 상관없다.

한국의 예수교인들은 이 같은 발효식품을 먹어서는 안 된다. 곡식 발효시킨 것은 절대로 안 되고 증류시킨 것도 안 된다. 과일 발효시킨 것도 안 되고 포도 발효시킨 것만은 예외다. 또 예외가 있다. 산야초나 잎이나 뿌리 발효시킨 것은 예외다. 설탕 넣어 발효시킨 것은 상관없다. 발효시키다 덜 된 것도 상관없고 지나치게 발효되어 신맛이 나는 식초는 먹어도 된다.

교회 다니는 사람들은 곡식 발효시킨 것과 포도를 제외한 어떠한 과일이라도 과일 발효시킨 것은 먹어서는 안 된다. 더욱이 직분을 맡은 이들은 안 된다. 목사, 장로, 권사, 집사 들은 아예 마셔서는 안 된다. 그러나 먹어야 할 때 먹는 수가 있다. 막걸리는 우유병에, 맑은 증류주는 사이다 병에 담아서 먹을 수는 있다. 어렵사리 얻은 직분 몸에 좋다는 약을 쓰다 잘리면 안 된다. 더욱이 목사는 월급 받고 사는 직업이다. 술 마시다 교회에서 교인들이 나가라고 하면 나가야 한다. 목사들은 약으로 먹는 술이라도 아무도 안 보는 데서 마셔야 한다.

나는 그와는 반대다. 약으로도 아니고 술 보면 마신 척하고 사양하지 않는다. 더욱이 연륜이 쌓이다 보니 각종 단체장이 되거나 좌장이 될 때가 많은데 큰 행사장마다 건배주라는 것이 있다. 그런 장소에서는 건배 제의하고 마셔야 한다. 역대 대통령 중에 장로들이 있었다. 그분들도 장로니까 맹물 따라 마시면서 건배하진 않았다. 술을 입에 댔느냐 맛보았느냐 마셨느냐 따지지 말고, 술을 먹고 취해서 실수했으면 그것은 잘못이고 죄지은 것이다. 내가 술 마신 것을 보고 우리 마을 젊은 집사가 얼굴이 빨개가지고 돌아다니다 장로님께 들켰다. 집사가 술을 먹었다고 꾸중을 하니 목사님도 술 드시더라고 한다. "너 목사님 술 취한 것 보았느냐?" 나 술 잡수신 것하고 저 술 처먹은 것하고 같이 놀려고 한다.

술의 효능이 있다. 약주다. 우리 마을에서 커서 가평으로 시집간 최길순이라는 이가 있다. 발바닥이 못으로 찔린 것처럼 아픈 증세 때문에 고생을 했다. 병원에 가보았고 한의원도 갔지만 침도 부황도 모두 다 효과가 없다. 병이란 숨기지 말고 늘 자랑을 해야 한다. 마을 청년이 "아줌마 이 술 한 잔 마셔요." "나 술 못 마시는데." "그래도 한 잔만 마셔요." 한 잔 마시고 나니 "한 잔만 더 마셔요." "못 마신다니까." "그래도요." 억지로 한 잔 더 마셨더니 발바닥 아픈 증세가 고쳐졌고 지금도 멀쩡하다고 한다.

이 술이 무슨 술이냐고 하니 마가목 열매로 담근 술이란다. 남편과 친정 동생 시켜서 화학산, 명지산 다 뒤져 마가목 열매를 따서 모으니 세 말쯤 되었다. 두 말은 술 담고 한 말은 나에게 주길래 담가놓았다. 담근

술 2~3년 되니 우리 집 젊은 술꾼들 수시로 갖다 마셔서 조금 남았다. 약술이란 그렇게 아무 때나 마시는 것이 아니다. 지나치면 다른 병이 올 수도 있다.

형님 막내딸은 발뒤꿈치가 못으로 찌르는 것 같은 증세가 있다 한다. 마가목 열매로 담은 술, 즉 마오타이주가 아니고 마가목주를 양주 병으로 한 병 취하도록 마셔야 한다며 주었다. "할아버지 닮았는지 한 병 다 마셔도 술이 안 취해요." 한 병 더 보냈더니 먹고 취하고 해결되었다. 조카딸은 어릴 때 신앙이라 성찬 예식을 제외하고는 한 번도 술을 안 먹었다. 그 후로 그런 증세가 있는 사람 가끔씩 고쳤다. 교통사고가 나서 뼈가 부러지거나 금이 가지는 않았어도 결린 증세가 있다. 이런 때는 쓸개를 소주에 타서 마시면 고쳐진다. 쓸개 따로, 소주 따로 먹어도 안 되고 같이 먹어야 효과가 있다. 이유 없이 결리는 데도 좋다.

예수 믿는 사람은 그렇지 않지만 교회 다니는 사람들은 꼭 이 말이 『성경』에 있느냐 없느냐 따진다. 예수께서 십자가에 달리신 후 쓸개 탄 포도주, 몰약 탄 포도주, 우슬초 탄 포도주라고 번역이 달리 나오는데 공통점은 매 맞고 난 후 쓴 액체를 포도주에 타서 마시는 것이 유대인들의 풍속이었던 모양이다. 우리나라에서는 옛날에 매 맞고 오면 똥물을 마셨다. 급할 때는 금방 마시고, 여유 있으면 옹기 병을 솔잎으로 막고 돌을 달아서 똥통 속에 돌 달아 넣어두면 그 속에 찌꺼기 없는 똥물이 고이는데 그 물을 마신다. 무척 쓰다. 더 여유가 있을 경우 미리 대나무를 잘라서 돌 달아 넣어두면 빈 대 안에 똥물이 맑게 고인다. 그 물 마시면 효과가 있다. 술 타서 마시면 더욱 효과가 있다. 우리 몸의 쓸개즙이 오줌으로 나오지 않고 똥으로 나온다. 오줌 맛은 쓴맛이 없으나 똥 맛은 쓴맛이 있다.

소금 발효

채소, 산채, 어물을 흰 곰팡이가 피도록 말려서 먹기도 하지만 계절에 따라 말릴 수가 없으면 소금물에 발효시킨다. 대표적인 채소 발효식품이 김치다. 그냥 소금물에 발효시킨 맛도 있으나 거기에 재료에 따라 구색 맞춰 갖가지 양념을 해서 버무려두었다가 채소가 없는 겨울철에 먹기 위함이다.

배추는 그 자체가 찬 성분을 갖고 있기에 양념만은 모두 따뜻한 성질을 지닌 재료로 해야 한다. 배추김치에 들어간 양념 중 소금은 기본이라 제외하고 고춧가루, 마늘, 파, 생강, 모두가 열이 나는 채소들이다. 이렇게 담가야 겨울에 먹을 수 있다.

그다음 무인데, 무는 그 자체가 열이 나는 재료이기에 그대로 소금물에만 담가 절여서 물 부어놔도 된다. 이 김치가 동치미다. 동치미는 해독제로 좋다. 옛날에 무연탄을 땔 때 무연탄 중독이 되면 동치미 국물 마시면 회복되었다. 무연탄 아닌 다른 가스 중독에도 동치미 국물 마시도록 해서 깨어나게 했다. 배추김치에 흰 곰팡이가 피지만 동치미 독에는 나타나도록 흰 곰팡이가 핀다. 동치미는 언제나 동지가 지나야 맛이 든다. 더 맛있을 때는 정월이고 설, 대보름이 지나면 맛이 없어진다.

모든 산야초는 젓갈과 소금물에 절이면 김치가 된다. 배추, 무, 순무, 열무, 알타리, 돌나물, 참나물, 미나리, 갓, 더덕, 고들빼기, 부추, 파 등등이다. 모든 해산물, 특히 작은 생선은 소금물에 담그면 젓갈이 된다. 멸치, 새우, 오징어, 낙지, 꼴뚜기, 게, 밴댕이, 조개류, 소라, 실치, 명태알, 굴, 황석어, 전복, 아무 해산물이나 절이면 젓갈이 되지만 작은 생선일수록 맛이 좋다. 이 젓갈도 굴 속에서 발효시키면 더 좋다. 옛날에는 나무통이나 옹기 속에서 발효시켰다. 지금은 드럼통에 비닐 넣고 삭히거나 플라스틱통에 대량으로 발효시킨다. 일부 상인들은 어쩔 수 없겠으나 개인 집에서 담글 때는 옹기 독이나 나무통에 담그면 좋겠다.

장아찌

채소나 산채를 그냥 소금물에 절이는 것보다는 1차 발효시킨 된장, 간장, 고추장에다 숙성시키면 훨씬 더 고급 음식이 된다. 된장, 간장, 고추장은 우선 메주를 말리면서 발효시켰고 또 소금물에 발효시킨 장이다. 이 장 종류에 또다시 채소나 산채를 넣어서 숙성시킨 것이 장아찌다.

간장으로 장아찌를 담글 때 잎채소보다는 뿌리채소가 더 맛있다. 열매채소는 수분이 너무 많아 약간 시든 뒤에 담그기도 한다. 아니면 소금물에 절여 수분을 어느 정도 빼낸 후에 담그기도 한다. 무, 양파, 마늘 같은 뿌리채소를 주로 담그지만 열매채소 중에 오이도 대표 채소다. 오이 중에 아예 장아찌용으로 수분이 적은 오이 종자가 있다. 참외와 교배된 종자다. 가지, 수박 껍질로 담그기도 하지만 별 맛이 없다. 풋고추는 서리 올 때 익은 고추는 말리고 많은 양의 풋고추는 장아찌로 담가둔다.

잎채소 중에는 들깻잎 장아찌가 대표적이라 할 수 있다. 일본에서는 차조기를 많이 쓴다. 5월에 마늘종이 올라오면 한 번에 다 먹지 않고 장아찌를 담아 1년 내내 먹기도 한다. 역시 5월에 죽순도 장아찌로 담근다. 그때 가죽나무 잎도 한몫한다. 또 매실도 담근다. 산열매 중에는 산초를 주로 담가 사찰에서는 1년 내내 먹기도 한다. 사찰 음식을 무조건 선호하는 이들이 있는데 사찰에서 자주 먹는 음식에 고사리, 고수, 산초가 있다. 산초 장아찌 이야기하려다 고사리와 고수 이야기를 해야겠다.

사찰에서는 제사가 그치지 않는다. 매일같이 새벽에 드리는 예불도 있으나 신도들의 조상 제사도 맡아서 지낸다. 불교 신자는 소상이나 탈상뿐 아니라 49재나 백일재를 절에서 지낸다. 제사 때마다 빠지지 않는 산나물이 고사리다. 고사리가 발암물질이라고 가끔씩 학자들이 말하고 방송에도 나온다. 약 35년 전 어떤 학자가 고사리가 발암물질이라고 떠들었으나 사람들은 고사리를 여전히 먹고 있고, 수입까지 되고 있다. 금년에는 더욱 강도 높게 떠들었으나 고사리 소비는 줄지 않는다.

그 이유는 이렇다. 고사리를 지나치게 자주 먹이면서 실험을 한 것이다. 35년 전에 소에게 고사리만 3일을 먹였더니 위가 잘못되었다고 한다. 그런데 만약 소에게 산삼만 3일 먹이면 소가 살아남겠는가. 실은 소를 길러 보면 소는 고사리를 안 먹는다. 사람은 원래 산나물이나 들나물을 구별 못 하고 이를 소에게서 배웠다. 소는 초식동물이고 밖에서 생활하기에 냄새나 감각이 예민해서 먹기 전부터 독성을 알아낸다. 사람들은 이 독성 있는 산나물을 삶고 말리고 또 삶아 우려서 가끔씩 조금씩 먹는다. 그렇게 자주 먹고 나면 성욕도 줄어든다.

학자들은 중국 역사에 나오는 백이와 숙제가 수양산에서 굶으며 고사리만 먹다 죽었다는 이야기도 한다. 지금 누구든지 금식하면서 고사리만 먹어보자. 안 죽는지. 역시 금식하면서 산삼만 먹어보자. 죽을 테니 실험도 해서는 안 된다. 그냥 상상만 하고 말아야 한다.

손에 들고 다니는 전화기에서 고사리의 효능을 찾아보니 여러 가지가 있다. 피를 잘 돌게 하고 통증을 없애준다. 열을 내리고 배변을 수월하게 해주며 담을 삭히고 기를 아래로 내려가게 한다. 고혈압, 류머티즘 및 암 환자에게 좋으며 기침하고 가래가 많은 사람에게 효과적이다. 그러나 비위가 허하고 차갑고 설사하는 사람, 발기부전인 남성은 먹지 말아야 한다고 알려져 있다. 고사리는 원래 말렸다가 다시 삶아서 우려 먹어야 한다. 말리면서 흰 곰팡이가 피고 삶으면서 열을 가하게 된다.

고수는 동남아나 중국에서 향채로 즐겨 먹고 있다. 식욕을 돋우고 위액 분비를 돕고 피를 맑게 하며 몸을 따뜻하게 해주는 성질이 있어 감기 예방에 도움이 된다 한다. 사찰에서 빠지지 않는 음식인데 아마 불교가 중국을 거쳐 왔기에 사찰에서 먹고 있다 하겠다.

산초 역시 사찰에서 즐기는 음식이다. 산초는 잎과 열매의 성질이 다르고 열매 중에서도 껍질과 알맹이가 효능이 다르다. 산초는 주로 기름을 사용하는데, 어릴 때 아버지께서 산초 기름병을 선반에 올려두고서 자주 나는 병에 사용하셨다. 외과, 내과, 피부과, 이비인후과, 그냥 만병통치약이었다. 기침, 천식, 치통, 콧속 헌 데, 위염, 변비에 사용했고, 피부병이나 상처 난 데에도 써왔다.

산초는 열매가 아직 피기 전 녹색일 때 따서 다듬은 다음 간장에 절인다. 절인 간장을 다시 끓여서 붓는 일을 세 번 이상 반복한다. 숙성된 후에 반찬으로 먹는다. 물론 그 냄새나 맛을 싫어하는 사람들은 도무지 못 먹는다. 나는 어릴 적부터 먹어왔기에 잘 먹는다. 오래전 늑막염으로 쓰러져 누워 있을 때 산초 장아찌가 먹고 싶어서 수시로 먹었다. 지금 글을 쓰면서도 군침을 흘렸다.

10여 년 전 우리 마을에 신금철이라는 이가 산초 열매로 격식 갖추어 장아찌를 담았는데 그 집 식구들이 다 먹지 못하고 많은 양을 가져다주어 한동안 잘 먹었다. 그해 산초가 잘되었다. 나도 많이 따서 덜 익은 열매는 장아찌를 담고 익은 열매는 껍질을 까서 기름을 짰다. 기름 집에서 잘 안 짜준다. 기름 틀에 산초 기름 냄새가 배기 때문이다. 하지만 들깨를 한 말 가지고 가서 산초 기름을 먼저 짠 다음 들기름을 짜서 먹으면 그 맛도 좋다. 산초 열매는 까자마자 사흘을 넘기지 말고 기름을 짜야 한다. 마르면서 기름이 줄어들기에 그렇다.

산초 껍질은 가루로 만들어 식품으로 활용한다. 산초와 제피(초피)를 같이 쓰기도 하는데 주로 남쪽 지방에서 사용해왔다. 제피 가루는 추어탕이나 생선 요리에 사용한다. 산초 기름 짜고 난 후 껍질이 많았다. 버리기가 아까워서 차를 끓여 마셨다. 연속 1주일을 마시고 났더니 체중이 1~3 킬로그램씩 빠졌다. 혼자가 아니고 같이 마신 사람들이 같이 빠졌다. 살이 빠져서 차 마시기를 중단하고 살찐 사람들에게 선물로 주었다. 우선 화천군 대표이고 지방유지脂肪油脂인 군수부터 선물로 주니 마누라 먼저 갖다주어야겠다고 챙긴다. 여러 사람에게 나눠주고 지금은 없다. 제피 가루를 추어탕이나 장어탕, 메기탕에 쓰는 이유를 알았다. 이 글을 읽은 살 많은 이들은 구하려고 애쓰겠으나 약 구하려 노력하지 말고 고기 먼저 줄이자.

산초 껍질은 기름기 제거에 탁월하지만 장아찌는 껍질과 속 알맹이가 같이 있기에 살 빠지는 데 도움은 주지 않는다. 산초 역시 성욕을 억제하는 데 도움을 준다. 금년에는 일이 바빠서 산초 열매 따러 갔다가 다 피어서 떨어지고 늦은 열매마저 핀 후에 약간 따다가 술을 담가두었다. 내

년에는 아무리 바빠도 정신 차려서 따 와야겠다. 사찰에는 고사리와 고수와 산초가 항상 있을 것이나 그중에 제일은 산초라 하겠다.

청국장과 매실 장아찌

일본인들이 식사 때마다 빠지지 않고 먹는 음식이 낫토와 우메보시다. 낫토는 우리말로 청국장으로 번역하면 되고, 우메보시는 매실 김치 또는 장아찌다.

낫토 역시 효능이 많다. 우선 혈액순환에 좋다고 한다. 혈액순환에 좋다기보다 혈액이 나빠지지 않는다고 하면 좋겠다. 그렇다 보면 동맥경화나 고혈압, 뇌졸중, 중풍 예방이 되는데 여기서 피를 탁하게 하는 음식을 많이 먹으면 낫토가 못 이긴다. 혈당 올리는 성분이 없으니 당뇨병에도 좋겠고 골다공증이나 노망도 예방이 된다고 하고 여성들에게도 좋고 위장병에도 좋다고 한다.

오래전 일본 애농회愛農會 50주년 행사 때였다. 우리나라처럼 현장에서 찹쌀을 쪄서 널판 위에 놓고 메로 친다. 그리고 현장에서 콩고물이나 팥고물에 버무려 우리처럼 먹는다. 우리와 다른 점은 인절미를 낫토에 버무려서 먹는다는 것이다. 나도 먹어보았으나 그냥 상상하기만 하자. 우리가 찹쌀 인절미를 청국장에 버무려 먹는다고 생각해보면 된다.

일본이 우리 청국장 띄우는 기술보다 한 가지가 앞섰다. 청국장을 띄우다 보면 끈끈한 액체가 실처럼 늘어나는데 우리 청국장보다 일본의 낫토가 길게 늘어난다. 길게 늘어나는 것을 보고 잘 떴다 덜 떴다고 판단하기도 한다. 일본의 낫토 효능이 일곱 가지, 청국장의 효능 열 가지가 있다고 하지만 거의 같다.

열 가지를 백 가지 효능으로 늘릴 수 있다. 간단히 설명하면 발효균 때문에 해독 능력이 있고 피가 탁해지지 않는다. 이로운 곰팡이 균 덕분에 소화 기능도 있어 위에 좋고 대장, 소장에 도움이 되니 변비도 없고 변비성 치질에도 좋다. 위, 대장과 소장, 간에 도움을 주면 신장 역시 도와준다. 이렇게 되면 비뇨기에도 도움을 주고 간이나 신장이 피를 정화시켜 심장으로 맑은 피를 보내니 심장 역시 좋아진다.

청국장의 부작용도 있다. 혈전을 용해시키는 성분이 있기에 혈전 용해제를 먹고 있는 이들은 청국장과 같이 먹으면 피를 지나치게 용해시키는 한편 핏속에 있는 지방질은 용해시킬 수 없어 고지혈증이 생길 수 있으니 같이 먹지 말고 한 가지만 먹어야 한다. 혈전 용해제를 먹지 말고 청국장을 먹어야 할 것이다. 그보다는 피를 나쁘게 하는 음식을 먹지 말아야 하겠다.

일본인들은 우리가 김치 먹듯이 매실 장아찌를 끼니때마다 먹는다. 나도 처음에는 시고 입맛에 맞지 않아 먹기 힘들었으나 오래 전 늑막이 안 좋아 쓰러져 누워 있을 때 생각나는 음식이 우메보시였다.

매실 장아찌를 처음 먹었을 때가 60여 년 전 삼각산 법화사에서 단식하고 나서였다. 그때는 우리나라에서 단식 잘 모를 때였는데 법화종 스님이 일본에서 도입했다. 처음 모여서 저녁을 밥이고 떡이고 실컷 먹는다. 그리고 그날 밤부터 굶는다. 물도 안 먹고 굶는다. 3일을 굶고 나서 아침에 메밀 죽에 우메보시 세 개를 먹는다. 그때 우메보시는 일본에서 가져오지 않으면 없었다. 일본과 지금처럼 국교가 원활하지 않아서 수시로 오갈 수가 없었다. 꼭 한 군데, 동대문시장 식품 가게에서 수입해다 비싸게 팔고 있을 때였다. 그 비싸고 귀한 우메보시가 왜 그리 시고 맛없는지, 합동 단식을 한 30여 명 모두가 하는 말이 3일 단식하기보다 우메보시 먹기가 더 힘들다는 것이었다. 나 역시 같은 생각이었다.

이렇게 먹고 나면 금방 배탈이 난다. 메밀 죽과 우메보시를 먹다가 변소를 찾는 이도 있고 먹고 나서 5분 10분 후면 누구든지 설사가 난다. 굶고 나서 먹은 메밀이 찬 성분이라 그런지 우메보시와 메밀이 곁들여져서인지 몰라도 아무튼 그랬다.

지금도 금식하는 이들에게 권해보는데 어떤 이는 된다고 하고 어떤 이는 안 된다고 한다. 금식할 때 마그밀이라는 양약을 먹으면서 관장을 한다. 서서히 변이 무르면서 설사로 변한다. 변을 마구 밀어내는 방법이다. 또 한 가지는 그냥 관장법이다. 똥 나오는 구멍에 호스로 물을 넣어서 물과 같이 된똥이 나오게 하는 방법이 있고, 또 다른 방법은 그냥 물이나 간간한 소금물 2리터 정도를 10분 안에 마시는 것이다. 그러면 물은 소변으로 분리돼서 나가지만 지나치게 급히 마셨기에 신장이 작업할 시간이 없어 오줌 구멍을 거칠 무슨 절차를 찾지 못한 채 죽지 않으려고 똥과 같이 그대로 쏟아 내보낸다. 지금까지 해본 여러 가지 관장법 중에서는 메밀 죽과 우메보시였다. 잘되지 않는 것은 효소 단식이고 물을 마시면서 하기 때문이다. 30여 명이 같이 했으나 한 사람만 설사가 나지 않는다.

해마다 감리교 연수원에서 합동으로 단식을 했고 마지막 날 메밀묵을 먹고 떠나면 며칠씩 설사를 유지하기도 한다. 우메보시를 배고플 때 먹어서 그런지 몰라도 지금도 먹고 싶다. 그러나 두세 개 먹으면 그만이다. 덜 익은 매실을 오래 발효시켰기에 신맛에 신맛을 더해서 시고 또 시다. 신맛을 생각만 해도 군침이 돌고, 군침이 돌 때 음식을 먹으면 소화가 잘된다.

지금까지 장아찌, 젓갈, 고사리, 고수, 산초, 낫토, 우메보시 늘어놓았으나 음식은 농장이든 들이든 산이든 바다이든 그 자리에서 직접 먹어야 맛있다. 그 자리를 떠나면서부터 맛은 없어진다.

내가 사는 강원도에서 옥수수는 그 자리서 꺾어 솥 걸고 쪄 먹어야 맛있다. 택배로 떠나면 맛없어진다. 풋고추, 상추, 깻잎도 그 자리에서 먹으면 맛있다. 생선도 배 위에서 먹어야 맛있다. 어시장에 가면서 맛없어진다. 더욱이 젓갈, 건어물 맛없다. 다만 없는 맛을 찾으면서 그 맛에 길들여져 짜고 구리고 냄새나는데 습관과 약간의 중독 때문에 맛있다고 한다. 김치 맛없다. 어린아이들 맵다고 싫어한다. 된장 맛없다. 외국인들 질색을 한다. 버터, 치즈, 우리나라 사람 모두가 냄새도 싫어했다. 맛 붙이면서 습관적으로 먹게 된다. 청국장 맛없다. 냄새도 싫어 냄새 없는 청국장 개발하고 있다. 술도 맛없다. 먹고 즐기다 보면 중독되어 자주 생각난다. 맛없기에 감미료 넣고 색깔 넣고 냄새 넣고 야단이다. 색깔, 감미료, 냄새 찾지 말고 없는 맛에서 독특한 맛을 찾아 중독되면서 즐기자.

흙도 발효시켜야 좋다

옛날에는 집을 지을 때 흙과 돌과 나무로 지었다. 지붕에 올리는 흙이
나 벽에 바를 흙을 하루나 이틀 전에 이겨놓았다가 사용한다. 그래야 흙
이 부드럽고 잘 붙는다. 도자기를 만들 때는 며칠 전부터 반죽해두었다가
도자기를 만든다. 그냥 반죽하는 것이 아니고 전에 반죽해두었던 흙을 넣
어 같이 반죽해야 배양 균이 배양된다. 이 같은 말을 도자기학과 교수들
에게 했더니 "우리는 급하면 막걸리 넣어서 반죽해요. 그러면 금방 흙이
부드러워져요" 한다.

내가 젊었을 때 지하수 찾는 법을 알게 되었다. 지하수를 찾다 보니 수
맥보다는 산맥이 중요하다는 것을 알았다. 수분이 많이 모여 습한 곳에서
살면 건강에 좋지 않다. 수분이 많이 모인 곳은 흰 곰팡이가 피지 않고
검은 곰팡이가 핀다. 수맥과 반대인 산맥이 있다. 큰 산은 큰 산맥의 센
기운이 있고 작은 산은 좀 약한 기운이 흐른다. 이것을 정기精氣라고 한
다. 산등을 따라 보이지 않는 맥이 흐른다. 즉 정기가 흐른다. 그 산맥에는
흰 곰팡이가 감돌고 수맥에는 검은 곰팡이가 핀다. 이 수맥이나 산맥, 즉

정기가 평야까지 뻗쳐 작용한다.

메주나 간장을 수맥이 흐르는 곳에 두면 검은 곰팡이나 푸른곰팡이가 피고 산맥이 흐르는 곳에 두면 흰 곰팡이나 노란곰팡이가 피게 된다. 장독대는 어느 곳에 놓아야 하느냐고 물어보고 놓아야 한다. 새 집 지을 때는 장독대 놓을 곳을 잘 정해야 장맛이 좋아진다. 햇볕이 잘 드는 양지바른 곳은 누구나 육안으로 볼 수 있지만 수맥과 산맥은 전문성이 있어야 알 수 있다. 도자기 만들 흙도 산맥에서 반죽해서 발효시켜야 그 도자기가 깨지는 날까지 좋은 균을 가지고 간다. 또 그 그릇에 담긴 음식이 건강을 결정짓는다.

옹기를 구울 때는 진흙을 사용한다. 주로 황토를 가지고 옹기를 만들지만 붉은 흙으로도 만든다. 지금 우리가 황토라고 하는 흙은 황토보다는 붉은 흙, 즉 적토다. 적토나 황토나 찰흙이면 그릇이 된다. 내가 자랐던 고향 개울가에는 검은 흙이 있었는데 아주 찰져서 학교에서 준비물로 그 흙을 파서 이겨가지고 공작 시간에 학습 재료로 썼다. 이스라엘에 갔더니 사해에서는 검은 흙을 한 덩어리에 1달러씩 판다. 그 흙을 얼굴과 온몸에 바르고 한동안 지나서 씻으면 피부가 부드러워진다. 그 흙 역시 해독을 시키는 것이다.

천안에 사시는 김정덕 교수가 황토를 예찬하는 책을 쓰기도 했다. 황토 집 짓고 황토 물을 들여 옷을 해 입고, 황토를 물에 풀어 지장수地漿水로 만들어 음식도 해 먹고 수시로 마시면서 병도 고치고 하는 내용이다. 흙의 색깔에 상관없이 찰흙이면 그릇이 된다. 황토나 적토로 구운 그릇은 옹기가 된다. 지금 이야기하고픈 것은 백토(고령토)로 구운 그릇이다. 그것이 사기沙器다.

옛날에는 교통수단이라야 우마차 정도였다. 흙을 실어 나를 수가 없어 그릇 굽기 좋은 곳에서 구운 그릇을 져 나르고 실어 날랐다. 그릇 굽기 좋은 곳에는 점촌, 사기막골, 옹기골, 기와골 같은 이름이 붙었다. 노란 흙이나 붉은 흙이나 검은 흙이나 하얀 흙이나 찰기가 있으면 그릇이 된다. 그릇이 된 후에 그 그릇에 담긴 음식을 해독시키기도 하지만 좋지 않은 흙으로 만든 그릇은 그릇이 깨어져 못 쓸 때까지 독을 품기도 한다.

그릇을 만든 찰흙 색깔 중에서 하얀 흙 즉, 백토가 해독을 제일 잘 시킨다. 옹기보다는 사기가 더 단단하고 값도 비싸다. 우리 선조 중에 가난한 서민들이나 상민들은 옹기를 사용했고 돈 많은 양반들은 사기, 더 돈 많은 양반들은 유기鍮器를 썼다. 서민들 음식은 기어이 서민들이 써왔던 그릇에 담아 먹어야 제 맛이 난다. 시래기국, 된장국, 청국장, 순대국, 해장국, 추어탕 등 요즘 가격으로 1만원 미만짜리 음식은 투가리, 즉 옹기에 먹어야 제 맛이 난다. 좀 비싼 음식으로 설렁탕, 갈비탕, 소고기 종류는 사기그릇을 써야 제 맛이 난다.

술도 마찬가지다. 서민들 술인 막걸리는 옹기나 바가지에 마셔야 맛이 있고 약주, 정종, 동동주 같은 고급 술은 사기잔을 써야 된다. 양주나 포도주는 유리잔을 사용해야 제 맛이다. 포도주나 양주는 우리나라 술이 아니었고 유리그릇 사용은 조선 말, 정확히는 일제 시대부터라고 봐야겠다. 포도주나 양주를 유리잔에다 마시지 않고 옹기나 바가지에 따라 마시면 맛이 어떨까, 실천하지 말고 상상만 해보자.

제일 좋은 그릇은 고려자기를 들 수 있고 이조 백자도 고려자기만은 못해도 자랑할 수 있는 사기그릇이다. 고려자기로는 주로 술병이 남아 있다. 고려자기나 이조 백자는 백토를 반죽해서 굽는다, 흙 자체가 해독을 제일 잘 시키는 백토를 예부터 내려온 배양 균이 있는 흙과 잘 반죽해서 숙성시키고 산맥이 흐르는 곳에 만들어진 가마에서 높은 온도로 구워낸다.

나는 토공이 아니어서 몇 도에서 구워내는지는 모른다. 고려청자는 파란색 물감을 칠한 것이 아니고 가열하는 온도에 따라 백토 자체에서 푸른색이 나온다고 한다. 흰 곰팡이를 피우고 40일, 100일간 발효된 술을 고려청자에 담아서 청자 술잔에 따라 먹어보자. 술 자체도 해독제지만 술병 안에 있는 동안 술병이 해독을 시키면서 맛을 더해주고 어떤 잔에 따르느냐에 따라 또 해독시키면서 맛이 더 좋아진다. 안주 또한 어떤 그릇에 담겨져 있느냐에 따라 역시 맛이 다르다.

서민들은 몸 자체가 유산균을 많이 저장하고 있어서 막걸리를 고무신에 따라 마셔도 병 안 난다. 이 같은 서민들의 생활 문화를 땀 안 흘린 양반들이 따라 하면 금방 토하고 배탈 난다. 양반들 몸 안에는 유산균이 저장되어 있지 않다.

요즘은 볏짚을 비닐로 싼 것이 공룡 알처럼 들판에 뒹구는 모습을 볼 수 있다. 그전에는 사각형으로 뭉친 짚을 조금씩 묶어 쌓아놓고 비닐로 덮어 색깔이 변하도록 띄운 것을 볼 수 있었다. 그때나 지금이나 볏짚을 그냥 주지 않고 약간 띄워서 소에게 준다. 날 볏짚보다는 발효시켜서 소 먹이로 주는 것이 소화도 잘되고 소의 건강에도 좋다.

돼지는 옛날부터 구정물을 주어 길렀다. 구정물은 돼지만이 아니고 소에게도 주었다. 구정물 통에 항상 발효균이 배양되어 있고 발효된 음식 찌꺼기가 또다시 들어가 좋은 곰팡이 균이 이겨 해독을 시킨 것이다. 지금 사료 공장에서 나온 배합사료들도 얼마나 발효를 시켜서 나오느냐에 따라 사료 값도 결정되고 가축의 건강에도 영향을 미친다.

40년 전 봄, 밭 전체에 돼지 똥을 넣고 갈아두었다. 5월에 고추 모종을 하려고 다시 갈았더니 흰 곰팡이가 잘 피었다. 그해 고추 농사가 잘되었다. 고추뿐이 아니었다. 모든 채소가 잘되었고 땅콩은 거름이 너무 좋아 한 알도 못 먹었다. 이 말을 정농회 연수회 때 했더니 깜짝 놀라며 혼자만 알고 다른 사람들에게는 말하지 말라고 한다. 우리 집 땅은 미생물이 많아 발효되지 않은 가축 똥을 잘 이겨냈으나 다른 사람 농장엔 미생물이 없어 모든 농사를 실패한다고 한다. 그때 제일 먼저 놀라고 나에게 말해준 이가 크게 실패한 사람이었다. 포도 농사 잘하다가 발효되지 않은 퇴비 주고 몇 년간 잘 길렀던 포도나무들이 병들어 다 잘라냈다는 이야기다.

어릴 때 형님이 비만 오면 비 맞으면서 퇴비를 뒤집는다. 퇴비는 쌓아두면 젖은 풀이라도 서로 열을 내면서 수증기가 발산하여 모두 말라버린다. 이때 뒤집어주면서 물을 뿌려야 한다. 지금 같으면 수도꼭지나 양수기 틀어주면 된다. 그 시절은 동네 공동 우물이 있어 여인들이 물동이로 물을 이어다 먹을 때다. 물지게로 남자들이 져 나를 수도 있었겠으나 양철통이 옹기보다 비싸서 부잣집에만 있었다. 비싼 물건이라 빌려다 쓸 수가 없었다. 이유는 또 있다. 공동 우물은 여인들만 사용하는 곳이다. 지나가는 사람들이 목 말라도 거침없이 들어가 떠 마시면 안 된다. 여인들더러 물 좀 마시고 싶다고 구걸해야 한다. 이때 바가지로 떠서 손이 스치지 않게 얼굴 돌리고 조심스레 주고, 받아 마신 손님은 고맙다는 인사를 드려야 한다.

남자들은 공동 우물에 출입 금지지만 어린아이와 머슴들과 남종들은 출입이 허락되었다. 어릴 때 옆방에 사시는 친척 아주머니 따라 우물에 간 적이 있다. 공동 우물에 돌담이 쌓여 있다. 돌담 안에서 옷을 벗고 두레박 물로 목욕을 하신다. 그때는 집집마다 목욕 시설이 없어서 공동 우물이 목욕탕이 되었다.

이와 같은 때 퇴비 뒤집는다고 가깝지도 않은 곳에 물동이로 물 이어다 뿌려줄 수가 없어 소낙비 맞으면서 퇴비 뒤집는 것은 예부터 내려온 전통 농사법이었다. 지금 나도 비 많이 오는 날 퇴비 뒤집는다. 몇 번 뒤집은 후 잘 발효된 퇴비는 비 맞지 않게 퇴비장에 넣어둔다. 필요할 때 논밭에 실어다 놓고 쓰면 된다. 더 좋은 방법으로는 퇴비 뒤집을 때 오줌을 섞으면서 뒤집으면 너무 좋다. 소를 먹일 때는 소 오줌을 모아서 퇴비장에 뿌려주기도 했다.

이처럼 뒤집다 보면 흰 곰팡이가 피어 있고 그때는 퇴비 뒤집으며 나는 냄새도 맡기 좋다. 이렇게 잘 발효된 퇴비를 식물에게 주고 거기서 생산한 채소나 농산물을 먹어야 건강하다.

우리 선조들은 오줌을 모아 거름으로 써왔다. 요강에다 오줌을 받아 큰 통에 모아둔다. 변소가 멀고 게을러서 요강을 사용한 것이 아니다. 남자들은 바깥에 소변을 볼 수 있는 통을 두었으나 여인들은 그런 시설이 없었다. 방 안에 두는 요강이 제일 좋은 거름 생산도구였다.

옛날 양반집 여인들은 가마를 타고 다녔다. 서민들은 가마 탈 기회가 없다. 가마를 타려면 최소한 종이 두 명은 있어야 한다. 양반들도 가난한 양반들은 종이 없어 가마를 탈 수 없다. 다만 시집갈 때만 가마를 타본다. 그때만은 양반집에서 종이나 머슴을 빌려준다. 하루 선심 쓴다. 내가 어릴 때는 종들은 없고 주로 머슴들이 가마채를 메고 다녔다. 시집의 거리가 가까우면 몰라도 10킬로미터나 20킬로미터 거리도 새색시는 가마속에서 나오지 않았다. 현명한 신부는 종들 생각하고 내려 걷기도 했다. 이때 가마 안에다 요강을 반드시 넣어준다.

이렇게 모아둔 오줌은 오줌통에서 발효가 된다. 발효되지 않은 오줌은 거름 효과가 없다. 아무리 잘 발효된 오줌이라도 식물이나 채소에 직접 주지는 않는다. 채소에 닿지 않도록 옆을 파고 주어야 한다. 직접 주어도 괜찮은 식물이 있다. 보리나 밀은 직접 주어도 상관없다.

오줌 모으는 통은 나무통보다는 큰 항아리를 사용했다. 오랫동안 모아두면 항아리 바닥은 물론 항아리 속 전체에 소금 같은 것이 눌어붙어 점점 두꺼워져서 씻어지질 않는다. 씻어낼 방법이 없다. 소변 모아두었던 항아리가 금이 가면 버리지 않고 잘 씻어 말려 쌀독으로 썼다. 어릴 때 왜 더러운 오줌통에 먹는 곡식을 담느냐는 생각을 했다. 지금 생각해보니 바구미나 쌀벌레가 생겨나지 않아서 그랬던 것 같다. 우리 옛 지성인들은 소변은 오줌통에 꼭 모아서 썼다. 오줌이나 똥을 허투루 아무 곳에나 누지 않았다.

멀리 갈 것 없다. 어릴 때 어머니 따라 밭에 가다가 오줌이 마려워 길가에서 누는데 어머니께서 밭 가까이 다 와서 길가에서 오줌을 누느냐고 꾸중 겸 말씀을 하신다. 그 후로는 지금까지 오줌과 똥을 함부로 누지 않고 곡식이나 풀이라도 있는 곳에 누게 된다. 곡식이나 채소에 직접 오줌을 누면 시들어 죽는다. 어릴 적에 어른들이 교훈 삼아 주의 삼아 말씀하신다. 아이들 있을 때 어른들끼리 하신다. 이것이 어린아이들 기분 나쁘지 않도록 교육하는 방식이었다. 오줌의 온도는 따뜻하고 채소는 찬데 채소 위에 더운 오줌을 싸면 채소는 데쳐진다. 그리고 시든다. 따뜻한 오줌이 아니고 식힌 오줌이라도 직접 주면 채소는 고생한다. 풀밭은 상관없다. 풀들은 채소보다 강해서 더운 오줌 막 싸도 잘 견딘다.

먼 친척 할아버지가 장에 가시는데 오 리(2킬로미터)쯤 가다가 소변이 보고 싶어 다시 돌아와 집에서 누고 가셨다는 이야기를 온 동네 사람들이 다 안다. 구두쇠라는 말도 되지만 그 할아버지를 욕하는 사람은 없고 부러워한다. 이 말씀을 아버지께서 교훈 삼아 수시로 하셨고, 듣고 컸다. 이같이 소변을 소중히 여겨왔다.

문화인이 어디까지이고 미개인이 어디까지인지 잘 안다. 똥을 모아 식물의 거름으로 쓰면서 수질오염을 안 시키는 것이 문화인이다. 나는 문화인이 되려고 어제도 수세식 변소 거실 놔두고 50미터 걸어서 추운데 바지 내리고 똥 누고 왔다. 요즘 미개인은 오줌과 똥을 변기에 싸고 물로 씻어낸다. 거기다 석유로 만든 세척제까지 섞어 냇가로 강으로 바다까지 흘려보내는 것이 미개인이다. 그 세제는 곰팡이 균이 살 수가 없어 물속에 있는 미생물이 다 죽는다.

옛날 부잣집에는 사랑채가 있었다. 사랑채에는 큰 항아리를 묻고 그 위에 변소를 짓는다. 우리 큰집 변소는 길 가는 사람들이 같이 쓸 수 있도록 길가에 지어져 있었다. 보통 안식구들만 쓰는 여인들 변소가 있고, 사랑방이 있는 집은 남자들만 쓰는데 길 가는 사람들도 아무나 쓸 수 있게 지어졌다. 더 여유가 있는 집은 외부인이 쓰는 곳과 내부인이 쓰는 곳이 칸막이가 되어 있다. 지금의 공중변소다. 길 가는 사람들에게 편의를 제공하기 위해서라기보다는 거름을 받는 데 도움을 주기 때문이었다.

남자들이 쓰는 변소는 주로 항아리이기에 똥과 오줌을 같이 받는다. 비율을 따지면 오줌이 더 많다. 소변 통은 변소 안에서도 따로 둔다. 다만 똥 눌 때 같이 나오는 오줌은 그때만 누는 오줌이지만 똥의 양보다 많기에 같이 모아두면 물이 된다. 똥물이라지만 똥물이 아니고 오줌 물이다. 오줌 물과 똥이 합쳐지면서 거기에 미생물이 작용해 똥을 분해시키면 물이 되어 바가지로 퍼내야 한다. 직접 바가지로 풀 수가 없어 긴 장대 끝에 바가지를 달아 쓰는 것이 똥바가지다. 바가지 끝을 장대에 매달 수 없어 장대가 바가지 중간을 가로지른다. 이 바가지는 모양이 한자 '납 신申' 자 같다. 옛날에 성姓 가지고 말장난할 때 신씨들을 놀려주면서 똥바가지 신 자 쓰느냐고 하였다.

똥을 풀 때 금방 싼 똥은 위로 떠 있다. 지금은 변기에 똥을 누면 가라앉는 똥이 많으나 옛날 똥은 다 떠 있다. 요강에 똥과 오줌을 같이 모으기도 하지만 똥은 설사가 나지 않는 한 떠 있다. 그 떠 있는 똥은 한쪽으로 제쳐가면서 분해된 똥물만 똥바가지로 퍼서 똥장군에 넣고 지고 가서 밭에 주었다. 발효된 똥물만 주어야지 그렇지 않으면 채소가 죽지 않고 싱싱하게 살아 있어도 그 채소를 사람이 먹으면 병이 난다. 이 병명이 채독菜毒이다. 여기까지가 먹고살 만한 집 이야기다.

가난한 집에서는 변소를 남녀가 같이 쓸 수밖에 없다. 가난한 집에서 변소 따로 짓고 살 수가 없다. 더 가난한 집은 변소 지을 형편이 안 되어 이웃집 변소를 이용하기도 한다. 남자들은 길가에 변소들이 있으나 여인들은 이웃집 변소를 쓸 수밖에 없다. 큰 항아리 살 돈이 없는 가난한 집에서는 변소라기보다 뒷간이다. 외부 사람이 보이지 않도록 이엉 엮어서 두르고 큼직한 돌 두 개 놓으면 변소다. 재를 앞에 쌓아두고 똥 싼 다음 재로 덮고 재와 같이 뒤로 쳐내면 쌓여 마르면서 발효가 된다.

이웃 마을에 흥남에서 피난 나와 사는 노인이 계셨다. 빈손으로 내려와 살다 보니 미군 부대 옆에 과수를 심고 그 부대 똥을 퍼다가 과수에 주니 거름이 안 되어 실패하셨다. 그 노인 말씀이 "미국 놈 똥은 거름 안 돼"다. 미국이 한국 나와 있는 미군에 전투식량을 보급하면서 방부제를 많이 쓰는 가공식품들이 왔다. 통조림이나 병조림이다. 이 같은 전투식량을 조달하려면 배로 실어와야 하는데 방부제 없이는 이곳까지 조달할 수가 없다. 방부제가 든 음식 먹고 싼 똥은 똥에도 방부제가 있어 미생물이 살 수 없다. 썩지 않는 똥이다. 이런 똥은 밭에 와도 소용없다. 그런 똥은 변기에 싸서 물로 씻어 보내야 한다.

지금은 우리나라 음식도 방부제투성이다. 우리 집 재래식 변소에 서울

사람들이 싸고 가는 똥은 분해가 안 된다. 반갑지 않다. 서울 사람들은
우리 집에도 수세식 변소가 있으니 부디 그 변소 사용하시라.

4부

책과 건강

　요즘 나오는 책들은 표지가 종이가 아니고 석유제품이다. 내가 여러 권 쓴 책 중에 한 권도 그렇다. 책을 낼 때 출판사에 조건을 걸었으나, 본문에는 내가 좋아하는 종이를 사용하겠지만 표지만은 나더러 양보해달라는 것이다. 책 표지가 석유제품이 아니면 판매 부수가 현저히 줄어든다는 이야기다. 나 때문에 출판사 경영이 어려워지면 안 되겠다는 생각에 어렵게 양보하였으나 양보하는 것은 내 잘못만은 아니다. 책을 읽는 이들이 선택을 잘못하고 있는 면도 있다.

　그다음은 책 종이 문제다. 종이는 나무 재질로 만들어져야 한다. 그러나 요즘은 종이 자체가 종이가 아니고 석유제품이 많다. 또 요즘 들어서는 감자 가루로 많이 만들어낸다고 한다. 물론 나무를 베어내서 만든 종이보다는 감자 가루가 좋을 듯하나 유전자 조작 감자로 만드는 종이는 싫다.

　나는 책을 쓸 적마다 재생지 사용할 것을 출판사에 요구해왔다. 그러나 재생 종이가 새 종이보더 값이 비싸다고 한다. 비싸도 그 종이 쓰자고 했더니 그러면 책값이 비싸진다고 한다. 또 나처럼 재생 종이 사용을 고집하는 사람들을 상대로 새 종이를 재생 종이처럼 만들어내기도 한다고 한다.

인쇄 잉크 문제도 있다. 먹이나 석유제품도 있고 화공 약품으로 인쇄하고 있다. 인쇄 활자까지는 그래도 괜찮으나 그림이나 사진이 있어 물감을 사용하는데 그 그림이나 사진에서 독이 뿜어져 나온다. 주로 어린아이들 그림책이 큰 문제다. 서점에 돌아다니는 그림책 사서 펼쳐보면 눈이 맵고 코가 시큰거린다. 눈이 가렵고 재채기가 난다. 아이들 귀엽다고 1주일에 그림책 한 권씩 사다주면 아이들 알레르기 비염 못 고친다. 눈물 나고 눈이 충혈된다. 1년 못 가서 안경 껴야 한다.

그렇다고 해서 아이들 그림책 못 보게 할 수는 없고, 방법은 모든 부모들이 여론을 모아서 그림책에 환경 친화적인 물감을 쓰도록 하는 것이다. 자연 친화적인 그림물감 사용한 그림책 만들어서 비싼 값에 판다면 일 적게 하고 돈 더 벌 수 있을 것이다. 또 종이도 진짜 종이를 써서 만들어내도록 해야 한다. 그보다 조금 더 좋은 방법은 새 책을 사지 않는 것이다. 사지 않으면 만들지 않는다. 어지러운 사람 되기 싫으면 헌책방만 뒤지는 것이 좋을 듯하다.

인쇄 잉크보다 더 해로운 것은 제본할 때 쓰는 강력한 본드다. 옛날에는 책을 제본할 때 철사로 뚫어서 묶었으나 지금은 강력한 본드 칠을 한다. 그 냄새가 문제다. 새 책 한 장 한 장 넘길 적마다 화공 약품 냄새가 풍겨 나와 재채기가 나고 눈이 맵다. 물론 좋은 종이, 좋은 인쇄 잉크 쓴 책들도 많이 있다. 내가 써서 출판한 책 펼쳐보면 새 책이라도 알레르기성 비염 환자가 펼쳐보아도 콧물 재채기 안 나온다.

어떤 책이 나쁘고 좋은지는 펼쳐보면 알 수 있다. 제일 나쁜 방법으로,

새 책 사면 제일 미운 사람 1주일간 빌려주었다 읽는 수도 있다. 내가 지금 아주 귀한 책 샀는데 내가 먼저 볼 수 없어 너 먼저 보고 돌려달라 하면 어리석은 친구들은 좋아할 것이다. 또 미운 사람 가까이 사귀는 이득도 있다. 어떤 거룩한 사람 말씀처럼 원수 사랑하는 방법이 되기도 한다. 그러나 그것은 아주 나쁜 방법이고, 새 책 사 오면 그냥 읽지 말고 옷걸이 다섯 개에 펼쳐서 끼워 바람 통하는 곳에 걸어놓고 1주일 이상 두었다가 읽으면 눈이 맵거나 가렵거나 콧물 재채기 안 나오고 어지럽지 않다.

내가 받아보는 월간지가 있는데, 매달 나오는 책이라서 책 보려고 일주일간 기다릴 수가 없다. 또 어쩔 수 없이 천연색 사진을 넣어야 하기에 색채를 안 쓸 수 없는 출판사는 이해를 한다. 출판사에 부탁드리고 싶은 것은 포장만이라도 비닐로 씌워서 집 안까지 방 안까지 배달해오지 말았으면 하는 것이다. 옛날처럼 종이 봉투를 쓰고 가위로 귀를 잘라 오면 도움이 되련만 그렇게 하지는 않고 있다. 오히려 옛날에 나쁜 물감을 쓰지 않을 때는 봉투 귀를 잘랐다.

내가 애독하고 있는 〈농민신문〉 이야기다. 다른 신문은 종이를 토막 내서 감아가지고 주소만 써서 배달되어 오는데 3년 전부터는 아예 비닐 포장을 해서 안방까지 배달된다. 신문 값 몇백 원 더 하더라도 수정해주었으면 하는 생각에 이 글을 쓰고 있다. 붓의 힘이 어디까지 가려는지, 아니면 본사의 잘못을 조용히 건의하지 않고 지면에 공개했다고 질책을 하고 다시는 투고를 못 하게 하려는지는 다음 달에 결과를 봐야 알겠다. 실은 나도 몇 년 기다리고 참다가 원고 쓸 기회가 있어 투고하고 있다. 쓰리고까지 가려는지도 궁금하다.

경산에 사는 아토피 환자가 있다. 아토피라기에는 좀 약하고 문둥병 환자라고 하면 좋을 듯한 사람이었다. 그 집 들어서니 현관에 신문이고 월간지고 수북이 쌓여 있었다. 심지어는 건강 찾겠다는 〈보건세계〉라는 월간지까지 펼쳐보지 못하고 쌓여 있었다. 그 모든 것이 비닐 포장이었다. 그 포장을 그 환자 손으로는 뜯지 못한다. 다른 사람이 펼쳐주고서 몇 시간 후에나 볼 수 있다. 알레르기성 비염이나 가려움증 있는 이들, 아토피 환자들은 일간신문 배달되면 멀리에 놓고 펼쳐두었다 읽어야 한다. 새로운 들음(新聞)이라고 탐독하면 탐독毒할 수 있다.

출판을 직업으로 하는 사람들 중에 콧물 재채기, 눈 가려움증, 알레르기, 아토피 환자들이 있거들랑 직업을 바꾸어야 고칠 수 있다. 모든 출판사가 다 그렇다는 것이 아니다. 출판사도 제대로 된 종이 쓰고 제대로 된 잉크 쓰고 제대로 제본하면 그렇지 않다. 옛날에는 그렇지 않았다. 또 지금 잘하고 있는 출판사들도 많다. 무엇보다 책 사서 읽는 이들의 생각이 바뀌어야 한다.

남의 이야기 할 것 없다. 내가 회장직을 맡고 있던 정농회 회지 이야기다. 매년 한 번씩 내는 회지가 있고 매달 내는 소식지가 있는데 여기 실리는 글들은 자연농, 환경농, 바른 농사, 유기농 찾고 건강하게 살자는 내용이다. 본문의 종이는 그런대로 봐줄 수 있는데 표지가 천연 종이가 아니고 석유제품이었다. 내가 회장이 되고 나서는 표지부터 바꾸었다.

내가 쓴 책 중에서 꾸준히 팔리고 있는 두 권이 있다. 『돌파리 잔소리』, 『먹기 싫은 음식이 병을 고친다』라는 책이다. 내가 보기에는 먼저 쓴 『돌파리 잔소리』라는 책도 내용 면에서 좋은 글이다. 그러나 판매 부수로 치면 『먹기 싫은 음식이 병을 고친다』가 열 배 이상 팔리고 있다. 책 내용보다는 표지가 다르다. 『돌파리 잔소리』라는 책은 책 표지가 천연 종이 그대로였다. 산뜻한 감이 없다. 책 사서 보는 이들의 눈이 그곳으로 끌리지 않는다. 책 표지만 바꾸면 지금도 많이 팔 수 있는 책이다. 책 쓰고서 15

년이 지난 지금까지 꾸준히 나간 책이다.

다른 출판사에서 낸 『먹기 싫은 음식이 병을 고친다』라는 책은 표지가 종이가 아니고 석유제품이다. 이 책은 무척 많이 팔리고 있다. 출판사에 표지를 바꾸라고 했더니 그대로 쓰도록 양보해달라고 한다. 출판사와의 줄다리기에 내가 늙은 탓에 힘이 부족해서 지고 있다.

책 많이 팔리면 좋지 않으냐고 하겠으나 출판사에서는 좋을지 몰라도 나는 좋지 않다. 책 읽는 사람마다 나에게 전화를 한다. 책이 다루는 것이 건강 문제인데 읽는 사람 누구나 다 건강한 사람도 아니거니와 식구들 중에 꼭 환자들이 있기 마련이다. 급한 환자들은 새벽이든 밤중이든 전화가 온다. 새벽 두 시, 세 시에도 전화가 오고, 네 시에 고쳐졌다고 고맙다는 전화도 온다.

세계적으로 제일 많이 팔리는 책 『성경』 이야기를 하련다. 『성경』에 하나님 여호와를 기록하려면 쓰고 있는 붓을 다시 물로 씻고 몸가짐을 바로 하고 적었다고 한다. 지금 『성경』 책을 보면 너무나 질이 나빠졌다. 책 표지가 언제인가부터 비닐로 되어 있다. 또 나는 느낌으로도 짐작하지만 종이는 그대로 종이였는데 요즘 들어 천연 펄프가 아니다. 처음 『성경』이 쓰일 때는 양가죽에 먹으로 썼다고 한다. 매일 읽고, 죽을 때까지 읽고, 죽은 후 관 속에까지 넣어주는 『성경』만이라도 천연 소재 그대로 사용했으면 한다. 가격이 좀 비싸도 좋다. 한평생 한 권씩만 사서 늙고 죽기 전까지 유행 타지 않고 볼 수 있는 책이기에 그렇다. 또 제본할 적에 옛날 『성경』은 가는 실로 엮어서 했는데 지금은 강력한 본드를 사용해서 묶어져 나오고 있다. 새로 나온 『성경』 책 많이 보면 어지럽다.

불경도 그렇다. 부처님 말씀이 기록된 팔만사천대장경도 점점 나빠지고 있다. 부처님 말씀을 거룩하게 하려면 종이나 잉크나 책 표지나 값 따져

가며 아무것이나 쓰지 말아야 한다. 제일 좋은 종이에 제일 좋은 잉크에 제일 좋은 표지를 사용해야 한다. 제발 불경은 부처님 말씀을 전하는 불경佛經으로 남아 있어야지 불경不經이 되어서는 안 된다. 지금은 불경不經을 많이 볼 수 있다. 사서四書는 사서死書가 되어가고 있고 삼경三經은 본드 칠 많이 해서 모두가 본드 냄새 맡고 삼매경에 빠져 있다.

한 이불 덮고 살기가 제일 힘들다

사람은 멀리 있으면서 가끔 만나고 살면 제일 좋다. 장점과 단점이 누구에게든지 있기 마련이다. 장점이 많은 사람은 그만큼 단점도 많다. 또 모두가 장점으로 생각하고 존경하고 따르더라도 같은 면이 그의 가족에게는 단점이 될 수 있다. 밖에서 존경받고 추앙받는 사람도 집 안에서는 잘못된 사람이 될 수 있다.

부처님 가족 입장에서 부처님을 본다면 어떨까. 처자들의 생계는 생각지도 않으시고 가정을 떠나 인연을 끊고 관계를 잊으려 노력하신 이를 어떻게 존경하고 사랑할 수 있겠는가. 다행히 궁궐 안에서 생계는 책임져주었기에 가족들의 생계 문제는 크게 논의된 바가 없다.

소크라테스 가족들이 소크라테스를 본다면 그가 무슨 존경하고 사랑할 만한 인물이겠는가. 바른말 하다가 젊은 나이에 사형당해 집안에 큰 슬픔을 주고 가신 분이었다. 그분이 아무리 법을 지키기 위해 죽고, 수탉한 마리 외상값 찾고 했더라도 가족들에게는 진리고 정의고 따지기 전에 원망스럽기만 했을 것이다.

인류의 구세주라는 예수는 생각만 해도 끔찍하다. 어머니 마리아 입장에서 생각해보자. 태어날 때부터 무슨 왕이라는 뜬소문이 들려 산후조리할 겨를도 없이 양 치는 목자가 찾아오고, 동방에서 박사들이 오고, 또왕이 죽인다고 이집트까지 피난을 가야 한다나. 그리고 그 아이 하나 때문에 요즘 구제역 유행에 살처분당하는 소들처럼 반경 몇십 킬로미터 안에 있는 2년 이하 인간 수컷은 모두 살처분당하는 끔찍한 사건이 있었다. 열두 살 때 성전에 갔다 오다 아이를 잃어버렸다. 어머니도 무심하시지, 일행 가운데 있겠거니 하고 사흘을 챙기지 않았다. 사흘을 되돌아가 찾았는데 무슨 신학자들과 신학 토론을 한답시고 떠들고 있었다. 다 키워놓으면 장가가서 과부 어미 돌보고 효도를 하려나 했다. 그러나 무슨 왕 된다고, 그것도 만왕의 왕이라고 패거리를 몰고 다니더니 결국은 뻔하지, 반역죄로 어머니 앞에서 사형당하고 말았다.

그분의 제자들마저도 모두 그렇다. 그분을 믿고 따르면서 그럭저럭 살려 하면 간단하다. 그분을 앞세워 기도만 하면 모든 것이 다 이루어진다. 복 받고 사업도 잘된다. 기도만 하면 건강은 물론이고 오랫동안 못 고친 병도 다 고치고 죽은 자들도 살아난다. 기도만 하면 일류 대학도 갈 수 있고 대기업에 취직도 하게 되고 대기업 사장도 되고 대통령도 된다. 교회도 크게 지을 수 있고 교인들도 많이 모인다.

하지만 한편으로 예수를 따르다 비참하게 되는 이들도 있다. 순교자들이다. 순교자들은 기쁨 중에 임종했어도 그의 가족들은 예수가 원망스러울 수 있다. 순교자들까지 갈 것 없다. 예수 좀 제대로 믿겠다고, 예수처럼 살고 싶다고 기도만 하면 곧잘 기도가 이루어진다. 핍박하고 나무에 매달고 사지에 못 박고 창으로 찌른다. 이것이 예수 잘 믿는 이들의 말로다.

공자, 소크라테스, 요한 웨슬리ㅡ모두가 악처와 살았다지만 그분들과 살아본 마나님들의 입장에서 본다면 어찌 악처 소리가 나오겠는가. 그분들과 한 이불 덮고 살기 힘들다는 이야기다.

석가 마나님은 한평생 한 이불 덮으려 했으나 30세 때 한창 남편의 품이 그리울 시절에 집을 떠나 한 이불 덮고 살 수 없는 생과부가 되셨다. 소크라테스의 부인 역시 한 이불 덮고 한평생 살고 싶었으나 젊은 나이부터 그럴 수가 없었다. 예수는 결혼해봤자 한 이불 덮을 수 없으니 아예 안 한 것이 생각을 잘하신 것이다. 그래도 이름이 구멍아들(孔子)이기에 공자님 부인은 괜찮을 줄 알았는데 한 이불 덮다 보니 악처 소리나 듣게 되었다. 그러나 어떻게 악처라 할 수 있겠는가. 악부惡夫면 악부지 악처 소리를 할 수 있겠는가.

한 명 한 명 거론하다 보면 끝이 없다. 좀 훌륭하게 살다 가신 성도들 마나님들은 모두 악처였다. 그러나 그분들은 모두가 좋은 남편 노릇을 못한 훌륭한 분들이다.

이제는 훌륭하지도 못하고 성인들처럼 살지도 못하고 오로지 한 가정만을 지키려는 이들 이야기다. 한평생 다른 생각 하지 않고 당신만을 위하고 사랑하려는 이들 중에 한 이불을 덮을 수 없는 이들 이야기를 하련다.

어제(2011년 2월 10일) 젊은 부부가 찾아왔다. 남편은 겉으로는 건강하게 생겼고 열이 많게 생겼다. 아내는 날씬하고 얼굴에 티 하나 없이 예쁘게 생겼다. 그러나 내 생각엔 몸이 너무 차게 보였다. 두 사람을 보고 둘이 한 이불 덮고 사느냐고 했더니 그렇단다. 내가 참으로 한 이불 덮고 사느냐고 했더니 그렇게 못 한다고 한다. 남편은 열이 많고 아내는 몸이 너무 차서 한 이불을 덮을 수가 없다.

남편인 열남熱男께서는 먼저 고기를 먹지 말아야 한다. 고기 중에서 오리고기는 괜찮다. 생선도 날로 먹으면 좋으나 고춧가루 많이 넣고 맵게 끓인 찌개는 안 좋다. 곡식 중에는 보리나 메밀을 많이 먹어야 한다. 채소를 많이 먹어야 하는데 채소 중에서도 부추, 달래, 파, 양파, 마늘, 생강과 뿌리채소는 먹지 말아야 한다. 그중 특히 부추, 파, 마늘은 잎채소지만 불경에 먹지 말라고 해서 승려들은 먹지 않는다. 이것은 부처님께서 인도에 사실 때 제자들에게 금기 사항으로 하신 말씀이다. 과일을 많이 먹어야 한다. 열녀 아니고 냉녀冷女인 그 열남의 마누라께서 그러는데, 과일을 사오면 열남은 전혀 입에 대지도 않고 그의 6세 된 아들 냉자冷子와 냉녀 둘이 다 처리한다는 것이다. 그 열남은 열받을 짓 그만두고 자복하고 회개해야겠다.

이제는 반대로 냉녀 이야기다. 몸이 무척 차게 느껴졌다. "허리 아프지 않아요?" "네." "엉덩이 시리고 뒷다리 땡기지요?" "네." "유산했지요?" "네. 어떻게 아세요?" "아까 아랫배 만져봤더니 아랫배가 너무 차데요." 그냥 몸이 찬 정도가 아니다. 손발 차가운 것은 물론이고, 전신이 차고 추위를 다른 사람들보다 몇 배 더 느끼고 냉증과 대하증과 생리통이 있다 한다. 그러면 임신도 잘 안되고 유산도 하기 쉽다. 마지막으로 데리고 온 아이마저 조산을 했다 한다. "조산은 왜 하나요?" "궁전 온도가 맞지 않으면 왕자가 살 수 없어요. 그러면 밖에 세상으로 일찍 나가야지요. 바깥 세상 온도가 아들궁전(子宮) 온도보다 더 높으니 조금 일찍 나가면 살 수 있어서 그렇습니다." 조산, 유산, 사산은 그런 이유인 경우가 많다.

내 어머니는 한평생 고기를 좋아하지 않으셨다. 환갑 지나고 나서 중풍으로 돌아가셨다. 지금 생각하면 고기를 안 드시니 몸이 무척 차셨을 것 같다. 그러면 핏줄도 가늘어지니 피가 조금만 탁해도 순환이 될 수가 없어 실핏줄이 막혀 중풍으로 돌아가신 것이다. 어머니께서 고기를 수시로 드셨으면 지금까지 사셨을 것이다.

몸이 찬 체질에서 오는 중풍 환자가 많다. 그분들은 열받을 짓을 많이 해야 한다. 몸이 차면 감기가 자주 온다. 또 고쳐지기 어렵다. 몸이 따뜻하면 독이 들어와도 그때그때 땀으로 빠져나가서 좋은데 몸이 차면 땀을 흘릴 수 없으니 독이 몸에 그대로 남아 있어 감기가 오게 된다. 암 환자 중에 몸이 차가운 사람이 많아졌다. 지금까지 암 환자들은 주로 고기를 많이 먹고 비만이고 열이 많은 이들이 많았다. 그러나 최근 몇 년 동안 지켜보니 몸이 차가운 암 환자들이 훨씬 많아지고 있다.

몸이 차가운 체질이라도 열심히 일해서 땀을 많이 흘리고 사는 사람들에게는 암 발생률이 낮다. 지금까지는 암 환자들에게 자연 치유 한다고 '맨 먼저 고기 끊어라, 채소나 과일 많이 먹어라, 아침저녁 한 시간씩 풍욕해라, 매일같이 목욕탕 가서 냉온욕해라, 단식해라, 생식해라, 녹즙 먹어라, 야채 수프 먹어라' 해서 성과가 많았다. 그러나 이 방법은 고기 많이 먹고 열 많은 사람들에게 맞는 치료법이었다. 이런 방법의 치료법이 잘못된 것은 아니다. 이렇게 해야 사는 사람도 있다. 그러나 최근 들어 이렇게 해서는 안 될 사람들이 너무 많아지고 있기 때문에 방법을 달리해야 한다.

옛날에는 부자들이 흰쌀밥 먹고 고기를 많이 먹어서 몸이 따뜻하고 추위도 잘 견뎠고, 가난한 사람들은 잡곡 먹고 채소만 먹어서 언제나 춥고 배고프게 살았다. 요즘에는 바뀌었다. 요즘 부자들은 옛날 하던 습관이 질렸는지 잡곡과 채소만 먹으니까 몸이 차고, 가난한 사람들은 한을 풀려는지 흰쌀밥과 고기를 많이 먹는다. 돈 많은 집 마나님들은 무슨 다이어트 하신다고 고기 안 먹고 채소만 먹는다. 과일은 줄곧 입에 달고 산다. 식당 가서 냉면 자주 먹고 술은 맥주만 찾고 얼음물 찾고 여름에도 찬 바람 나오는 기계 커놓고 춥게 지낸다. 은행을 가도 춥고 교회를 가도 춥다.

이렇게 살아야 지성인 같고 부자 같아 보인다. 아니 부자들이 그렇게 산다. 이런 이들은 암이 걸릴 이유가 하나도 없는데 암 환자들이 많이 나온다. 이런 이들이 병원 가서 현명한 의사 만나면 또 같은 처방을 받는다. 풍욕, 냉온욕, 단식, 생식을 하고 녹즙, 야채 수프 많이 먹으라고 한다. 무엇보다 과일 많이 먹으라고 한다. 이렇게 하면 몸은 점점 더 차진다. 그러면 암세포는 더 활발하게 움직인다.

이런 이들은 반대로 해야 한다. 풍욕은 하되 한 시간 하지 말고 몸이 견딜 수 있을 정도로 하다가 중단해야 한다. 그렇다고 해서 너무 따뜻한 곳만 찾아서도 안 된다. 몸을 자극해줘야 한다. 따뜻한 곳만 찾으면 면역력이 떨어질 수 있다. 목욕은 자주 하되 역시 냉온욕보다는 따뜻한 물 속에 오래 있어야 하고 냉탕은 잠깐 동안만 들어가야 하겠다. 족탕, 각탕, 반신욕이 더 좋겠다. 일광욕은 많이 할수록 좋겠다.

흰쌀밥은 피해야 하는데 현미가 몸에 맞지 않는 이들이 있다. 완전 현미보다는 쌀눈이 붙어 있는 쌀(오분도미)이면 좋겠다. 몸이 차가운 사람은 곡식 중에 보리쌀은 빼고 먹으면 좋겠다. 메밀 역시 맞지 않고 나머지 곡식들은 무방하다. 채소 중에 잎채소는 모두 익혀 먹어야 한다. 열매채소 중에서 오이는 먹지 말고 호박이나 가지는 꼭 익혀 먹어야 한다. 배추김치도 먹지 말고 무김치로 바꿔야 한다. 잎채소나 열매채소를 말려서 먹는 것은 좋다.

모든 채소를 뿌리채소 위주로 해야 한다. 주로 무, 도라지, 생강, 양파, 마늘을 위주로 먹되 많이 먹을수록 좋다. 모두가 감기와 기침 치료제이고 열나는 음식이다. 뿌리채소 중에서 감자, 고구마, 당근, 우엉은 열나는 데 도움을 주지 않는다. 이것들은 제사상에 제물로 오를 수가 없다. 제사상에 오르지 않는 음식은 조선 시대에 없었던 음식이었다.

반복되는 이야기지만 잎채소 중에서 부추, 달래, 파는 열을 낸다. 이 채소들은 1년생 식물이 아니고 다년생 채소다. 겨울에 땅속에서 죽지 않는다.

과일 이야기를 할 차례다. 넝쿨에서 수확한 과일은 모두 몸을 차게 한다. 포도, 머루, 다래, 으름 등은 모두 몸을 차게 한다. 복숭아는 나오는 철이 잠깐이니 먹어도 좋으나 보관했다 겨울에 먹어서는 안 된다. 말려서 먹는 것도 좋지 않다.

이렇게 써놓으면 이 글을 읽는 어떤 속 좁은 과수업자들이 반박할지 모르겠다. 아무튼 열 많은 사람들은 과일을 많이 먹어야 한다. 무엇이든지 누구에게나 다 좋은 그런 음식은 한 가지도 없다. 무엇이든 한 가지만 많이 먹으면 병나서 죽는다. 쌀밥이랑 현미밥이 아무리 좋다고 한들 100년 동안 매일 먹으면 안 죽을 장사가 없다.

낮은 낮이고 밤은 밤이다

이해 못 할 일이다. 우리나라 어느 곳을 가나 대낮에 전깃불을 켜고 산다. 출근만 하면 전깃불을 켜고, 오히려 어두울 때 퇴근하면서 전깃불을 끈다. 그리고 퇴근해서 집에 가면 또 전깃불을 켜고 밤을 지낸다.

지난달 어느 대학에 강의를 갔다. 시간이 되어 강의실에 갔는데 강의실마다 대낮에 전깃불을 켜두었다. 강의 시작할 적에 끄고 했으나 별로 어둡지 않다. 그런데도 모두 불을 켜고 수업을 한다. 쉬는 시간에 총장실이 비어서 그곳에서 대기하려고 갔는데, 비어 있는데도 전깃불은 켜져 있었다. 잠깐 쉬고 있는 동안 내가 껐으나 비서가 와서 다시 켜주고 갔다.

시장에 물건 사러 가면 상점마다 대낮에 전깃불을 켜고 지낸다. 은행 같은 기관은 말할 것도 없고 교회를 가도 주일 대예배 시간에 전깃불이 켜져 있다. 어떤 교회는 처음 교회를 지을 때 아예 대낮에 전깃불이 없으면 어두워서 생활할 수 없도록 설계한 곳도 있다. 벽 전체를 유리로 지은 교회나 건물에 들어가보아도 역시 대낮에 전깃불은 켜져 있다. 창문을 크게 내어 지은 건물들도 대낮에 창문 가리개를 하고 전깃불을 켠다. 무슨 짓인지 모르겠다. 우리나라에서 다들 대낮에 전깃불만 켜지 않으면 원자력발전소 그만 만들어도 된다.

이제는 밤 이야기다. 낮에 활동하고 밤이면 잠자야 하는 것이 원칙이다. 그러나 이 나라는 다르다. 서울에 부자들 사는 곳에서 하룻밤을 지낸 일이 있었다. 낮에는 조용하던 거리가 밤이 되면서 북적대기 시작했다. 주로 음식점과 유흥가였다. 새벽 네 시가 되니 다시 조용해진다. 그곳은 완전히 낮과 밤을 바꾸어 지내고 있었다. 우리나라가 늦게 자는 나라로서 세 번째란다(1위 포르투갈, 2위 대만. AC닐슨, 2005년 자료). 선진국 어느 나라를 가보아도 저녁 일곱 시면 음식점 문 닫는다. 늦어도 여덟 시에 문 닫고 열 시 되면 모든 시내버스가 다니지 않는다. 가끔씩 택시만 다닌다. 내가 다녀본 나라들만 그런 나라인 것 같다.

공부하는 학생들도 잠자지 않고 밤새워 공부하고 대낮에는 학교에서 졸면서 수업 듣는다. 이처럼 밤새 전깃불 켜고 생활한다. 가로등 또한 밤새도록 켜두어야 한다. 이처럼 밤을 밝게 사는 나라가 있다.

낮에는 햇볕 보고 밤은 어둡고 고요해야 한다. 낮에는 활동하고 밤에는 잠자고 쉬어야 그다음 날 활동할 수가 있다. 밤을 밤답게 어둡게 지낸다면 원자력발전소 그만 지어도 된다.

2011년 3월 일본 대지진은 크나큰 재해다. 그러나 지진 피해보다는 후쿠시마 원자력발전소에서 내뿜는 방사선 피해가 더 큰 재난이었다. 그냥 들은 대로 주섬주섬 지껄여보련다. 원전은 설계도 우수하고 이중 삼중으로 여러 단계의 보호를 받고 있어서 어디에서 고장이 발생해도 확실히 멈추도록 되어 있단다. 하지만 이것은 설계 단계의 일이고 건설 단계에서는 다르다. 아무리 철저한 감독관이 감독을 한다 해도 감독관이 방사능 피해 때문에 작업장 깊숙이 들어가 일일이 감독을 할 수 없다고 한다. 현장은 어둡고 방사능 피해 때문에 작업복을 입고 보호 마스크를 쓰고 있어 서로 대화를 할 수 없다고 한다. 그러니 기술을 전수받기가 어렵다고 한다. 당연히 기술을 전수하며 후계자 양성하기는 더 어렵다. 일본은 대학에서 원자력과 학생들이 줄어들고 있다고 한다.

작업 현장에서는 그날의 방사선 허용 기준치를 초과해서는 안 된다고 한다. 주로 20분이 경과하면 경보음이 울리기에, 그 전에 나오게 된다고 한다. 언젠가는 원전 가동 중에 나사 하나를 조이는데 30명이 대기하면서 번갈아 잠깐씩 들어가 조이고 나왔다고 한다. 만일 그러는 중에 방사능 피폭 경보음이 울린다면 엑스레이X-Ray를 한 번에 몇십 장을 찍는 것과 같다. 물론 방사능이 몸에 들어와도 사흘이면 땀과 소변으로 빠져나간다고 한다. 그러나 계속해서 쏘이면 그대로 몸에 축적되는 것이다.

원전을 이용하는 것만으로도 피해가 있으나 사용하고 남은 핵폐기물은 300~400년을 보관해야 하고 보관상 비용이 계속 들어간다. 그것은 모두 후손들의 몫이다.

인류가 전기만 아껴 써도 원전은 없어도 될 것 같다. 낮에 불 끄고 밤에 잠자고 좀 부지런하게 살면서 전자 제품 줄이면 간단하겠다. 무엇보다도 병원에서 필요 없는 진단 안 받으면 좋겠다. 특히 배 속의 아이만은 제발 사진 찍어 아들인지 딸인지 알아내려 하지 말고 기다리면 좋겠다. 그냥 나오면 알게 될 테니 매달 산부인과 가서 사진 좀 안 찍었으면 좋겠다. 더 이야기하자니 내 실력은 모자라서 〈복음과 상황〉에 있는 이범진 위원의 글을 아래에 옮겨 싣는다.

핵발전소, 그 죽음의 선악과

이범진

아랍에미리트(UAE)에 핵 발전소를 수출했다는 감동적인(?) 뉴스가 지상파에서 끊임없이 울려 퍼졌다. 계약을 따내고자 직접 그 지역을 방문한 대통령의 '열정적인' 행보에 감동했는지 MB의 지지율도 상승했다. 앞으로 펼쳐질 원자력 르네상스를 위해 관련 인력도 확보해야 한다고 호들갑을 떨었다. 곧이어 밝혀진 이면 계약의 실체에도 우리의 감동은 쉽게 가라앉지 않았다.

'핵 발전소 기적'을 이끌어낸 대통령은 또 UAE로 직접 날아갔다. 그 출발을 기념하기 위해서였다. 그날이었다. 원자력 강국 일본에서 4개의 핵 발전소가 터진 건. 소식을 들은 MB는 그곳에서 일본의 간 나오토 총리에게 전화를 걸어 이렇게 말했다.

"원전 방사능 유출(우려)에 대해서도 다른 나라 사고와는 근본적으로 다르다는 점을 잘 알고 있고, 일본 정부가 잘 통제하고 있다고 믿는다."

근본적으로 달랐다

대통령은 정말 잘 알고 있었던 것 같다. 직감이었는지 이번 방사능 유출이 다른 나라 사고와는 근본적으로 다르다는 걸 알고 있었다. 구소련의 체르노빌 핵 발전소 폭발이 노동자의 부주의에 의한 사고였다면, 이번 후쿠시마 폭발은 천재지변이었다는 게 달랐다. 전자가 원자로 1개였다면, 후자는 4개였다. 체르노빌 사고 당시 현장에 투입되었던 노동자, 소방 요원들 중 31명이 현장에서 사망했다. 참사 20주기(2006년)에 실시한 건강 조사에 따르면 앞으로 모두 93만 80명이 사망할 것이라 예측했다. 일본의 방사선 누출 사고가 체르노빌 사고와 다른 점 또 한 가지는 예측 자체가 불가능했다는 점이다.

일본 정부는 내부적으로 방사능 수치가 높아지고 있다는 사실을 알았지만, 걱정할 만한 수준은 아니라고 말했다. 오염되지 않았다는 걸 증명하려고, 수돗물을 마시는 퍼포먼스도 보여줬다. MB의 말 그대로 '잘 통제'하고 있었다. 그러나 사약을 먹는 것 같은 표정은 숨길 수 없었다. 방사성 물질의 누출도 막을 수가 없었다.

잘 통제하고 있다

결국 수습되지 않았다. 땅과 공기는 방사성 물질들로 오염되었다. 도쿄 정수장에서는 기준치 이상의 방사성 물질이 검출되었고, 유아들이 물을 마시지 않게 하라고 당부하기도 했다. 특히나 후쿠시마 원전 주변의 해양 오염은 위험 수준을 넘어섰다. 방사능 오염수가 방출된 것이다. 고농도 오염수의 보관처를 확보하고, 주요 설비가 물에 잠기는 것을 막기 위해 고여 있던 오염수를 바다로 방출했다. 고농도 6만 톤, 저농도 3,400톤이 바다에 방출됐다. 저농도라 했지만, 최대 법정 기준치의 500배에 달하는 짙은 농도였다.

당연히 방사성 물질은 바람을 타고 한국에도 왔다. "편서풍이 불어 안전하다"고 통제했지만, 바람을 통제하진 못했다. 4월 7일에는 '방사능 비'가 내렸다. 기상청은 또 "안전하다"고 했다. 인체에 치명적이라는 세슘도 검출되었지만, 역시 안전하단다. 원자력안전기술원은 "이 빗물을 하루에 2리터씩 1년 동안 매일 마신다 해도 '괜찮다'"는 설명을 덧붙였지만 '사약 퍼포먼스'는 하지 않았다.

이어 극미량이더라도 치명적일 수 있다는 보도가 쏟아졌다. 원전 증설 정책토론회에 침석한 환경운동연합 양이원영 기후에너지국장은 우려를 나타냈다. "기준치보다 낮다는 것이 안전하다는 뜻은 아닙니다. 임산부, 영유아에게는 치명적이라는 연구 결과가 있습니다. 언제까지 기준치를 초과하는 영향을 받을 수밖에 없습니다. 이에 대한 대응책이 시급합니다." 의견이 엇갈리는 이유는, 인간이 원자에 대해 잘 모르고 있기 때문이다. "안전하다" "괜찮다" 거듭 말해도, 찜찜한 마음은 통제되지 않았다.

우리는 정말 안전할까?

후쿠시마 핵 발전소가 파괴된 직후, 독일은 7개 원전의 가동을 중단했다. 중국도 원전 건설 계획을 중단했다. 그런데 우리 정부는, 한국의 원전은 일본과는 달리 안전하다는 말만 되풀이했다. 그동안 "원자력은 저탄소 녹색성장을 가능케 할 청정 에너지"라고 강조해온 이명박 대통령은 일본 원전 사고 이후에도 생각의 변화가 없는 것처럼 보인다. UAE와의 계약 수주라는 잔치에 찬물을 끼얹고 싶지 않을 것이다. "한국은 안전하지만 최악의 상황은 항상 대비하고 사고가 없도록 하자"는 것이 현재 대통령의 처지이다. '한국형'이라 괜찮단다. 정말 한국은 안전할까? 강은주 진보신당 정책연구위원의 보고는 전혀 다르다.

"1999년 국정감사장에서 한국원자력안전기술원의 김상택 책임기술원이 우리나라의 발전소 공사의 부실을 증언한 바 있습니다. 이에 따르면 1989년 울진 1호기의 가압기 살수 배관에서 설계에 없는 용접 부위가 발견되었고, 1994년 영광 3호기에서 43곳, 4호기에서도 6곳의 용접 부위가 발견되었습니다. 울진 1호기는 조사 작업도 벌이지 않은 채 가동에 들어갔습니다. 이는 세계적으로도 전무후무한 일이었고, 원전의 가동을 즉각 중단해야 하는 심각한 문제였습니다."

김상택 책임기술원은 1999년 10월 13일 국정감사장에서, 원자력 건설 과정의 실체인 불량 용접과 날림 공사 등을 생생하게 고백했지만 묵살당했다. '원자력 르네상스'를 추구한 것이 꼭 현 정부의 모습만은 아니었다. 거의 모든 정부가 핵 발전소 개발 계획을 갖고 추진했다. 그 결과 한국은 세계 10대 원전 대국 중 원전 밀집도에서 1위(9.93KW/ha)를 차지했다. 2위(1.73KM/ha)인 일본에 비해서도 매우 높은 밀집도다(국제에너지기구 자료).

핵발전소는 필요악?

이번 방사성 물질 누출의 충격에도 불구하고, 여전히 핵 발전소에 대한 여론의 지지는 계속되고 있다. 에너지를 저렴한 가격으로 사용할 수 있으니 불가피하다는 주장이 가장 지배적이다. 핵 발전소가 생산하는 에너지 비율이 낮지 않고 대체 에너지를 개발하기도 쉽지 않기 때문이다. 극단적으로 "촛불 켜고 살 것이냐?""원시시대로 돌아가자는 것이냐?"며 반문하는 이들이 적지 않다.

이런 우려에 대해 양이원영 국장은 큰 오해를 하는 것이라고 말한다. "2010년 12월에 발표된 국가에너지기본계획에 보면 23.6%였던 원자력을 30%까지 올린다는 내용이 있어요. 그렇다면 우리가 쓰는 에너지의 3분의 1을 원자력이 생산하고 있는 것으로 생각하죠. 이것이 통계의 눈속임입니다. 이 수치는 1차 에너지의 통계입니다. 전기는 1차 에너지가 아니죠. 우리가 쓰는 최종 에너지에서 원자력의 비중이 진짜 원자력 에너지의 비중이죠. 8.6%에 불과합니다."

겨우 8.6%(실제로 5%밖에 되지 않는다고 말했다)라면 원자력을 대체할 만한 에너지원을 찾을 수 있을 것이다. 고려대학교 지속발전연구소 유정민 연구교수는 "현재 가장 비싼 재생 가능 에너지인 태양광조차도 원자력의 비용보다 저렴하다는 연구가 발표된 바 있다"며 "독일과 같은 나라에서 재생 가능 에너지에 대한 정부의 보조금이 줄어드는 모습은 역설적이지만 재생 가능 에너지가 가격 경쟁력이 있음을 반증하고 있는 셈"이라고 말했다. '대체 에너지 개발'이나 '에너지 절약'이라는 작은 노력으로, 위험천만한 핵 발전소의 가동을 멈출 수 있다는 설명이다.

대안보다 더 중요한 것

이를 위해 할 수 있는 일은 에너지 절약이다. 구체적인 대안도 많이 있다. 양이원영 국장은 특별히 외국에서 많이 도입되고 있는 건축 시스템 패시브 하우스Passive House를 눈여겨볼 필요가 있다고 전했다. 건물 건축에 특수 제작된 단열재를 사용해 85%의 에너지 절감 효과를 내고, 땅속 에너지를 활용하기 때문에 별도의 냉난방 기구도 필요 없다.

독일에서 3년간 자비량 선교사로 일해온 권영진 선교사는 이 건축 시스템을 국내에 도입할 예정이다. 세종시의 소방서, 경찰서, 마을 주민 회관 등 공공건물도 이 방식으로 짓기에 관련 자재를 납품하기 위해 준비 중이다. 권 선교사는 "교회도 환경 보호와 에너지 절약에 힘써야 한다"고 말했다. 윤회원 선교사도 독일의 바이오 디젤 회사인 룬켈사社 한국 대리인으로 일하고 있다. 그는 우리나라에서 많이 자라는 쉬나무에서 식물성 연료를 추출하는 데 성공했다. 앞으로 5년을 내다보고 계획적으로 심고 재배한다면 열매로부터 채집하는 원료가 기하급수적으로 증가할 것이라는 분석이다.

단순히 에너지를 덜 쓰는 실천적 측면을 넘어서, 깊은 성찰이 필요하다는 게 녹색연합 윤기돈 사무처장의 주장이다. "'너희가 사용하는 값싼 전기가 모두 핵 발전소에서 나오는 것이다. 핵 발전소 위험은 잘 관리할 수 있으니 믿어라. 마음껏 전기를 쓸 수 있게 해줄 테니, 핵 발전소의 위험은 감수해라.' 이것이 핵마피아의 논리이며, 이 논리가 지금까지 우리 사회에 뼛속 깊이까지 박혀 있습니다. 원자력 강국 일본이 직면한 현실을 직시하고, 우리의 선택은 무엇이어야 하는지 깊이 있게 성찰해야 합니다."

일본 지진 수혜주

어제(13일) 나는 오후부터 계속 TV를 통해 일본 소식을 보고 있었다. 저녁 8시에는 MBN 채널을 보고 있었는데, 일본 특보를 전하다가 별안간 화면에 MB가 나타났다. 순간 나는 그것이 방송 사고인 줄 알았다. 그런데 유전 개발에 합의했다는 것이 '긴급 뉴스'라서 그것을 내보낸 것이다. YTN도 똑같은 내용을 내보내고 있었다. 방송사가 "여기서 정규 방송을 중단하고 긴급 뉴스를 보낸다"고 알리지도 않고 별안간 MB가 등장했으니, 정말 방송 사고인 줄 알았다. '긴급 뉴스'라는 것도 긴급할 것이 하나도 없는 '계약 수주'이니 어처구니없다. 그런 소식은 자막으로 내보내고 나중에 정규 뉴스로 다루면 되는 것이 아닌가. 이웃 나라에선 몇만 명이 실종되었다고 하고 원자력발전소가 폭발할 수도 있는 긴급한 상황이고 BBC와 CNN은 계속 일본 뉴스를 내보내고 있지 아니한가. 정말 "부끄럽다"는 생각이 들었다.

이상돈 중앙대 법대 교수가 자신의 블로그에 남긴 글 중 일부다. 우리의 관심이 어디에 쏠려 있는지, 우리의 성찰 정도를 적나라하게 보여주는 글이다. 그뿐 아니다. '일본 지진 수혜주'라는 검색어가 상위에 랭크되기도 했다. 이 '기회'를 빌려 한몫 챙기려 한 사람들이 적지 않았다는 뜻이다.

반면 독일 정치계는 이번 원전 사고로 엄청난 지각변동이 일어났다. 반핵 열기가 정치에 무관심했던 젊은 층의 선거 참여로 이어진 것이다. 조속한 원전 폐지를 촉구하는 시위가 큰 도시마다 이어졌다. 베를린, 함부르크, 뮌헨,

쾰른 등에서 모인 시위 군중의 수는 약 20만 명. 독일 정치사상 최초로 녹색당 출신의 주지사를 탄생시킨 건 이들의 힘이었다. 핵 발전소가 얼마나 위험한 것인지, 그것을 필요로 하는 인간의 삶이 얼마나 피폐해지는지, 깊이 들여다본 성찰의 결과였다.

현대판 선악과
기독교권에서는 드물게 기독교환경운동연대가 성명을 냈다.

> 핵 발전은 하나님이 만드신 피조물의 기본 단위인 원자를 깨뜨려 얻은 '제3의 불'입니다. 이 불은 풍요와 편리를 위한 에너지를 제공하는 반면, 하나님이 허락하지 않은 방법으로 얻은 것이기에 한번 건드리면 끌 수 없습니다. 사고의 위험성과 발전 후에 필연적으로 발생하는 폐기물 문제 또한 전 세계적으로 해결하고 있지 못한 골칫거리입니다. 결국 핵 발전은 인간이 교만과 탐욕으로 인해 삼킨 '현대판 선악과'라 할 수 있습니다.

일본 당국은 후쿠시마 원전 사고의 등급을 7등급으로 격상했다. 사고 후 한 달여가 지나서였다. 7등급은 '최악의 상태'로, 체르노빌 사고와 같은 등급이다. 여진이 계속되고 있어 후속 처리가 늦어지고 있다는 점은 체르노빌 때보다 더 심각하다.

세계 최고의 핵 기술과 안전 시스템을 보유한 일본에서 이러한 사고가 터졌는데, 우리는 별반 관심이 없는 것 같다. 오히려 2024년까지 13기를 추가로 건설하려 계획 중이다. 80기 정도의 핵 발전소를 수출하려고 준비 중이다. 최근 출간된 『원전을 멈춰라』(히로세 다카시 지음, 이음 펴냄)의 부제는 '체르노빌이 예언한 후쿠시마'이다. 체르노빌을 비롯한 일련의 원자력발전소 사고를 살피며, 이미 후쿠시마 원전 사고가 예견되었음을 밝히고 있다. 체르노빌과 후쿠시마 원전 사고는 한국의 원전 확장 정책에 대한 정확한 '예언'이다. "괜찮다" "안전하다" "더 지혜로워지리라" 유혹하지만, 결국 그 마지막은 '에덴동산'에서의 추방이 될 것이다.

선악을 알게 하는 나무는 먹지 말라. 네가 먹는 날에는 정녕 죽으리라(창 2:17)

후쿠시마에 다녀와서

2012년 11월, 일본 후쿠시마에 갔다. 별로 가보고 싶지 않은 곳이지만 일본 애농회 측 제의를 거절할 수 없어 가기 싫은 곳을 갔다. 후쿠시마 공항이나 철도역은 폐허가 되어 제일 가까운 공항인 센다이 공항으로 갔다. 원전이 폭발한 곳과 100킬로미터 떨어진 곳에서 내렸다. 일본 측에서 준비한 버스를 타고 일본 정부에서 안전하다고 인정한 지역까지 진입하기로 했다.

그곳은 산간 지방이 아니고 평야였기에 차 안에서 멀리까지 보였다. 헐린 집들, 건축 폐기물, 버려진 자동차와 중장비 등 거대한 건축물 폐기장과 고물 수집장 같았다. 후쿠시마 현(우리나라의 도와 같다) 전체가 고물 수집장과 건축물 폐기장이 되었다고 생각하면 간단하다. 거기에 목재와 나무 더미까지 쌓이면서 없었던 쓰레기 산이 많이 생겼다. 쓰레기 외에는 사람은 물론 동물과 식물도 없다. 일본 정부는 방사능 오염 수치가 적게 나온 지역부터 시작해 중장비와 화물차로 폐기물들을 어딘가로 실어 날랐다. 1년간 실어 날랐지만 여전히 쓰레기 산이 많이 남아 있었다.

폭발한 원자력발전소의 20킬로미터 반경까지 접근했으나 차 문을 잘 닫고 내리지 않았다. 되돌아와 30킬로미터 지점까지 와서 차에서 내렸다. 그곳 현지인인 애농회 회원의 안내를 받았는데 거기서 금년 농사를 지었다고 한다. 차 안에서 내다보니 콩과 해바라기가 심어져 있고 푸른 채소도 보였다. 우리는 콩과 해바라기는 사고가 있기 전 심어진 것으로 추측했고 푸른 채소는 자생으로 나온 것으로 생각했다. 그곳 들판에 내려 설명을 들었다. 일본 정부에서 토양을 살리려고 권장하고 있는 농작물인데 콩과 해바라기와 유채라고 한다. 다른 작물은 토양에서 방사능오염이 줄지 않으나 열매를 맺는 작물을 심으면 토양오염이 줄어든다고 한다. 가져간 방사능오염 측정기가 있어 측정을 해보았다. 토양 측정은 할 수 없고 콩밭의 대기를 측정해보았다.

날이 어두워지기 시작했다. 차에 올라 전기가 들어오지 않는 어두운 길을 세 시간 정도 달렸다. 오염 지역에서 벗어난 곳에 있는 숙소에 도착했다. 일본 전역에서는 후쿠시마 농산물을 먹을 수 없어 먹지 못하고 있었다. 그래도 변방에서 농사는 짓고 있었고 생산 농산물의 35퍼센트는 소비되고 있다고 한다. 우리 일행 중에 한 여인은 그래도 먹어주는 35퍼센트가 있어서 고마울 따름이라고 한다. 우리 일행의 안내를 맡고 있는 한국인 선교사가 있었다. 우리가 안내를 부탁한 것은 아니고 일본 애농회 측에서 불렀다. 이 선교사는 사명감을 가지고 열심히 안내를 하고 있었다.

여기까지 다녀온 얘기를 하고 사건의 진상을 재평가해보련다. 우선 원자력발전소를 설치한 자체부터 잘못이다. 태양이나 바람이나 물을 가지고 발전을 해야 한다. 발전하는 데 경비가 더 발생한다고 해도 그렇게 해야 한다. 그리고 전기 요금을 올리면 된다. 전기 요금을 올려야 전기를 아껴 쓰게 된다.

이런 논의를 제쳐두고 지진해일이 천재天災라고 치더라도 할 말은 있다. 지진해일이 일어난 현장을 가보니 제방이 쌓였던 곳이 무너져 있었다. 원래 바다였는데 제방을 쌓고 흙으로 메꾸어 시가지를 만든 곳이었다. 시가지도 있었고 농토도 많았다. 그곳은 옛날에 바다였다. 좋게 생각하면 육지에서 바다를 빌려 쓰는 것이고 나쁘게 생각하면 침략한 것이다. 바다는 그곳을 언제나 자기 영역으로 여기고 있었다. 아무리 영역을 되찾으려고 힘센 파도를 쳐봐도 육지에서 견고하게 막아 작은 성을 쌓았기에 수백년간 헛수고만 했다. 그러다가 때마침 큰 바다(태평양)에서 큰 지진이 있었고 지축마저 흔들어댔다. 그것에 힘입어 자기 옛 영토에 와본 것이다. 와보니 욕심이 생겨 옛 영토보다 더 높은 곳까지 쓸어간 것이다.

몇백 년 만에 생긴 일이라고 한다. 100년을 사는 인류가 알기에 몇 백 년 만에 있었던 일이라고 하지만 억만 년, 광년을 두고 보면 자주 있었던 일이다. 해일이 있었던 곳, 즉, 바닷가의 모래 흔적이 있었던 곳은 육지지만 옛날에는 바다였다. 이번 해일도 몇백 년 만에 한두 번씩 하늘과 태양과 달과 지구와 다른 별들의 궤도에 따라 있어야 하는 일이었다.

지진해일이 나기 전에 그곳에 가보지는 못했어도 내 생각에는 고지대까지 모래가 쌓였던 흔적이 있었으리라는 생각을 해본다. 내가 바닷가를 갈 때마다 유심히 보고 다닌다. 우리나라에도 그런 곳이 많이 있고 세계 어느 나라에도 그런 곳이 없는 해변은 없었다. 그 모래 흔적이 있었던 곳은 육지 같으나 바다의 영토다. 제방 쌓지 말고 그대로 두었어야 한다. 거기에 높은 건물을 지어도 안 되고 건축 허가를 내주어도 안 된다. 바다에게 좀 미안한 생각을 가지고 육지에서 천막 정도 치고, 먹고, 자고, 놀다가 언젠가 주인이 다녀갈 때 빨리 도망쳐야 한다.

그런데 사람들이 바다 메우고 건물 짓고, 그것도 높은 건물을 짓고 흙으로 메꾸고 농사짓는다. 바다는 기분이 나쁘지만 그래도 넓은 아량으로 봐주려고 한다. 그러나 너무 오염을 많이 시키니 더 참을 수 없었다. 게다가 우주의 돌아가는 궤도에 따라 큰 바다 바닥이 잠깐 갈라져야 했고 그곳에 물이 들어가야 하기에 출렁이다 보니 옛 터전까지 미안한 마음으로 점령했던 것이다. 여기에 옛날에는 없었던 이상한 발전소가 있는데 수명도 지나고 해서 청소해주는 셈치고 쓸어가려던 것이 미처 생각지도 못한 방사능이 뿜어져 나온 것이다. 그 일로 자기가 먹이고 길러야 할 물고기까지 피해를 입게 할 줄이야 바닷물인들 알았겠는가. 바다 역시 후회하고 있겠으나 지구와 달의 끄는 힘에 의해서 몇백 년 만에 벌어진 일을 어찌하겠는가. 제발 인류는 물을 이해하는 재량을 가지고 수마水魔라는 말은 쓰지 말아주기 바란다.

그다음 미련한 일본 정부가 하는 일을 보자. 지금 후쿠시마 원자력발전소 사고 지역에는 토양과 건축 폐기물, 고철, 나무 토막과 뿌리 모두가 방사능에 오염되었다. 이것들을 그곳에 다 묻어야지 다른 곳으로 싣고 나가서는 안 된다. 일본 정부에서 막대한 장비를 동원해 지난 2년 동안 그것들을 실어가고 있지만 줄어들지도 않는다. 게다가 거기서 작업하는 인부들은 오염된 공기와 먼지를 마시면서 일하고 밥도 먹어야 한다. 무엇 때문에 그 많은 인력과 장비와 경비를 들여 실어 나르고 있는지, 또 어디를 오염시키고 있는지 궁금하다. 내가 일본 정부의 담당 관리 같으면 폐기물들은 그대로 두고 근처 산을 깎아내 몇십 미터씩 모두 덮어버리겠다.

또 미련한 일본 정부가 하는 일은 토양오염을 해결한다고 열매를 맺을 수 있는 식물인 해바라기, 콩, 유채를 심게 하는 것이다. 추수하고 나서 토양오염을 측정해보니 좋아졌다. 그리고 그 열매를 가지고 방사능 측정을 하지 않고 외부로 출하한다. 그냥 출하 안 하고 기름 짜서 출하한다. 기름을 통해서 방사능이 다른 곳으로 나누어지는 것뿐이다. 그냥 흙을 파서 다른 지역으로 나누어 뿌려주면 차라리 낫겠다는 생각도 해본다.

더 알 수 없는 것은 일본 정부에서 방침을 세웠다고 고향 땅에 찾아가 토양 살리겠다며 2011년부터 준비하고 콩과 해바라기, 유채 심어서 견학 시키는 애농회 회원들이다. 일본인들은 애농회 회원들마저도 정부를 무조건 믿고 따르는 무지함이 있다. 우리나라처럼 믿을 수 있는 정부여야 믿고 따르지. 일본 정부는 방사능오염 기준치를 정해놓고 그 허용 기준치 안의 오염 지역은 들어가도 된다고 하면서 점점 경계선을 좁혀간다. 그것을 믿고 점점 더 가까이 가보려는 애농회 회원들이 무지해 보였다. 거기에 다 같이 따라다니고 있었으니 우리 정농회 회원들이 더 미련했다. 더더욱 미련한 것은 아주 독실한 하나님의 아들이었다. 그곳 현지에 살면서 한국인들이 오면 날마다 안내해주고 사명감을 가지고 선교하는 한국인 선교사였다. 날마다 보이지 않는 방사능에 오염된 공기를 마셔가며 열심히 안내해준다. 내가 선배 목사 처지에서 그만하라고 했다. 다른 사람도 좀 나누어 마셔가면서 선교하도록 충고해주었다. 그래도 그 선교사가 한 가지 기특한 생각은 하고 있었다. 그때가 11월 초순이었는데 이번 선거에는 박근혜 후보에게 투표하겠다고 했다.

2011년 국가적으로 큰 사건이 터져 수습하느라 정신이 없어 일본 정부에서 독도 문제를 몇 년간은 잊어버릴 줄 알았는데 그 와중에 또 독도 문제를 들추고 있다. 좋게 볼 수는 없었다. 독도는 우리가 잘 지키고 있으니 걱정 말고 안심하라고 6년 전에 내가 일본 가서 연설할 때 말했다.

후쿠시마 현 제일 중심가에 있는 숙소에 묵었다. 그다음 날 후쿠시마 전 지사였던 분의 강의를 듣게 되었다. 그분은 현직에 있을 때부터 원자력발전소를 반대하다가 감옥에 갔다 오기도 했다. 강의 내용은 원자력발전소는 있어서는 안 된다는 강의였다. 그리고 그곳에 고향이 있어도 못 가고 떠돌이 생활을 하는 애농회 회원의 이야기도 들었다.

나는 사고 지역에 가까이 갈수록 숨이 가쁘고 폐가 아프기 시작했다. 원래 폐가 좋지 않았고 여행 중이라 피곤해서 그럴 것이라고 생각하려 했으나 점점 더 심해졌다. 다른 일행은 다른 증세를 호소했다. 어느 곳을 여행하든지 환자들이 생기면 나를 찾아오는 것은 일상이다. 갑자기 배가 아프다는 사람, 가슴이 답답하다는 사람, 허리가 아프다는 사람, 갑상선이 붓고 있는 사람, 눈알이 튀어나올 것 같이 아프다는 사람, 귀가 울린다는 사람 등 갖가지 증세들을 호소해왔다. 나는 다 들어주고 내일쯤이면 괜찮을 것이라고 했다. 그 지역을 벗어난 다음 날, 하루가 지나니 거의 회복되었다. 한두 명 아프다는 사람이 있었으나 하루가 더 지나니 모두 회복되었다.

이제 우리나라 이야기다. 이번 정농회 겨울연수회 때 경주환경운동연합 김익중 의장을 초청했다. 탈핵 강좌였다. 그는 우리나라 원자력발전소의 기수와 수명에 대하여 설명을 했고 다른 나라의 상황도 알려주었다. 대체로 선진국들 중에는 다시 더 건설하겠다는 나라들이 없는 편이고 유럽은 점점 없애려고 한다는 이야기를 했다. 우리나라는 더 지어야 하고 수명이 지난 발전소도 고쳐서 더 쓰겠다는 주장을 하고 있다. 시민들의 반대도 있으나 대체로 안전하다는 것이다. 그러나 만약 잘못해서 폭발하면 어떻게 되느냐, 그러니 중단하라, 그래도 안전하다, 불량 부품이 들어가 결합되었는데 어떻게 되느냐, 잘 고쳐 쓰면 된다는 등 원자력 발전이 품고 있는 여러 가지 쟁점에 대한 강의였다.

그가 방사능 측정기를 구입하려고 했는데 돈이 없었다. 그래서 모금 운동을 했더니 너무 많이 들어와서 그만 보내라고 중단시켰다 한다. 측정기가 있기에 무엇이든 측정해볼 수 있다고 했다. 여러 가지를 해보니 우리나라 생선 중에 한 가지 생선만 방사능이 검출된다고 한다. 그리고 버섯 한 가지에서 검출이 되었다고 한다. 그분은 의대 교수라 방사능과 관련한 건강 이야기를 했다. 방사능 피해는 주로 여인들이 많이 당하고 노인들보다는 젊은 여인들에게 오는 경우가 많다고 한다. 주로 갑상선으로 많이 나타나고 유방으로 오기도 한다. 심한 경우 눈이 튀어나오기도 한다고 한다.

방사능 피해를 없애고 원자력발전소를 짓지 않으려면 우리 모두 전기만 아껴 쓰면 된다. 쓰지 말자는 것이 아니고 아껴 쓰자는 것이다. 편리함을 찾지 말고 불편함을 참는 연습 아닌 훈련을 해야 하는 것이다. 정부에서는 빨리 원자력이 아닌 다른 대책을 세우고 지원해 나가야 한다. 새 정부를 믿고 기대해본다.

무엇을 입을까

내 인생 80을 바라보는 지금까지도 어떻게 입을까 하는 문제는 답을 못 내리고 있다. 그래도 그때그때 마다 적당히 답을 내리면서 살고 있다. 예수는 무엇을 먹을까, 무엇을 입을까 하는 것을 염려하지 말라고 했으나 그것은 날씨가 따뜻하고 눈이 내리지 않는 지역에서 살면서 하신 말씀이다. 예수는 한평생 눈 구경을 못 해보고 가신 분이다. 모세도 마찬가지다. 그 때문에 먹는 것을 먼저 말씀하셨을 것이다. 그러나 우리나라에서 살아가는 데는 의식주가 모두 중요하다. 먹는 것이 먼저냐 집이 먼저냐보다는 옷이 먼저였다. 한겨울에 집이 없으면 하루는 지낼 수 있다. 머무르지 않고 움직이고만 있으면 죽지는 않는다. 모닥불 피워놓으면 집 없이도 2~3일은 살 수 있다. 먹는 것도 며칠 굶더라도 살 수는 있다. 그러나 옷 없이는 하루도 살 수 없다. 또 옷이 없으면 혼자서는 살 수 있어도 다른 사람과 어울려서는 살 수 없다. 만약 옷이 없이 밖에 나간다면 당장 끌려가고 강제로 옷을 입게 될 것이다. 그래서 옛 어진이(仁者)들이나 거룩이(聖人)들은 고루 먹고 고루 입는 것을 가르쳤다.

내가 어릴 적에는 옷이 귀해서 여름철에는 어린아이들이 옷 없이 벗고 자랐다. 아마 다섯 살까지는 그렇게 벗고 자랐던 것으로 기억한다. 농토가 있으면 논에는 벼를 심는 것이 원칙이었고, 밭에는 채소나 곡식보다 언제나 목화와 대마를 심어야 했다. 목화가 있어야 길쌈해서 식구들이 옷을 입을 수 있기 때문이다. 목화로 길쌈해서 옷을 입게 되면 옷 한 벌 가지고 1년을 입을 수 없다. 20일이 지나면 해지기 시작해서 30일이 지나면서부터는 구멍이 난다. 지금처럼 옷이 많아 이 옷 저 옷 입을 수 없기에 그렇다. 대마는 그해 여름에 입고 다음 해까지는 입을 수 있다. 하지만 삼베 옷을 입을 수 있는 계절이 7월과 8월뿐이어서 2년을 입는다고 해도 겨우 4개월을 입는 셈이었다. 1년 중 그 두 달을 뺀 10개월은 목화를 가지고 길쌈해 지은 무명옷을 입게 된다. 무명옷도 가장 추운 3개월 정도는 목화 솜을 넣어 입어야 한다. 우리 생활에 꼭 필요한 옷감이 목화였다.

부잣집에는 명주가 있었으나 고급 옷감이라 가난한 사람들은 가지기 어려웠다. 내가 명주를 입어본 것은 어릴 적에 설날 저고리를 한 번 입어본 것뿐이었다. 형님이 결혼하실 때 두루마기 안감으로 입은 것을 보았고, 그 이후로도 계속 가난하게 살기에 명주는 가까이 못 해보고 늙어가고 있다. 명주를 입기 위해서는 누에를 길러야 한다. 누에를 기르려면 뽕나무가 있어야 하는데 그 흔한 자생 뽕이 고향의 평야에는 없었다. 여유 있는 집에서는 집 주위에 뽕나무를 심었다. 그래도 어머니나 할머니께서 누에를 집 안에서 기르셨는데 어떻게 구해다 기르셨는지 알 길이 없다. 아마도 뽕나무 있는 친척 집에서 구걸해다 기르셨을 것이다. 겨우겨우 길러 실 뽑아 길쌈을 해서 명주 베를 짜면 또 돈이 없으니 시장 가서 팔아야 했다. 서민들은 입을 수 없으니 부자들이 입고 다니는 명주옷을 구경만 해야 했다.

웃기기 위해서 지어낸 속담에, 명주는 옷고름만 달고 다녀도 4촌까지 따뜻하다고 한다. 어릴 적에 형님이 목에 두르고 다니던 명주 목도리를 잠깐 동안 둘러주셨는데 그 따뜻하고 부드러운 촉감은 지금도 잊지 못하고 있다. 내가 아닌 형님이 명주 목도리를 하고 다니신 데는 두 가지 이유가 있다. 어릴 때는 열이 많아 추위를 잘 이기기 때문이다. 목도리나 털모자는 답답하고 귀찮기만 하다. 또 면역력을 얻게 하려고 아이들은 일부러 옷을 두껍게 입히지 않았다. 아버지께서 애들은 벗겨서 길러야 한다고 수시로 말씀하셨다.

내가 태어나고 5년 뒤 6월 25일에 한국전쟁이 났다. 정확히 4년 133일 만에 전쟁이 났다. 입을 옷이 없었다. 지금 전쟁 중인 나라를 찍은 사진 속, 발가벗고 바싹 마르고 배만 나와 있는 어린아이들이 내 어릴 적 모습 그대로라고 생각하면 간단하다. 나만의 사진이 아니고 우리들 사진이었다. 옷이 없었다. 겨우겨우 누더기 옷을 입고 자랐다. 추석과 설 명절 때만은 새 옷을 해 입었다. 모든 사람이 그랬다. 새 옷 마련해서 입어도 6개월이면 다 해진다.

가난한 사람들이 부잣집 일을 해주면 밥 주고 옷을 주었다. 특히 머슴살이하는 이들은 주인집에서 설날과 추석날만은 꼭 새 옷을 지어주었다. 머슴들이 새 옷 입고 뽐내는 날이 설날과 추석날이다. 또 봄철에 못자리 해놓고 보리 추수하기 전 하루를 잡아 화전놀이를 시켜준다. 이때도 여유 있는 부잣집에서는 머슴살이하는 이들에게 새 옷을 해주었다.

아버지께서는 의복이 날개라고 수시로 가르쳐주셨다. 거지가 되어 얻어먹어도 옷을 잘 입은 거지는 대우를 받는다고 하셨다. 그러나 거지는 입을 옷이 없다. 거지는 거지다.

여섯 살 되어 6·25 전쟁 나던 해로 기억한다. 설날민은 새 옷을 해주시던 부모님이 형편이 얼마나 어려우신지 나와 여동생을 설득하며 새 옷을 못 해주겠다고 하셨다. 그래서 오누이가 합의하여 헌 옷을 입고 설을 맞이해도 슬프지 않기로 하고 즐겁게 명절을 보낸 일이 있었다. 그 후 내가 열한 살인 5학년 때부터는 설날에 새 옷을 안 해주어도 섭섭하지 않기로 했다.

6학년 때였다. 설날을 맞아서 학생들이 입고 다니는 교복을 사주셨다. 교복이라면 광목으로 지은 옷인데 광목에 검은 물을 들이고 안감은 약간 검은 회색 옷감으로 그냥 광목 두 겹인 옷이었다. 동내의는 없었다. 있는 줄도 몰랐다. 차라리 솜 바지저고리 입고 겨울을 났으면 따뜻했을 터인데 겹 광목 입고 속옷 없이 겨울을 지냈다. 지금 생각하면 신기하다. 어떻게 한겨울을 지냈을까. 아무튼 옷이 귀했다. 전쟁 때라 미국에서 구호물품으로 옷이 오기는 왔으나 오는 도중에 좋은 옷은 다 없어지고 한겨울에 여름옷이 도착하곤 했다. 그러나 체격에 맞지 않아 입어보지 못했다.

나는 아버지를 잘 만난 것인지 잘못 만난 것인지 모르겠다. 어릴 적부터 자녀들에게 재산 공개를 서슴없이 하셨다. 재산이 더 있다 해도 다 알 수 없었겠지만 부동산은 초가삼간 집 한 채와 땅 800평이었다. 그리고 400평 밭이 더 있었는데 만주에 가서 돌아오지 못하신 친척 집 밭이었다. 그리고 빚이 있었다. 어느 집에 얼마 갚아야 되고 어느 집에 얼마 드려야 된다고 늘 말씀하셨다. 또 돈 받을 집은 어린 나를 시켜 받아 오라고 하셨다. 아마 두 가지 뜻이 있으셨을 것이다. 첫째는 돈이 없다는 것을 알고 지내라는 뜻이었고, 그다음은 어린아이가 가서 돈을 달라고 하면 어지간한 어른이면 잘 주시기 때문이었을 것이다.

집안 살림을 환히 알고 지내다 보니 헛돈 쓸 기회가 없어졌다. 군것질로 사탕 한 알, 과자 한 개도 사 먹지 못하고 졸업을 했다. 사실 토끼를 길러

서 매달 새끼가 나면 팔았기 때문에 돈은 언제나 있었다. 그러나 주로 학
용품 사는 데 보태 쓰고 나머지는 어머니를 드렸다.

어린 나이였지만 집안 살림에서 옷값으로 들어가는 돈이 상당하다는
것을 알았다. 옷을 안 사 입고 헌 옷만 입는다면 생활비의 3분의 1은 절
약된다는 것을 알았다. 그때는 지금처럼 전기료, 전화료, 난방비, 교통비,
부식비, 외식비가 있지 않았다. 가난하게 살다 보니 세금 또한 없었다.

국민학교를 졸업하고 나서 헌 옷만 입고 살면 3분의 1은 덜 노력해도
살 것 같다는 생각을 했다. 꼭 나에게서만 나온 생각은 아니었다. 외부
의 영향도 있었다. 그 당시 훌륭하게 사시는 분들이 있었다. 재산이 있어
도 헌 옷 입고 결혼식하는 이도 보았고 새 옷 있어도 거지와 바꾸어 입고
사는 이들도 만났다. 아무튼 나는 한평생 옷값으로 지출한 돈은 얼마 되
지 않았다. 아니, 옷을 사 입기 위해서 돈을 써보지 않았다. 나이 먹고 늙
어가는 지금까지도 그냥 입고 산다.

남루한 옷을 입고 살다 보니 별별 일을 많이 겪고 지냈다. 우선 친척
집 아저씨들이나 형님들의 성화가 지속되었다. 고향에 올 때만이라도 옷
좀 빌려 입고 오면 안 되느냐는 말씀도 직접 하셨다. 국민학교 동창인 친
구 영길이는 경운기 운전하다 길에서 만났는데 돈을 천 원 주고 갔다. 그
친구 주머니에는 아이들 주려고 100원짜리 뽀빠이 한 봉지가 들어 있었
다. 그 친구 은혜는 잊지 않고 있다가 내가 꼭 백 배 쳐서 10만 원으로 갚
으련다.

관공서의 행사는 아예 갈 일도 없었다. 부득불 가야 할 때는 나를 모
르는 공무원들은 아예 얼씬도 못 하게 한다. 7, 80년대 검문검색이 심할
때 승합차 타고 가는데 가운데 있는 나만 지적해서 신분증 검사를 한 적
도 있었다. 버스를 타고 가도 기어이 나는 빼놓지 않고 조사하고 내려간

다. 길거리 가고 있어도 경찰이 아예 나를 파출소로 데려가서 조사한 다음에야 보내준다. 그것이 수사관들이 할 일이었다. 그때 어디에나 벽보로 제작되어 붙어 있던 '간첩 식별 요령'에는 '유행에 맞지 않는 옷을 입고 다니는 사람'이 간첩일 가능성이 높은 사람으로 지목되어 있었다. 그런 사람을 조사하다 정말 간첩을 잡았다면 1계급 특진을 할 수 있기 때문이다. 나를 열심히 조사하는 것은 당연한 일이었다.

일제 때 독립투사들의 사진을 보면 꼭 일본인들 복장을 하고 다닌다. 머리 깎고 수염도 일본인처럼 기르고 새 주둥이 모자(도리우치) 쓰고 닭다리 쓰봉(일제 시대에 일본인들이 즐겨 입던 바지. 위쪽은 통이 넓고 종아리는 좁다) 입고 다니는 사진을 흔히 볼 수 있다. 그들이 일본인 흉내를 낸 것은 조사를 피하기 위해서였다. 그렇게 따지고 보면 사실 간첩은 유행에 안 맞는 옷을 입지 않는다. 유행에 맞지 않는 옷을 입고 다닌다고 조사해서 잡은 간첩이 있었다는 이야기는 들어본 적이 없다.

관공서에서 겪은 일 한 가지만 이야기하련다. 충청북도 어느 군에서 환경농업 군이라고 선포하는 행사가 있는 날이었다. 내가 환경농업단체장이었기에 초청받아 일찍 행사장에 갔다. 군내 유지들은 물론이고 전국 각지의 농업단체장을 초청한 자리였다. 공무원들이 모이는 곳은 언제나 자리 순서가 있다. 아무 데나 앉으면 안 된다. 관계 공무원더러 내 자리가 어디냐고 물었고 순서에 따라 먼저 가서 앉아 있었다. 다른 공무원이 와서 일어나 뒷자리로 가라는 것이다. "죄송합니다만 이 자리는 귀빈석이니 뒷자리로 가주십시오." "나 귀빈이야." "아니 그래도 안 됩니다." "나 귀빈이라니까." 이때마저 내 자리를 빼앗기기는 싫었다. 그 공무원도 나와 맞서며 가지 않고 있었다. 말이 그렇지 실랑이였다. 그때 다른 공무원이 찾아와 꽃을 달아주고 가니 그때에야 겨우 내 자리를 지킬 수 있었다.

농촌을 가지고 연구하면서 정부 예산으로 살아가는 단체가 많이 있다. 그중에서도 제일 큰 단체였다. 참가비가 5만원이고 현장에서 접수하면 6만원이나 하는 행사였다. 장소는 잠실 롯데월드였다. 직원들한테서 참가비 내고 접수하느냐고 전화가 왔기에 나는 돈 내고 그런 곳은 안 간다, 거기도 농민 상대로 먹고사는 곳이라고 했다. 그랬더니 자기들이 정농회 회장을 초청한 것이니 참가비 내지 말고 오시라고 한다.

나는 어느 곳이든 행사 시간보다 일찍 가는 습관이 있어 한 시간을 일찍 갔다. 문제는 들여보내주지를 않는 것이다. 내가 정농회장 명함을 주었는데도 기다리라고만 한다. 다 들여보내고 나만 혼자 남았는데도 빨리 접수하고 들어가라는 것이다. 미리 마련해놓은 명찰 한 개가 남으니 그제야 주었고 행사는 시작한 지 20분이나 지났다. 화면으로 보니 농림부 장관 옆자리에 정농회장이라고 쓰인 빈 의자가 있었지만 다른 참가자들에 밀려 그 자리로 갈 수가 없었다. 행사 끝나고 쉬는 시간에 모두가 나더러 왜 늦었느냐는 인사만 한다. 내가 그이들보다 훨씬 일찍 왔는데도 말이다. 여기까지는 괜찮았다. 점심 식사를 하는데 안내를 안 해준다. 식사 끝나고 나서 또 왜 점심때 안 왔느냐는 인사만 연발한다. 물론 거기 가려면 양복 입고 넥타이 매고 갖출 것 갖추고 가면 된다. 그러나 왜 우리나라 행사에 유럽이나 서양에서 정장이라고 정해놓은 옷을 입어야 하는지 모르겠다. 그렇다고 우리나라 정장 차림, 갓 쓰고 도포 입고 버선 신고 갔다면 더 못 들어가게 했을 것이다.

언젠가는 국무총리가 참석하는 행사장에 초청받아 가는데 수위가 들어가지 못하게 했다. 그래서 그냥 뛰어 들어갔고 수위는 쫓아오다 자기 자리 지키느라고 돌아간 일이 있었다. 이런 일은 교회에서 더 자주 있었다. 내가 설교하기로 초청받아 가는데도 교회 문에서 장로가 못 들어가게 하는 것이었다. 장로와 실랑이 하느라 저녁밥도 못 먹고 예배 시간은 가까웠다. 그래서 저녁 준비를 해놓고 기다리는 담임 목사마저 같이 굶고 저녁 예배를 마친 일도 있었다. 만약 『성경』에 목회자는 점퍼 입지 말고 '가다마이'(가타마에, 片前) 입고 설교하라는 예수님의 지시가 있었으면 내 고집 부리지 않고 빌려 입기라도 했을 것이다. 그래도 나는 성질을 많이 죽이고 산다. 다른 사람 같으면 기분 나빠서 그냥 돌아왔을 것이다.

이제 정말 하고 싶은 말을 하련다. 의복과 건강 문제다. 옷은 입을 수만 있다면 천연 직류를 입어야 한다. 즉, 사람이 직접 먹어도 병이 나지 않는 재료로 만든 옷을 입고 다녀야 한다. 목화는 먹을 수 있다. 목화가 처음 열렸을 때 다래라고 하는데 어릴 적에 즐겨 먹었다. 여름부터는 따 먹으면 안 된다. 다래가 커서 여물면 목화가 되기 때문에 목화가 어릴 적에 따 먹으면 안 된다. 익혀서 목화를 가지고 솜도 만들고 길쌈해서 옷감도 만들어야 하기에 미리 따서 먹으면 안 되는 것이다. 또 다 익어 씨가 여물고 목화가 피면 그때는 더 이상 먹을 수 없다. 서리가 내리면 목화 잎이 시들고 미처 익지 않은 연한 목화 열매를 따서 먹으면 맛이 있다.

서민들 여름 옷감은 삼베였다. 삼베를 짜기 위해서는 삼을 심어야 한다. 삼이란 인삼과 혼동하기 쉬우나 다르다. 이파리는 비슷하지만 삼은 열대 식물로서 키가 1~3미터 정도로 크고 1년생 식물이다. 아니, 4개월이면 열매를 맺고 죽는다. 약초로 쓰이는 삼은 다년생 식물이다. 삼을 마麻라고도 하지만 넝쿨로 된 마가 또 있어서 구분 짓기 위해 대마大麻라고 한다. 삼 잎은 자주 나는 병에 달여 먹기도 했다. 삼은 2미터 정도 자랄 때 꽃이 피기 전에 잘라서 단으로 묶는다. 단째로 익혀서 껍질을 벗긴다. 처음에는 구덩이에 넣고 위에서 모닥불을 피워 익혀서 껍질을 벗겼는데 기술이 조금 더 발달하면서 철판으로 2미터 되는 솥을 만들어 거기에 삶아 껍질을 벗기게 되었다. 껍질은 질겨서 배 타는 어부들이 밧줄을 만들어 썼다. 돛대로도 사용했다. 삼베 색깔이 황색에 가까워 황포 돛대라고도 했다. 삼은 습기가 있으면 질겨진다. 짚신을 삼을 때 바닥에 삼을 넣어 삼으면 질겨서 좋은데 물을 묻혀 신으면 더 오래 신을 수 있다.

삼 잎은 말려두었다가 담배처럼 연기를 마시면 환각 작용을 해서 즐겁게 미친다. 중독성이 있어 한번 즐기기 시작하면 헤어나기 어렵다. 이것을 대마초라고 한다. 나는 예전에 흔할 때 호기심으로라도 피워보지 않았다. 지금은 법으로 금지되어 재배하려면 허가를 받아야 하고, 잎은 공무원 입회 아래 모두 소각해야 한다.

모시로도 삼처럼 옷을 해 입었으나 주로 충청도 일부에서만 잘되기에 비싼 옷감이었다. 모시 잎도 먹을 수 있고, 모시 송편은 다른 송편보다 값이 비싸다.

이제 석유제품이 등장하면서 나일론이 처음 나왔다. 융이라는 고급 옷감이었는데 융동은 천연 털이었고 석유제품으로 만들어낸 인조 융동이 고급 옷감이었다. 그때부터 인조견이 발전해서 쏟아져 나왔다. 이제는 석유제품 옷들이 목화 흉내도 내고 삼베처럼 짜낸다. 실 한 오라기 한 오라기 있는 것처럼 만들어내기도 한다. 상복이나 죽은 사람이 입고 가는 수의마저도 가짜 삼베가 차지하고 말았다.

석유로 만들어낸 인조 솜이 카시미론cashmilon, カシミロン이다. 가죽도 진짜처럼 만들어내면서 허리띠와 신발까지도 구분할 수가 없다. 석유로 만들어낸 실과 목화 실을 섞어 지어낸 옷은 면직류와 거의 구분이 안 되면서 질기기는 더 질다. 옥양목에도 섞여 있고 광목에도 섞여 있다. 이제 100퍼센트 면직류는 없다고 해도 보태서 하는 말이 아니다.

진짜는 이제부터다. 염색 문제다. 옛 선조들은 어떻게 염색을 하셨는지

고구려 무덤 속에 있는 벽화는 몇천 년이 지난 지금까지도 습기가 많은 곳에서 변하지 않는다. 그 당시 무덤 속에서 나온 옷 색깔을 지금 와서도 구별할 수 있으나 그 방법을 알 길이 없다. 지금 천연염료로는 주로 황토, 숯, 감, 쪽, 홍화 등을 쓰고 있으나 고구려 때도 그랬는지 모르겠다. 이씨 조선 시대에 흰옷 입는 나라가 되어 우리나라 염색 기술은 단절되었다.

지금의 염료는 화공 약품으로 만들어진 물감이라서 좋은 점도 많으나 나쁜 점도 많다. 좋은 점이란 변질이 안 되는 것이고, 나쁜 점이란 염색을 하고 금방 옷을 입으면 몸에서 거부반응을 일으킨다는 것이다. 면역력이 약한 현대인들에게 피부병을 일으키기도 한다. 겉옷은 그런대로 괜찮지만 속옷은 금방 반응이 나타나는 이들이 많다. 염색 잘못 다루다 병나고 죽어가는 이들도 많이 있다. 조선 시대 우리 선조들이 잘하신 것 같다.

겉옷이든 속옷이든 무조건 빨아 입어야 한다. 속옷은 여러 번 빨아 입을수록 좋다. 원래 옷은 그냥 무색이 흰색이었다. 그러나 요즘 흰색은 정말 흰색 물감을 들인다. 형광물질을 입힌다. 밤에 불 끄고 흰색 장갑, 양말, 수건, 속옷을 보면 발광發光을 한다. 피부병뿐 아니라 눈이 가렵고 재채기가 나고 코가 가려우면서 감기도 불러들일 수 있다. 더욱이 치질이나 자궁내막염 등이 올 수 있으니 여성들은 일회용 생리대를 쓰지 않았으면 좋겠다. 물론 일회용이지만 형광물질 처리하지 않고 표백제 쓰지 않은, 제대로 된 면 생리대도 있다.

나처럼 헌 옷만 입고 살면 이런 고민은 없어진다. 이곳이 교회라서 가끔씩 헌금을 보내주는 이들이 있는데 헌 옷을 보내주는 이들도 있다. 헌금은 새 돈으로들 하는데 헌 옷은 그대로 헌 옷이다. 그러나 너무한 이들이 많다. 속옷 입다 해지기 전에 보낸 것은 그래도 이해가 간다. 해져 찢어진 옷을 빨지 않고 보낸 이들이 있다. 심지어 줄 나간 스타킹도 보낸다.

복지시설에서 스타킹 신고 다니는 사람 없다. 신발도 신다가 못 신는 걸 보낸 이들도 있다. 십계명에 다른 신을 두지 말라고 했다. 이것도 아예 묻지도 않고 선불 아닌 착불로 보낸다. 이런 사람들이 보낸 옷은 다 뒤져봐도 입을 옷 하나 없어 택배비만 내주기도 했다.

나는 지금 복지시설 안 하고 있다. 옛날에 그랬다는 이야기다. 다른 시설에도 그처럼 잘못된 헌 옷 보낼까 봐서 그런다. 헌 옷과 헌 신과 헌금은 항상 있을 것인데 그중에 제일은 헌금이니라. 돈 주면 알아서 제 체격에 맞게 사 입는다. 그래도 헌 옷은 입어야 한다. 그중에 제일은 헌 옷일 때도 있다.

들에 있는 백합화를 보라

"수고도 아니하고 길쌈도 아니하느니라. 그러나 솔로몬의 모든 영광으로 입은 것이 이 꽃 하나만 같지 못하느니라. 너희는 먼저 그의 나라와 그의 의를 구하라." 나를 사랑해주시는 예수님의 말씀이다. 불경에는 이런 말씀이 있다. 『법구경』에 있는 말씀인데 "먹고 입을 것이 귀해졌다 해서 마음까지 잃지 말고 음식을 잘 먹는 것보다 마음을 잘 먹어야 하고 의복으로 몸단장하는 것보다 선행을 옷 입듯 하라." 또 공자님은 이런 말씀을 남겼다. "여우 털가죽으로 만든 옷, 비단옷을 입은 사람과 누더기를 입고 같이 서서 부끄러워하지 않으면 이는 참 군자다." 옷은 입어야 한다. 옷의 노예가 되지 말고 옷을 지배하는 사람이 되어야 한다.

일제 때 조선 총독으로 부임한 사람이 한국에서 훌륭한 스승을 만나고자 물으니 조만식 선생이 훌륭하다는 것이다. 총독은 조만식 선생을 총독부로 초청을 했다. 조 선생이 총독부를 찾아갔는데 남루한 옷차림 탓에 정문에서 통과시켜주지 않아 그냥 돌아왔다. 총독한테서 왜 오신다 하고 오시지 않느냐고 연락이 왔다. 조만식 선생은 또다시 찾아갔으나 이번에도 정문에서 남루한 옷차림 때문에 통과하지 못하고 다시 돌아왔다. 총독은 다시 한번 방문을 청하였다. 그러자 조만식 선생은 깨끗한 옷 한 벌을 우편으로 총독부에 보냈다. 함께 보낸 글에 "총독께서는 나를 초청하신 것이 아니고 좋은 옷을 초청하신 것 같아 옷을 보냅니다" 하고 적어 총독을 놀라게 했다는 이야기를 들었다.

옷이란 더운 지방에서는 부끄러운 부분을 가리고 추운 지방에서는 추위를 이기기 위해서 생겨난 것이다. 짐승들은 더운 지방이나 추운 지방이나 옷을 입지 않는다. 동물 중에서 옷을 입은 동물은 사람뿐이다. 사람도 더운 지역에서 옷을 입지 않는 곳들도 있다. 그러나 추운 지역에서는 옷을 입지 않고 살 수 없다. 짐승들은 옷을 입지 않기에 열대 동물과 털 많은 한대 동물로 구분되어 그곳에서만 살고 있다. 털이 없는 파충류는 열대 지역에서만 살고 사계절이 있는 곳에서는 여름에만 나와 산다. 사람들은 옷이 있기에 추운 지방과 더운 지방을 오가면서 살 수 있다. 새들도 마찬가지다.

어찌 되었든 옷을 벗고 사는 동물은 짐승이고 옷을 입고 사는 동물은 사람이다. 옷은 시대에 따라 바뀐다. 이것을 유행이라 한다. 그러나 유행이 지나치게 잦아서는 안 된다. 또 생각 없이 따라가서도 안 된다. 유행에 상관없이 입어야 한다. 물론 유행이 사람을 편리하게 하면 그 유행은 따라야 한다. 그렇지만 유행이 사치가 되어서는 안 된다. 멋을 내는 것은 좋으나 멋을 내기 위해서 지나친 돈이 들어가면 안 된다.

주위 사람들과 구별되는 옷, 즉 눈에 띄게 특이한 옷을 입어야 할 때가 있다. 연예인들이 역할을 하기 위해서나 성직자들이 예식을 갖추기 위해서, 또 제사장이나 집사들이 제사를 지내기 위해서는 색다른 옷이나 남다른 옷을 입어야 한다. 그리고 제사 의식이 끝이 나면 다시 참여자들과 동등한 옷차림이 되어야 한다.

　다만 승려나 신부나 수사, 수녀, 원불교 교무같이 구별된 삶을 선택한 이들은 남다른 옷과 색다른 옷을 갖추어야 종단의 규정을 규칙적으로 지켜 나갈 수 있다. 또 그것을 주위에서 감시·감독해주어야 한다. 가령 비구나 비구니처럼 독신을 주장하고 음식에 계율이 특이해서 이런 계율들을 지켜 나가려면 남다른 옷을 입을 수 있다. 승복이라지만 겉옷은 원래 인도의 고유 의상을 가져와 스님이 입었던 옷이다. 장삼은 중국의 전통 의상이고 한국의 승복도 색깔만 다를 뿐이지 우리의 전통 의상이다. 그냥 조선 시대 우리의 바지저고리다. 우리 옷을 고수하여 입고 있는 이들이 승려들이다. 그 옷이 한복이고 현대에 유행하는 옷들은 개량 한복이고 생활 한복이다. 어느 나라든 관혼상제 때만은 그들의 전통 의상을 차려 입는다. 우리나라에서는 신랑 신부는 서양 의복을 입고 신부 어머니와 친척 몇 명만 전통 의상을 입고 있다. 초상을 당했을 때 입던 상복 또한 서양 옷에 넘어가고 여인들만 고수하고 있으나 그 색깔이 검정색은 아니었다.

　옷은 되도록 평범하게 입어야 한다. 돈이 있어서 값비싼 옷을 입고 다니는 것은 그런대로 봐줄 수 있다. 반대로 돈이 없으면서 돈 있는 사람처럼 보이려고 형편에 맞지 않게 값비싼 옷을 입어서는 안 된다. 가난은 죄가 아니다. 물론 게을러서 가난해지는 사람들이 있다. 그러나 부지런하고 정직하게 열심히 살아온 이들이 더 가난해지는 시대도 있다. 의병 활동이나 독립운동을 하느라 재산을 소비하거나 민주화운동을 하면서 재산 모을 시간이 없었던 사람들이 대표적이다. 그런 이들의 후손들은 가난한 것이 부끄럽고 죄가 된 것이 아니니 가난을 자랑 삼아 살아가도 된다.

　도박을 하거나 방탕해서 물려받은 재산을 탕진해 가난한 이들도 있다.

그러나 그것도 그들의 부끄러움이지 그들의 자녀들이나 후손들의 부끄러움은 아니다. 재난을 당해서 가난할 수도 있다. 옛날에는 죄를 많이 지으면 하늘이 재앙을 내린다는 미신을 믿었다. 그렇다고 해서 꼭 미신이라 할 수도 없다. 재난도 있고 시련도 있다. 지나친 시련도 있다. 이때마저도 하느님을 원망해서는 안 되는 것이 기독교 신앙이다. 가난할수록 부끄러워 말고 검소하게 살아가자.

나는 목사다. 목사는 양복 입으라는 규정이 없다. 가톨릭 사제들은 남다른 옷을 입고 다녔다. 종교개혁 당시 신교는 사제들의 복장을 탈피해 평상복 차림을 하자고 주장했다. 그러나 우리나라 목사들은 꼭 서양식 정장을 갖추려 한다. 마치 서양식 정장이 목사들의 제복인 것처럼 인식되어 있다. 나는 양복 정장에 넥타이 매고 다니는 것을 싫어한다. 우리 고유의 정장이 아니거니와 양복을 갖추어 입으려면 모든 것이 갖추어져야 한다. 구두도 같이 신어야 하고, 틈틈이 일을 하거나 보따리를 가지고 다니거나 거추장스러운 짐을 운반하거나 할 때면 아주 불편한 복장이었다. 이때마다 다른 목사들에게 지적을 많이 받는다. 목사답게 옷을 갖추어 입지 않고 마구잡이로 입고 다닌다는 지적이다.

"그럴 때는 성경적으로 대답해줘." 약 30년 전 시골에서 농사짓는 노인에게 들은 권유다. 예수가 무리들 중에 복장이 남달랐으면 유다가 신고하면서 로마군에게 '나하고 입 맞춘 사람이 예수다'라는 말을 할 필요 없이 '저 무리 중에 복장이 특이한 사람이 예수다'라는 말만 했으면 간단한 일이다. 그런데 겉모습으로는 예수를 무리들 중에서 구별할 수가 없었던 것이다. 이 같은 이야기를 신학생들 교육 때 했더니 한 학생이 그중에 눈빛이 쥐 눈처럼 초롱초롱한 사람을 잡아라 했으면 되었을 것이라고 말한다. 그러나 예수의 눈빛은 군중들 사이에서 쥐 눈처럼 초롱초롱하게 빛나지도 않았다. 『성경』대로 고운 모양도 없고 풍채도 유난스럽지 않고 사람들이 흠모할 만한 아무 모양도 없었던 것이다.

이제는 옷감 이야기다. 맨 처음 에덴에서는 나뭇잎이 수치를 가리는 첫 번째 옷감이었다. 에덴은 옷이 필요 없는 더운 지역이었다. 사시사철 과일이 있고, 뱀이 활동하는 지역은 서리가 내리지 않는 곳이었으니 수치스러운 부분만 가리면 된다. 그것도 죄를 지었기에 죄인들에게 내리는 벌이었다.

좀 추운 지역으로 옮겨가면서 짐승 가죽을 입어왔다. 가죽도 털이 있는 그 상태로 입는다. 그러나 가죽은 기름기가 있어 기름이 굳으면 빳빳해진다. 가죽과 털이 있는 그 상태로 기름기만 빼내는 기술이 있으면 부드러운 가죽을 그대로 사용할 수 있다. 어릴 때 토끼를 길렀다. 토끼 가죽을 기름만 빼면 옷으로 입을 수 있는데 기름 빼는 기술이 없었다. 국민학생 때 어떤 책을 보니 비누 1 대 양잿물 0.3 어쩌고 해서 그대로 했더니 기름도 빠지고 털도 다 빠져 부드러운 가죽만 남았다. 그 가죽은 아버지께서 쓰셨다. 지금도 그 기술은 모른다. 우리 고향에 가죽 기름 빼는 방법을 일찍 안 이가 있어 큰 부자가 되었고 아들은 출세시켜 우리나라 누구나 그 이름을 알 수 있는 이로 길렀다. 부드러운 토끼 털가죽은 기름을 빼면 털도 안 빠진다. 지금도 그렇게 토끼털 기름 빼서 입고 있는 웃옷에 등에만 털을 대서 입고 다니고 싶다. 나 늙었어도 인터넷 뒤져서 짐승 가죽 기름 한번 빼고 싶다.

또 짐승 털을 실로 뜨개질을 해서 입고 다니기 시작했다. 짐승 털로 실을 뽑아 옷 짜는 기술도 늘게 되었다. 짐승 털도 여우 털은 예쁘다. 여인들이 주로 목도리로 히고 다닌다. 밍크는 족제빗과에 속하고 북아메리카에서 물고기 잡아먹는 동물인데 털이 부드럽다. 짐승 털보다는 새털이 더 따뜻하다. 새털도 겨울철 새털이 더 따뜻하다. 닭털은 한때 침낭에 넣었다. 웃옷은 더 발전하여 오리털이 든 옷을 입다가 이젠 거위 또는 기러기 털을 입고 다닌다. 지금 거위 털보다 더 따뜻한 털은 없다. 한때 오리털 점퍼가 유행해서 너도나도 입고 다녔다. 나는 사서 입은 적은 없으나 내 나이 40대 초반에 잘 아는 권사님이 사주셨다. 그것도 백화점에서 산 거위 털 점퍼를 비싸니 기어이 바꾸어 오라고 해 얻은 것이다. 그것은 40대였기 때문이다. 아직 젊고 추위를 이길 만한 나이였다. 내 나이 환갑 지나 몸이 차서 추위를 못 이길 때 입으려고 그랬다. 지금 80세를 바라보고 있으나 아직도 더 있다 입고 싶다. 90세 넘어서 입고 싶다. 아니 한 번도 안 입어보고 죽고 싶다.

1930년대에 처음 우리나라에 들어온 이래 수십 년 동안 여인들의 고급 옷감으로 이름을 떨친 것이 벨벳이다. 벨벳 치마는 여인들이 평생 한 번이라도 입어보고 싶어하는 선망의 대상이었다. 남색과 검은색 중간 빛깔이 나는데 햇빛에 반사되면서 색깔이 달라지기도 한다. 알쏭달쏭한 빛깔이었다. 무게가 무겁다. 그냥 깔고 앉으면 주름이 펴지지 않는다. 다리미로 다릴 때는 안쪽에서 두 사람이 잡고 공중에 띄워놓고 다린다. 서로 빌려 입기도 했다. 70년대 방직 기술이 더 발달한 뒤에도 아주 귀한 치마였다.

그 시기에 남자들의 최고급 바지는 '사지'라는 모직이었다. 짐승 털과 질긴 실을 섞어서 짠 옷감인데 군 장교들이 정복으로 입기도 했다. 내가 1969년 군에서 보급받을 때까지 고급 옷감이었다. 나는 헌 바지 염색해서 몇 개월간 입어보기도 했다.

그다음 석탄에서 실을 뽑아내는 기술이 개발되면서 인조섬유와 인조 물감이 생겨났다. 처음 나온 옷감은 인조 융동이었는데 가벼워서 삼베나 모시, 목화 섬유에 비할 바가 아니었다. 세탁도 쉽고 풀 먹이고 다리미질 할 필요가 없는 좋은 옷감이라 여인들 혼수로 많이 나갔다. 값이 크게 비싸지 않아 어지간한 서민들은 입을 수 있었다. 이어서 석유제품으로 처음 나온 것이 나일론이었다. '나이롱'이라고 불렀다. 처음에는 양말이 나왔는데 무척 질기고 신축성이 있어 신고 싶은 양말이었다.

지금은 모두가 석유제품을 입고 다닌다. 옷의 상표에 면 100퍼센트라 해도 약간의 석유 섬유가 들어가 있기도 하다. 이제 우리나라 사람들은 전부 석유를 입고 다닌다. 아니 인류 모두가 한대지방을 제외하고는 석유제품을 몸에 감고 산다고 해야겠다.

먹어도 병이 나지 않을 옷감을 입고 살아야 한다. 목화, 삼, 모시, 명주, 양털, 오리털, 거위 털, 가죽 등이다. 그런데 가죽도 좋지 않은 염색을 한 것은 멀리해야 한다. 요즈음은 석유제품인 비닐을 꼭 가죽처럼 만들어낸다. 겉옷은 어쩔 수 없더라도 속옷만은 철저한 면직류를 입고 살아야 건강하다.

나는 어릴 적부터 헌 옷을 입고 한평생 살아야겠다는 생각을 했다. 그 이후로는 참으로 힘겨운 생활이다. 동대문구 어느 교회에 설교를 부탁받았다. 초청 강사였다. 시간 맞춰 찾아갔더니 정문에서 그 교회 장로님께서 못 들어가게 한다. 예배하러 왔다고 해도 못 들어간다는 것이다. 그렇다면 목사님 좀 만나게 해달라고 했더니 무슨 일로 목사님을 만나느냐, 목사님을 만나려면 면담 내용을 장로인 자신에게 먼저 말해달라고 한다. 내가 설교하러 초청받은 강사라는 말을 할 수가 없었다. 일단 나와서 공중전화를 걸어 목사를 밖으로 불러낸 다음 같이 들어가 설교를 한 일이 있었다.

우리 집에서 오랫동안 살다 나간 청년이 있었다. 그 사람 고향을 찾아갔더니 양복을 한 벌 맞추어준다고 한다. 나는 단호히 거절했다. "식구들 다 같이 맞춰 입을 수 있으면 그때는 입을게." "그러면 양복 30벌 값 모아서 모두 다 입게 되면 그때는 입으시겠습니까?" "이 사람아, 한 벌에 50만 원씩 30벌이면 1,500만원인데 그 돈 가지고 땅 사면 평생 농사짓고 살겠다." 실은 그때 양복 한 벌 값을 현금으로 나에게 주었어야 한다. 이 돈 가지고 값싼 옷과 헌 옷을 마련하면 30명 식구가 따뜻한 옷 입고 한겨울을 넘길 수 있었다. 그런데 지금까지 양복 값을 주지 않는다.

　이홍렬이라는 연예인과 방송 녹화를 할 때였다. 이런 일들을 즐기느냐고 한다. 즐기지는 않으나 그때마다 기분 나빠하거나 슬퍼하지 않는 것뿐이다. 가난을 부끄러워하지 않고 떳떳이 살아가는 것뿐이다. 한평생 헌 옷을 입다 보니 우선 키가 작고 팔도 짧은 내 몸에 맞지 않는다. 크거나 작거나 한다. 또 헌 옷이기에 입자마자 찢어질지 모른다. 하지만 새 옷의 단점도 많다. 염색 재료에 천연염색 물감이 있으나 거의가 아니다. 새 옷 잘못 입고 피부병, 재채기, 알레르기, 기관지, 천식, 자궁내막염 걸린 이들도 많다. 다시 손질해서 입어야 한다. 헐벗지는 말되 검소하게 살자고 쓰고 있다. 의복보다 몸이 중하기 때문이다.

병 알아보는 값

옛날에는 병을 알아보는 데 돈이 들지 않았다. 주로 맥을 짚어보고 나서 병을 알아보는 진찰법을 썼기 때문이다. 팔목에다 손가락 네 개를 짚고 나서 모든 병을 알아낸다. 나 또한 배운답시고 배웠다. 경기도 대승사 주지 스님께 배웠는데, 네 손가락도 아니고 세 손가락으로 짚고서 위경, 간경, 심경이라는 설명이 다였다. 그대로 해보니 곧잘 진단할 수 있었다. 그대로 줄곧 개발을 해 나갔어야 한다. 그런데 어느 날 맥에 관한 책을 보니 스님이 가르쳐주신 방법이 틀렸다. 지금 생각해보면 내 생각이 짧았다. 스님께서 알려주신 방법은 그분이 직접 개발한 방법이었다. 책에 나온 것과는 다르지만 스님의 방법도 맞고 책에 나온 방법도 맞다.

맥을 짚어 병을 알아내는 방법은 순전히 경험에서 오는 것이다. 나도 수없이 맥을 짚어보아야 했다. 내 경험상 체했을 때는 위맥이 뛰지 않거나 약하게 지나가서 손끝에 느껴지는 것이 거의 없을 정도다. 옛말에 "맥도 모르고 침통 흔든다"는 속담이 있다. 요즈음 들어 수지침이나 쑥뜸이나 부항을 가지고 병을 치료하는 이들이 늘어나고 있다. 이들이야말로 맥을 짚고 나서 치료에 임했으면 한다.

우리 마을에 젊었을 때부터 80세 넘도록 침을 사용하신 노인이 계셨다. 그분에게 물어보았다. "침을 잘못 찌르면 즉사하는 혈맥이 있다고 하는데 그 혈을 가르쳐주십시오. 그 혈만 피해서 놓으면 침 놓다 죽을 일은 없을 것입니다.""그런 혈은 없고, 도저히 죽을 사람을 맥을 보지 않고 침을 찔렀기에 죽는 거야.""그 맥이 어떤데요?""아무리 멀쩡히 살아 움직여도 죽을 사람은 사흘 전부터 맥이 고르지 않아. 힘차게 뛰다 스르르 쉬었다 뛰고 수시로 반복되면 3일 안에 죽는다. 이런 사람은 침을 놓아서도 안 되고 다른 처방을 해서도 안 돼."

이 노인의 말씀을 듣고는 나 역시 수시로 임종에 가까운 이들의 맥을 짚어보게 되었다. 그러다 보니 3일 안에 죽을 사람을 알아낼 수 있었다. 마을에서 중한 병을 앓거나 노환으로 누워 있는 이들의 맥을 짚어보고 3일 안에 죽을 것을 알아낼 수 있었다. 나중에는 마을 사람들이 나에게 물으러 왔다. 언제 임종하시려는지 알아봐달라고. 정확히는 몰라도 사흘을 넘기실지 못 넘기실지는 알아낼 수 있게 되었다. 그길로 더 연구하고 경험해보았다면 몇 시간 뒤일지까지 알 수 있었을 것이다. 그러나 이것을 크게 연구할 필요성을 못 느꼈기 때문에 애쓰지 않았다.

맥진이 발달되면 손목에 실을 묶어 늘여놓고 문 밖에서 진단을 하기도 한다. 어의들이 왕비의 몸에 손을 댈 수 없어 이러한 방법으로 임신 여부를 알아내기도 했다. 별별 개지랄 다 했다. 어의에게 발가벗겨서라도 진찰하도록 내맡겼어야 했다. 그래도 고쳐낼지 못 고쳐낼지 모르는 생명인데 말이다. 그러다가 못 고치면 갈아치우기도 하고 죽이기도 했다. 보아야 병색을 알 수 있고 만져봐야 체온을 알 수 있다. 실을 문틈으로 늘어놓고 맥을 짚어낸다는 것은 신기神氣가 없고서는 할 수 없는 진단 방법이다. 나는 될 수 있는 한 맥을 짚어보는 행위는 안 하고 있다. 내가 한의사가 아니라서 맥을 짚어보고 병을 치료하게 되면 무면허 의료 행위로 크게 걸린다. 형사 입건될 수도 있다.

청진

병을 귀로 들어서 알아낸다. 우리나라에 서양의학이 들어온 뒤로 의사들이 들어서 병을 알아냈다. 나 또한 청진기 가지고 들어보았으나 꾸루룩 소리와 심장 뛰는 소리만 크게 들렸다. 이 역시 무수한 경험이 쌓여야 하는 진단법이다. 청진기 역시 보관만 하고 있어도 의료사고가 났을 때 불법의 근거가 된다. 무기나 마찬가지다. 빨리 집 안에서 퇴출시켜야 한다.

그래도 병은 들어서 알아야 정확하다. 환자의 증세를 말로 들어야 한다. 제일 예의가 없는 사람이 병 고치려고 찾아와서 "나 어디가 아픈가 알아맞혀 보세요" 하는 사람이다. 예부터 점쟁이 찾아가서는 모든 일을 숨기고 알아내보려고 하고 의원에게는 숨김없이 말을 다 해주어야 한다고 했다. 병을 고칠 생각이 있으면 자초지종을 다 이야기해야 한다. 그러고 나서도 못 알아낼 수도 있다. 그런데 얼마나 알아내는지 시험해보려고 숨기고 이야기하는 이들이 많다. 자기만 손해다. 그 또한 어지간히 봐줄 수는 있다. 그보다 한 술 더 떠서 틀린 말을 해놓고 바로 알아맞히는지 시험하려 드는 이들도 있다. 분명히 그 음식 먹고 나서 생긴 병인데 아니라고 우겨대다가 내가 큰 소리로 물으면 그때 꼬리 내리고 실토하는 이들이 더러 있는 것이 아니고 많이 있다. 의원은 환자와 병에 대해 많이 들을수록 원인을 빨리 알아낼 수 있다.

시진법

시진법視診法이란 내가 만들어낸 단어다. 약국을 오랫동안 운영한 이들이 공통되게 쓰는 방법이다. 이발관에 가면 이발사가 머리만 쳐다보고 신발 가게 가면 주인이 신발만 내려다본다. 약국에 가면 약사가 얼굴 먼저 본다. 저 사람이 무슨 약 사러 오는지 얼굴 보고 알아내는 것이다. 병원에서 받아온 처방전과 약 사러 온 환자들을 보고 약사들은 그 처방이 그 환자의 병에 맞는 처방인지 잘못된 처방인지 알아낸다. 얼굴색이 어떤가에 따라 몸의 안 좋은 부위가 다르다. 간, 심장, 폐, 위, 장 모두 얼굴에 드러나는 색이 다르기 때문이다. 안색顏色이다.

사진을 찍어서 병을 알아낸다

처음에는 폐 사진을 찍어서 폐의 상태를 알아냈다. 1960년대에 각 지방마다 의료원이 생기고 보건소에서 매년 매달 전 국민의 건강 상태를 사진으로 찍어보았다. 그러나 이 사진으로 찍어봐도 역시 정확하게 병을 알아내는 의사가 별로 없었다. 보통 진찰하고 사진을 찍고 나서 한두 시간 후면 병명이 나와야 한다. 그런데도 일주일 뒤에 검사 결과가 나오니 그때 다시 오라고 한다. 그것은 그 병원에 그 사진을 보고 병 증세를 판단할 수 있는 전문의가 없었기 때문이다. 의사들끼리 사진을 보내기도 하고, 아니면 의사 한 사람이 돌아다니면서 1주일에 한 번 다녀가기 때문에 결과가 늦게 나오는 것이다.

폐결핵에 대해 지금 살아 계신 의사 중에서는 여성숙 선생을 최고로 꼽을 수 있다. 지금 100세가 넘으신 분이다. 광주에 있는 제중병원은 선교사들이 세운 병원이고 폐결핵 전문 병원이었다. 그곳 전문의로 여성숙 선생이 유명하였다. 오래전 내가 폐 사신을 가지고 가서 보아날라고 부탁

드렸더니 하시는 말씀이 "좋아진 것도 같고 그대로 있는 것도 같고, 조금 좋아지기는 했어" 정도였다. 사진을 봐도 다 알 수 없다는 것이다. 그분이 그 정도라면 사진을 보고 병을 알아내는 일에 오진도 있을 수 있겠다.

지금은 병명을 알아내는 데 짚고 듣고 보고 하는 일은 별 상관이 없다. 무조건 사진 찍어보면 된다. 사진에서 보이는 이상 상태에 따라서 찢고 잘라내고 후벼내고 꿰매고 멸균시키고 하면 그만이다. 그러면 완치다. 여기에 문제가 많다. 사진 찍는 값이 너무 비싸다. 하지만 그것은 이해해 주어야 한다. 사진기 값이 너무 비싸기 때문에 그 기계 값을 빼내야 한다. 그러기에 찍지 않아도 알 수 있는 병마저도 찍어놓고 봐야 한다. 특히 요즘에는 그냥 사진도 아니고 단층촬영을 하는데 그것은 우리 몸을 백지장처럼 얇게 세분화해서 찍는 것이다. 방사선을 사용해서 촬영을 하다 보면 인체에 이로울 것이 없다. 나 같은 늙은이도 불안해서 하지 않고 있는데 젊은이들은 큰 병 없으면 사진 촬영 안 했으면 좋겠다. 옛날에는 사진 찍으면 귀신이 혼 빼간다고 했다.

다 좋다. 그러나 임산부만은 태아 사진을 안 찍었으면 좋겠다. 내 딸들은 산부인과 가서 사진 찍고 나에게 혼났다. 딸 하나가 둘째를 가졌을 때는 배 속의 아이가 아들인지 딸인지 모르고 있다가 출생 후에 알았다(물론 미리 알고 있으면서 나에게 숨기고 말을 안 했을 수도 있다). 태아를 낳기도 전에 사진 먼저 찍어대면 어찌 되겠는지 생각들을 했으면 좋겠다. 배 속에 있는 아이가 아들이면 어떻고 딸이면 어떻겠는가. 몇 달 지나면 다 알 일이다. 옛날 경험 많은 의원들은 맥만 짚고서도 알아냈다. 알아도 천기누설이라 알리지도 않았고 물어보지도 않았다.

우리 몸은 단순히 몸(身)이라고 하지만 그 몸에는 영이 담겨 있다. 영이라 하면 종교적인 냄새가 나니 그냥 정신, 생각, 마음, 기억력같이 볼 수 없고 들리지도 않고 잡히지도 않는 '그 무엇'이라고 해도 좋다. 몸 안에 있는지 몸 밖에 있는지 구분도 할 수 없는 그 무엇과 결합해서 살아가는 것이 우리의 몸이다. 이 몸에 병이 나도 같이 나고, 건강해도 같이 건강하다.

근대 이후 서구 사회에서 몸을 기계적으로 이해하게 되었다. 즉, 인체를 세포, 조직, 기관 같은 부품들이 기계적으로 합쳐져 생긴 구조물로 보는 것이다. 그다음은 이원론적 생명관인데 이는 영혼과 육체를 둘로 나누어진 별개의 것으로 본다. 인체를 기계로 보거나, 정신과 육체를 확연히 구별해 별개의 것으로 생각하는 사고방식은 근대 서구 사회에서 만들어진 것이다. 그 이전의 서구 사회나 서구 사회 이외의 다른 인류는 전혀 생각지도 못했던 것이다. 그 이후로 영혼을 육체에서 따로 구분하고 연구해온 의약학을 기본으로 하여 현대 서구의학이 발달했다. 근대 서구의학은 질병을 육체의 어느 부분이 고장 나는 것으로 여기고 그 부분을 고치면 건강을 되찾을 수 있다는 생각을 기본으로 하고 있다.

서구의 생물학과 의학이 전 세계로 퍼져 표준적인 것이 되면서 이런 기계론적, 이원론적 사고방식이 생명과 건강 문제의 상식을 이루는 기준이 되어왔다. 우리나라에서도 서구식 의료 체계를 받아들여 정착시키고 이러한 사고방식을 절대적인 진리인 것처럼 받아들였다. 기계론적 생명관은 인체가 세포라는 단위에서 시작하여 그것이 결합해서 조직을 이루고, 그런 조직들이 각 기관을 이루며, 기관들이 모여 신체를 구성한다고 본다. 또한 살아 있는 생명체란 이런 구조물이 원활하게 움직이는 존재라는 관점을 가지고 있다.

이런 관점이 틀린 것만은 아니다. 다만, 인체를 주로 가시적이고 외형적인(내과를 포함해서) 구조물이라는 인식에 초점을 맞추어 판단하기 때문에 비가시적이고 내면적인 움직임을 이해하기 힘들거나 이해하려 들지 않는 경향이 생긴다는 것이다. 인체의 질병과 건강의 문제를 기계와 같은 원리로 이해하려고 든다. 심장이 나쁘면 건강한 심장과 바꾸면 된다는 생각이다. 그 심장이 나빠지기까지 쌓인 무수한 정신적인 고통과 잘못 먹은 음식과 좋지 않은 생활 습관을 고려하지 않고, 고장 난 심장 하나에만 초점을 두고 있다. 하지만 이건 심장만 바꾼다고 해결될 문제가 아니다.

감염에 의한 병에 대해서도 마찬가지다. 병원균에 감염되면 역시 병균만 죽이거나 제거하면 된다는 생각뿐이다. 하지만 또다시 병균이 득실거리는 곳으로 퇴원해서 살면 다시 병에 걸리는 것이다. 몸 안에 혹이 생기면 그 혹만 떼어버리면 그만이라고 생각한다. 하지만 그 혹이 생기기까지는 몇 년 전부터 오염되고 잘못된 음식, 잘못된 생활 습관의 반복이 있었을 것이다. 수술에 성공하여 그 병은 치료했으나 부작용으로 다른 병을 불러들일 수도 있다.

기계론적 인간관은 18세기 유럽에서 만들어진 것이다. 이 시기 유럽은 산업혁명을 통해서 기계와 기술을 발전시키고 그것들의 힘으로 생산된 물품을 세계로 팔아 경제적 풍요를 누리게 되었다. 사람들은 경제적 풍요를 가져다준 기계를 미화하고 신봉하게 되었고, 같은 맥락에서 기계론적 인간관이 발달하였다. 또, 이 시기에 방부제가 개발되어 신체를 썩지 않게 하는 기술이 발달하면서 해부학 역시 고도로 발달하였다. 신체를 해부해서 알게 된 기계적 신체 구조에 대한 지식이 생명을 이해하는 방식에도 영향을 주었다. 이런 배경에서 근대 유럽에서는 기계론적 생명관에 입각한 수술이 많이 행해진다. 모든 병을 장기의 물리적 이상에서 오는 것으로 이해하였다. 심지어 정신병조차도 뇌 안에 '광인의 돌'이라는 것이 있기 때문이라고 보고 두개골을 쪼개어 그것만 제거하면 정신병이 낫는다고 하였다. 그리고 실제로 그런 수술이 유행하기도 했다.

물론 이런 풍조는 그 후 많이 개선되기도 했다. 그러나 과거와 현재의 여러 사회에서 사람들을 치료할 때 사용되었던 다양한 방법들과 비교해 볼 때, 유럽에서 형성된 근대 의학 및 그를 바탕으로 발전해온 현대 의학은 다른 의학들에 비해 해부학과 수술에 훨씬 많이 의존한다.

현대 의학의 기계론적 생명관의 영향을 받은 것 중 하나가 병균에 대한 인식이다. 오늘날 우리는 '건강하다'는 것을 '질병에 걸리지 않은 상태'로 생각하는 경향이 있고, 또한 질병이 생기는 이유는 병균이 우리 몸에 침입해서라고 생각한다. 그 결과 우리는 건강을 얻기 위해서 병균을 죽이는 약을 써야 하고, 몸에 병이 없더라도 주변 환경에 있을지도 모르는 병균을 죽이기 위해 약을 미리 뿌려야 한다는 생각을 했다. 20~30년 전에는 병원에 들어가면 소독약 냄새가 강하게 났다. 냄새가 지워지기 전에 계속해서 뿌렸다. 병균에 의해서 병이 생기는 것은 맞다. 그러나 병이 생기는 원인이 병균 때문이라고만은 볼 수 없다. 병균은 미생물이고 인류라는 진화된 생물체가 생겨나기 이전부터 생명의 원초적인 단계로 존재해 왔다. 만일 병균이 있어 다 병에 걸리는 것이고, 그것이 생명체의 건강을 해친다면 애초에 고등동물의 탄생이란 불가능했을 것이다.

서양의학에서는 병을 늘 분리시킨다. 외과, 내과, 피부과, 신경외과, 이비인후과, 여기에 안과까지 따로 있다. 각 과마다 분리된 부분만 사진을 찍고 그 부위만 치료하면 완치되었다며 퇴원하고는 그만이다. 그래도 사진 찍어 진찰하는 것 중에 잘하는 일도 있다. 한 가지 병을 알아내기 위해서 여러 곳에서 사진 찍어 오라고 하기도 한다. 촬영비를 많이 받기 위해서이기도 하지만 원칙은 그렇게 해야 한다. 몸 전체의 건강 상태를 확인하는 것이다. 가령 간이 좋지 않은 사람은 눈이 나빠지고, 신장이 안 좋은 사람은 귓병이 난다. 그런데 이비인후과에서는 귓병만 보고 안과에서는 눈병만 본다. 병을 외과, 내과로 나누면 안 된다. 모든 장기가 서로 다 연결되어 있다. 체하면 가슴이 답답하고 배만 아픈 것이 아니다. 머리도 아프고 등도 아프고 심하면 눈도 침침하다. 또한 체증 고치고 나면 모두가 좋아진다.

내가 하고 싶은 말은 병원에서 진찰해볼 돈을 미리 쓰자는 것이다. 김경희라는 사람이 있다. 꿀을 사면 한 번에 열 말을 산다. 그 꿀로 음식할 때도 쓰고 효소도 담고 아낌없이 먹어 치운다. 왜 그렇게 큰돈을 들여 비싼 꿀을 사서 헤프게 쓰느냐고 했더니 병원에서 종합 진단 한 번 받을 돈이면 꿀 값 비싸지 않다는 것이다. 꿀뿐이 아니다. 모든 먹을거리들을 아낌없이 쓰고 산다. 미리 유기농으로 잘 먹어두면 병이 나지 않는다는 이야기다.

속이 썩어 환장하는 병

지난 8월 초순은 1주일간 진찰만 하다 보냈다. 시작은 배가 아파서 그랬다. 배가 아프기보다는 방귀가 안 나오는 병이다. 똑같은 병을 우리 집에서 살다 나간 젊은 여성이 겪은 적이 있다. 방귀가 안 나오니 배가 부르다 못해 터질 것 같다. 여기에 통증까지 있다.

그 젊은 여성 이야기를 먼저 하련다. 배가 부르는데 임신 말기 정도가 아니고 그보다 더 부르다 터질 것 같다. 서울대 병원에서는 원인은 모르지만 대장을 다 잘라내자는 판단이다. 대장이 없으면 살아 있기는 하지만 한평생 설사를 하면서 살아야 한다. 담당 의사는 대장을 모두 들어내는 방법은 최대한 미루어두고 견디어보자는 의견이었다. 여기서 항생제를 평소보다 20배 쓰고 나니 방귀가 시원하게 나오면서 배가 꺼진다. 방귀가 며칠간은 평소처럼 건강하게 나온다. 그러다가 배가 불러 오면 또 시작이다.

어쩔 수 없이 수술 날을 정했다. 하루라도 수술 없이 더 견디어보려고 병원을 다른 데로 옮긴다. 그곳에서 다시 진찰하면서 하루를 더 버티자는 심사다. 이런 방법을 쓰면서 하루 지나 또다시 방귀를 뀌고 나면 얼마간은 다시 정상적인 생활을 할 수 있다. 그러던 중 미국의 어느 학자가 연구해 발표한 논문이 있단다. 똑똑한 젊은 여성이 의사에게 들으니 이유는 미생물 과다인데 다른 미생물을 배양해 대장에 넣어서 기존 미생물을 이겨내게 하는 방법이란다. 이 역시 소용없는 학설이었다. 결국 장을 잘라내는 방법밖에 없었다. 다행히 40퍼센트만 잘라냈다. 그러고는 완전히 정상적인 것은 아니지만 예전처럼 생활하는 데 크게 지장이 없어 직장을 잡아 출근하고 있다. 아직까지도 원인을 모른다고 한다. 내 딸처럼 함께 살아온 이 여성은 나와 공통점이 있다. 부지런하고, 일하면 안 지치고, 운전을 아무리 해도 피곤해하지 않고, 커피를 수시로 마셔도 상관없고, 생각하는 것도 나와 너무나 닮았다.

이제 내 증세다. 6년 전에 담석으로 쓰러져 서울 여의도성모병원에 입원했다. 쓸개를 없애야 한다는데 절제 수술을 하기 싫어 병원을 나왔다. 10일 안에 죽는다고 했으나 지금까지 살아 있다. 내가 쓴 방법은 칼슘이 든 음식을 피하는 것이었다. 칼슘 든 음식을 일절 안 먹었다. 3년 후 교통사고가 크게 났는데, 뼈가 한 군데도 부러지지 않았다. 이렇게 칼슘 든 음식을 5~6년 피하면서 살았다.

그러던 중 올해 7월 말부터 칼슘을 조금씩 먹게 되었다. 이때부터 방광이 불편하다. 거기 겹쳐서 방귀가 안 나오고 배가 불러 온다. 하룻밤을 통증으로 지새웠는데 도토리 가루를 한 숟가락 먹고 났더니 통증은 없다. 그러나 배는 부르다. 언젠가 써먹었던 돌파리 처방을 써봤다. 질경이 50퍼센트, 미나리, 돈나물, 씀바귀, 대충 이 풀 저 풀 다섯 가지 합쳐 50퍼센트로 해서 녹즙을 만들어 마시는 방법이다. 그러자 방귀가 시원하게 니오면서 편안해졌다. 다시 한번 녹즙을 먹었더니 배탈이 났는데 장 청소를 시원하게 했다. 그러고 나서 건강교실 2박 3일을 무사히 마쳤다.

문제는 또 생겨난다. 건강교실 때 자연산 추어탕을 끓였다. 뼈를 발라내고 살만 끓이기로 했다. 그런 줄 알고 먹었더니 뼈를 넣었다고 한다. 이때부터 또다시 배가 부르다. 이제는 질경이 녹즙이 안 통한다. 『내 몸에 효소』의 저자 김경희를 찾아갔다. 식초를 주어 마셨더니 그대로 넘어갔다. 그의 처방대로 효소를 마셨으나 마시자마자 토한다. 그때부터 부항도 뜨고 온열 찜질, 냉찜질, 일광욕도 하고 개울에서 냉수욕으로 몇 시간을 보냈으나 안 된다. 기쁨병원을 추천해준다. 다음 날 기쁨병원에서 종일 진찰만 하더니 대형 병원으로 가라고 한다. 소견서 가지고 분당에 있는 서울대 병원으로 갔다.

담석 때문에 왔다고 했는데도 의사는 내가 대장이 문제이니 또다시 응급실로 가란다. 여기서 진찰만 4일간 했다. 장이 막혔다고 한다. 어찌어찌해서 장에다 무엇을 장착하고 나서 방귀도 나오고 무른 변도 나온다. 다음 주에 대장을 잘라내는 수술을 하기로 했다. 안 자르려고 했더니 먼저 배불러본 선배인 젊은 여성이 적극적으로 수술을 권한다. 3년 동안 버티면서 이 병원 저 병원, 자연 의학, 대체 의학 모두 찾아다녔으나 결국 자르고 편안해졌다는 것이다. 딸처럼 살아온 그 젊은 사람 말 따르려고 결정했다. 원인은 아직도 모른다. 담당 의사는 1주일 후에 결과를 알 수 있다고 하고 헤어졌다. 1주일 후에 나는 수술대에 오른다. 그때는 결과가 나오겠으나 직역하면 열어보아야 알겠다는 말이다. 그러나 열어보아도 원인을 알지 못할 수도 있다.

지금 내가 아는 것은 밤새도록 진행된 통증이 도토리 가루 먹고 멎었다는 경험이다. 나는 도토리를 중금속 해독제로 자주 사용해왔다. 구체적으로 조목조목 증세나 결과를 적고 싶으나 지금은 속이 불편해서 변소 자주 다니느라 글쓰기가 버겁다. 수술 후 나아지면 다시 쓰련다. 내 판단은 간단하다. 속이 썩어 장이 꼬여 막힌 것이다. 장이 뒤틀린 병을 환장換腸했다고 한다. 이제부터 쓰는 내 글은 환장한 환자의 글이다.

내가 이곳 강원도에 빈손으로 왔다. 빚내서 땅 사고 정부에서 준 농지 구입 자금 받아 20년 동안 상환했다. 땅이 많았다. 집은 거의 손수 지었다. 그간에 후원금도 보내준 이들이 있었으나 후원금은 철저히 장애인들 생활비로 써왔다. 토지와 건물은 내 소유였다. 70세가 넘으면서 정리를 해야 했다. 건물은 교회 재산으로 등록했다. 대지가 남의 명의로 돼 있어 정리하는 데 2~3년 걸렸다. 사고팔고는 안 했고 증여하는 방식으로 정리를 다 했다.

문제는 세금이었다. 내 땅을 교회로 팔면 세금을 내야 한다. 교회에서는 땅을 사든 건물을 사든 증여를 받든 세금을 내야 한다. 물론 교회 건물은 세금이 없다. 내가 지은 건물은 교회는 교회이지만 장애인들과 살기 위해서 주택 양식이다. 여기서는 세금을 내야 한다. 이 세금을 내가 냈다. 내 재산 교회에 주고 세금내고, 교회서 받고 내가 세금 내고, 이런 식이었다. 측량 비용, 무슨 비용, 세금 어쩌고 하다 보니 빚이 1억이 넘는다. 물론 교회 주변에 농지가 있다. 농지도 교회로 등록하려 하지만 지금 법으로는 농지가 재단법인이나 교회로 등기가 날 수 없다. 명의는 내 것이지만 이 농지는 교회 재산이다. 상속자인 딸들에게 여러 차례 말을 했다. 죽기 전에 정리를 해보련다. 한 가지 글로 남긴다. 상속이 되더라도 내가 정리하지 못한 이 농지는 시골교회 재산이다.

환장한 김에 더 쓴다. 지금까지 병원비가 진찰만 하는 데 400만 원이 넘었다. 400만 원은 나를 아버지라 부르는 딸들이 냈다. 더 이상은 안 된다. 이제는 모금을 해야겠다. 내 병문안 오지 말게 하고 거기 들어갈 경비를 내 통장에 입금시키는 것이다. 그들에게는 10년, 20년 후에 닥칠 내 장례식 때 문상도 면제해준다.

"노루나 토끼 같은 사람도 있어"

제목에 쓴 것은 60년 전에 다석 유영모 선생님께 들은 말씀이다. 대변을 보고 나서 뒤지를 쓸 일이 없는 사람이 건강한 사람이다. 그분은 사람을 평가할 때 그분에게 "뒤지 조금 쓰지요?" 하신다. 그도 그럴 것이다. 다석 선생님은 52세부터 1일 1식으로 저녁 때만 한 끼 드셨다. 똥이 무르게 나올 일이 없으셨다. 내가 수시로 선생님 댁에 가서 같이 식사를 해보았다. 영양분은 섭취하실 만큼 차린 식탁이었다.

사람이 똥 조정하기가 먹는 것 조정하기보다 더 힘들다. 다석 선생이 말씀하신 노루나 토끼 같은 똥은 변비성 대변이 아니다. 채식만 하고 사는 건강한 스님들이 누는 대변과 같은 것이다. 노루나 토끼같이 사는 사람들 중에도 변비로 고생하는 이들이 있다. 이것은 건강한 사람이 아니고 병든 사람이다.

변비는 적게 먹어서 생긴다. 적게 먹어도 곡식이나 채소 적게 먹어서 생긴 것이 아니고 고기 조금씩 먹고 생긴 증세다. 음식물 섭취할 때 지방단백질, 섬유질이 부족하면 변비가 생긴다. 콩을 주로 먹으면 변비는 없다.

옛날에 가난한 이들이 변비로 고생했는데 "똥구멍이 찢어지도록 가난하다"는 속담이 있다. 가난한 이들은 잡곡 중에 수수를 많이 먹었다. 수수도 방아를 잘 찧어 껍질을 충분히 벗기면 좋으련만 배고픈 시절에 절구질 오래 해서 껍질을 벗겨낼 수가 없어 그냥 곡식 알맹이째로 먹게 되니 변비가 생기고 며칠씩 모아둔 똥이 억지로 굳어서 나오다 보니 똥구멍이 찢어져 피가 나오는 증세다.

지금 먹을 것 많은 시절에 변비로 고생하는 이들은 콩 종류 많이 먹으면 된다. 두부, 콩비지, 콩나물, 콩국수, 콩자반 등을 자주 먹어주면 간단하다. 그래도 안 고쳐지면 고구마 먹고, 그래도 안 고쳐지면 마 가루 먹으면 고쳐진다. 그래도 안 고쳐지면 최선책으로 양봉하는 이들이 만들어낸 봉교(프로폴리스)를 물에 타서 마시면 모두 해결된다. 신경성 변비도 있다. 신경이 예민한 이들은 장소만 옮겨져도 똥을 쌀 수가 없다. 특히 외국에 나가면 더욱 힘들다. 그것 역시 날짜 지나면 고쳐진다. 그간에 고생이 많다.

옛 속담에 "선생님 똥은 개도 안 먹는다"는 말이 있었다. 선생은 학생들 가르치느라 신경 많이 쓰기에 변비가 많았다. 개가 똥을 좋아하지만 똥 중에서도 어린아이 똥을 좋아한다. 어린아이들 소화력은 좋으나 완전히 소화시킨 똥이 아니다. 아이들 똥을 자세히 보면 콩이 그대로 나오기도 하고 곡식들이 통째로 나올 수가 있다. 그것은 이가 어금니까지 나지 않아서 그렇다. 어른들은 완전히 씹어 먹기도 하지만 선생들은 어른이고 신경성 변비까지 겹쳐서 개들이 먹을 수 없다.

죄짓지 않았고 사상도 건전했으나 70년대 남산에 있는 어떤 수사기관에 며칠간 끌려간 일이 있었다. 사흘이 지난 후 수사관이 나더러 "변소에 한 번도 못 갔지?" 하고 묻는다. 변소에 갈 적마다 수사관이 따라다녔으나 담당 수사관이 여러 명이라서 그 수사관과는 같이 간 일이 없었다. "아니요, 네 번 갔는데요." "야, 우리 수사관들보다 배짱이 크다." "왜, 음식을 적게 먹어요?" "아니, 똥 탄다는 말 못 들어봤어?" 수사관들도 수감자들 못지않게 신경을 쓰고 사는 것을 처음 알았다.

나는 한평생 시험 몇 번 안 치러보았으나 시험공부하는 이들도 변비는 끼고 살겠구나 하는 생각을 해본다. 제일 어려운 시절인 고등학교 3학년생들 대상으로 변비 통계 내보았으면 좋겠다. 긴장하고 살면 언제나 변비가 있다. 채식 동물인 노루나 토끼, 염소는 육식 동물에게 잡아먹힐까 봐 항상 긴장하고 살기에 된똥이다. 많이 먹을 수가 없어 생겨난 변비도 있다. 주로 체증이 있어 음식을 많이 먹을 수 없으니, 먹을 것이 없어서 못 먹는 증세와 같다. 위장병이 있으면 그렇다.

독이 똥으로도 빠져나간다. 몇 년 전 벌에 쏘여 전신에 두드러기가 나고 숨이 가쁘고 위급할 때가 있었는데 똥을 누고 나니 다 회복되기도 했다. 어느 여성이 내가 벌통을 옮길 때 도와주다 벌에 수십 번 쏘였다. 증세가 위급했으나 갑자기 대변이 보고 싶다고 해서 똥을 누고 나니 회복이 되었다. 입으로 들어온 독이 아니고 벌레에서 들어온 독도 해독시킨 경험이었다.

구토가 자주 나도 변비가 될 수 있다. 변질된 음식이나 독이 있는 음식은 위장까지 넘어가면 죽게 되니 토해낸다. 양치질하면 구역질이 나는 것은 그 때문이다. 치약은 먹어서는 안 될 음식이다. 모든 음식은 씹어 삼키기 마련인데 치약을 입에 넣고 칫솔질을 하면 간이 빨리 감지해서 삼키지 못하도록 구역질을 하게 된다. 매일같이 아침저녁으로 간을 속인 것이다. 간을 속여 약만 올리고 도로 뱉어낸다. 입에 들어가면 먹어 삼키든지 아니면 얼른 뱉어내든지 해야 허건만 삼키지도 뱉지도 않고 1~2분 동안을 머물러 있는데 예민한 간께서 빨리 감지해보니 그것은 독이다. 빨리 뱉어내라고 구역질을 하게 된다. '그것은 음식이 아니다. 합성세제도 있고 단맛도 있으나 식용은 아니고 표백제도 있어 삼키면 입만 죽는 것이 아니고 너와 내가 한 몸이니 같이 죽는다. 죽지 않아도 조금 있으면 장으로 내려보내어 설사가 나도록 하려면 그것도 내가 할 일이다. 어서 뱉어내라, 그리고 다시는 머금지 말아라' 하는 신호다.

이 기회에 치약 만드는 회사에 아뢰건대 구역질 나지 않는 치약 개발하심이 어떨까 한다. 또 어린아이들이 삼키게 되면 좋은 보약이 될 수 있는 치약을 개발하면 어떨까. 이를테면 배즙이나 배 분말을 써서 삼켜도 상관없는 재료로 만들어냈으면 좋겠다.

소금으로 양치질하면 구역질이 없다. 혹 있으면 칫솔을 넘길까 봐 나는 구역질이다. 억지로 토하려 할 경우 칫솔 가지고 목구멍을 건드리면 목젖이 감지해서 칫솔을 넘길까 봐 구토를 하게 된다.

무슨 음식이든 빨리 감지해서 내뱉든지 삼키든지 선택해야 한다. 짐승들은 입에 대기도 전에 냄새로, 먹어도 될 음식인지 아닌지 감지해낸다. 사람들도 잡다하게 먹지 않고 짙은 양념 없는 음식을 먹는다면 눈으로 보고 냄새 맡고 입으로 맛보고 알아낼 수 있을 것이다. 한 가지 더, 짐승들처럼 노숙을 한다면 감각까지 살아나 미리 알아낼 수 있다.

지나친 독성이 있는 음식은 토해내지만 약간의 독성은 그냥 넘긴다. 무슨 음식이든 넘어가게 되어 있지 토하는 것은 순리가 아니다. 역리다. 구역질이다. 넘어갔으면 장에서 소화시켜서는 안 될 음식은 빨리 밖으로 내보내야 한다. 땀으로도 내보내지만 빨리 설사를 해서 배설하게 된다. 이것이 배탈이다. 아주 급한 상황에서는 구토와 설사를 겸하게 된다. 땀으로도 독성을 내뿜기 때문에 열이 오르고 진땀이 난다. 진땀 나고 구토·설사하는 사람은 죽지는 않는다. 다만 남은 독이 빠져나가려고 탈수 현상과 후유증으로 고생은 하게 된다.

설사 자주 하는 이들 중에 한평생 건강을 유지하는 이들도 있다. 술만 먹으면 설사하는 이들이다. 알코올 독을 간이 분해하기 전에 빨리 몸 밖으로 내보내기 때문에 술을 많이 먹어도 건강하게 사는 것이다. 술뿐이 아니다. 다른 음식 중에 독 있는 음식만 들어오면 배탈이 나는 이들은 건강하게 오래 살 수 있다. 좋은 음식이라도 지나치게 많이 먹으면 구토와 설사를 하게 된다. 소화를 맡은 장기가 음식물을 소화시킬 수 있는 분량에서 지나치면 그렇다. 너무 과하게 먹었을 때 이야기이고 조금 지나치게 먹었을 때는 준 배탈 상황으로 묽은 똥을 누게 된다. 식탐이 있는 이들은 한두 번도 아니고 언제나 그렇다. 이것이 병이다.

식탐은 6·25 전쟁을 겪은 이들과 일제 치하에 배고프게 살았던 이들에게 많은 버릇이다. 음식이 귀한 시절이라서 음식만 보면 많이 먹어두어야 살 수 있는 어린 시절을 보냈다. 그 버릇이 노인이 된 지금도 이어진다. 이들의 똥은 항상 무르다. 지금은 다르지만 시골에 사는 사람들이 서울에 가면 변소 찾기 어려웠다. 서울에 가려면 미리 대소변을 누고 간다. 마찬가지로 음식을 못 만날까 봐 음식만 보면 미리미리 많이 먹어둔다. 일제 시대와 전쟁을 겪었어도 부자로 잘 살아가는 이들은 그런 나쁜 버릇이 없었다. 나처럼 가난하게 살아온 사람들이 갖고 있는 나쁜 버릇이다.

기름기 있는 음식을 많이 먹으면 배탈이 난다. 식물성 기름도 그렇거니와 동물성 기름이 더 그렇다. 이 역시 배탈이 자주 나는 이들은 다행이다. 독을 먹으면 배탈이 난다. 음식 자체가 독성이 있는 식품도 있다. 우리가 먹고 있는 곡류나 채소들에는 아무리 유기농으로 농사지었다 해도 약간의 독성이 있다. 옛날에도 그랬다. 그 후 비료가 나오고 농약이 나오고, 보관이나 유통 과정에서 변질될까 봐 처리하는 약품들이 있다. 식사를 준비할 때 나처럼 텃밭에서 그때그때 뜯어다가 요리해서 먹는 이들은 상관없는 이야기지만, 채소들을 차로 싣고 가 도매상 소매상 거쳐 오려면 시들거나 상하지 말라고 사용하는 약품들이 있다. 식품의약품안전처에서 정해준 허용 기준치가 있으나 지나칠 수가 있다.

음식물을 가공하게 되면 역시 보존료(방부제)가 들어가고, 눈으로 보기 좋게 색깔이 들어간다. 냄새 맡기 좋게 냄새를 넣고, 맛이 좋게 맛을 넣는다. 음식물 자체에서 생겨나는 색과 향과 맛이어야 하는데 인공적으로 넣는다. 이것도 식약처에서 정한 규정대로 한다. 1일 허용 기준치가 있다. 하지만 1일 3식이다. 1식 허용 기준치로 바뀌어야 한다.

이 역시 배탈의 원인이다. 배탈이 나면 좋으련만 배탈이 나지 않도록 미리 식품에 첨가해두면 이것은 큰일이다. 모든 가공식품이 그렇다는 것이 아니다. 이럴 수도 있을 것이라는 예측을 해본다. 배탈이 났을 때 잘못된 지사제止瀉劑를 먹으면 큰일이다. 지사제에는 두 가지 종류가 있다. 배탈의 원인을 알아서 해독제로 조제된 지사제가 있고, 무조건 설사를 멈추게 하는 지사제가 있다. 독성이 있는 음식물은 빨리 배설해야 되는 것이 원칙인데 설사를 멈추는 지사제를 먹으면 독성은 몸 밖으로 나가지 못하고 간이 맡아 해독하느라 고생을 하게 된다.

지금 이 글을 쓰는 이유는 배탈 날 짓을 말자는 데 있다. 배탈까지 안 가고 묽은 변을 쌀 일이 없도록 하자는 뜻이다. 묽은 똥도 아니고 지나치게 된똥도 아니고 적당한 똥을 누자는 이야기다.

안녕 못 했습니다

지난 3월 12일 갑작스럽게 병원에 입원을 했다. 그냥 입원이 아니고 응급실에 갔다가 중환자실까지 가게 되었다. 내가 중환자실까지 가야 될 병은 아니었다. 입원실이 없으니 중환자실에 가 있어야 된단다. 중환자실은 변소가 없다. 변소에 갈 힘도 있고 혼자서 대소변을 능히 처리할 수 있어도 일회용 기저귀를 채워야 한다. 멀쩡히 움직일 수 있는데 간호사들이 네 명이서 나를 들고 기저귀를 채운다. 기저귀를 빼내주면 안 되겠느냐고 했더니 병원의 규정이 그렇단다. 어찌어찌해서 내가 손수 빼냈다.

내 병명은 담석증이었다. 쓸개에 돌이 들어 있으니 막힌 것은 수술로 뚫어냈고 그다음 쓸개를 제거해야 된단다. 나는 장기의 소중함을 알고 있기에 쓸개 제거만은 거부했다. 의사는 한사코 쓸개를 제거해야 살 수 있다고 한다. 또한 사람에게 쓸개는 아무 필요가 없다고 한다. 심지어는 곰이나 쓸개가 필요하지 사람은 쓸개가 아무 소용이 없는 장기라 한다. 다른 친절한 의사들에게 전화를 해보아도 같은 답이다.

나에게도 혼란스러운 판단이었다. 가까운 사람들, 가족들도 판단이 달

랐다. 한쪽에서는 쓸개를 제거하고 맘 편히 살라고 하고 다른 쪽은 쓸개
도 꼭 필요한 장기라고 한다. 제거하는 쪽과 유지하는 쪽의 여론이 팽팽
하다. 최종적인 결론은 내 몸이니 나에게 결정권이 있고 내 판단은 내 장
기니 내가 가지고 있어야 하겠다는 것이었다. 하느님께서 필요 없는 장기
를 만든 것은 아니겠고 쓸개의 필요성이 꼭 있으리라는 생각이었다.

우리가 아는 바로 쓸개가 하는 일은 간에서 쓸개즙을 만들어내는 것
이다. 그 쓸개즙을 쓸개가 보관하고 있다가 담도를 통해 십이지장으로 내
보내고 십이지장은 소장으로 내보내고 소장에서는 쓸개즙으로 음식물을
소화시킨다. 음식물 중에서도 지방질을 소화시키는 데 큰 역할을 하게 된
다. 여기서 더 첨부해야 될 것은 의사에게 들은 이야기인데 간에서 쓸개
즙을 쓸개로 만들어 보낼 때 독성을 같이 내보낸다 한다. 의사들의 이론
은, 간에서 쓸개즙을 내보낼 때 쓸개를 거쳐서 가도 되지만 쓸개를 거치
지 않고 직접 담도로 가도 상관이 없다는 것이다. 쓸개는 있어도 그만 없
어도 그만, 아무 필요 없는 장기라는 것이다.

간담이 싸늘한 이론이고 여기서 담력이 필요한 때였다. 좀 담대해져야
한다. 내가 담대한 사람이 되느냐 쓸개 빠진 사람이 되느냐 하는 결정을
해야 한다. 물론 쓸개 절제 수술을 하고 싶은 사람은 없겠으나 쓸개에 돌
이 박혀 통증이 있고 그대로 있으면 죽을 수도 있다는 것이 문제였다. 담
당 의사 역시 지금 일시적으로 담도만 뚫어놓았고 퇴원해도 일주일 후에
100퍼센트 다시 입원해서 쓸개 제거 수술을 하게 된다는 말씀이다.

이때 병원에서는 10일 동안 나를 물도 못 마시게 하고 굶겨놓았고 내
체중은 64킬로그램에서 49킬로그램으로 줄어 피골이 상접해 있는 상태
였다. 나는 수술 않고 퇴원하겠다 하고 의사는 퇴원시킬 수 없다고 한다.
퇴원시키면 의사도 의료법에 잘못되어 처벌받을 수도 있다고 한다. 그래

도 결정적인 판단 권한은 본인에게 있다. 본인이 수술 동의서를 써주지 않으면 수술을 할 수 없다. 내가 동의를 할 수 없으니 퇴원을 해야 하지만 의사는 퇴원시킬 수 없는 것이다. 여기서 한 가지 방법을 찾았다. 내가 수술을 하지만 다른 병원에서 다른 의사에게 하겠다고 했더니 그러자고 해서 병원을 나왔다. 일단 집으로 갔다가 다른 병원으로 가기로 했고 아직까지 가지 않고 있다.

내 상식으로는 칼슘과 염분이 뭉쳐진 덩어리가 쓸개 안에 돌처럼 굳어져 있어 쓸개 담膽 자, 돌 석石 자를 합한 담석증이 되었으니 칼슘과 염분만 먹지 말든지, 먹어도 적게 먹어서 방광에서 그때그때 오줌으로 배출시키면 담석이 커지지 않고 현상 유지를 하거나 혹 작아지기도 할 것 같았기 때문이다. 또 오줌을 많이 눌 수 있도록 물을 많이 마시고 오줌을 많이 누게 하는 이뇨제가 될 음식을 먹어주면 될 것 같았고 그대로 하고 있다. 돌파리들이 삼백초를 달여 먹으라고 해서 삼백초를 줄곧 먹었더니 위가 쓰려서 중단했고, 명감 뿌리를 달여 먹으면 담석이 줄어든다 해서 계속해서 달여 먹으니 역시 위가 쓰려 지금은 중단하고 있다. 그리고 칼슘이 있는 음식을 먹지 않고 있으니 그대로 편안하고 아무 통증이 없다. 지금은 체중이 56킬로그램이고 일도 잘하고 활동도 잘하지만 늙어가면서 옛날처럼 힘은 쓸 수 없다. 노인은 역시 노인NO人이다.

내 병은 갑자기 생긴 병이 아니었다. 내가 기억하기에 다섯 살 때부터 시작된 병이었다. 나는 어릴 적부터 콩이 먹기 싫었다. 아무리 배가 고파도, 6·25 전쟁 때 그렇게 먹을 것이 없어 굶주릴 때도 콩이 먹기 싫었다. 그래도 편식은 할 수 없다는 생각에서 억지로 먹어왔고 다른 사람들에게도 권했었다. 콩을 안 먹으면 콩타민K가 부족할 것이고 콩타민 결핍증이 생길 것만 같아 억지로 먹어왔다. 또 내가 쓴 책 중에 『먹기 싫은 음식이 병을 고친다』도 있었다. 또 한 가지는 우리 아버님께 내려 받은 음식 습관이었다. 아버지께서는 어떤 음식이든 뼈를 남기지 않으셨다. 주로 생선 뼈지만 아무 뼈든 다 잡수신다. 조기나 동태는 물론이고 게도 뼈를 남기지 않으셨다. 나 또한 아버님께 배워서 지금까지 생선 뼈를 남긴 일이 없이 다 먹어왔다.

몇 년 전 제주도에서 생긴 일이다. 아침 식사 때 게가 나왔다. 평소의 습관 따라 게를 껍질째 먹다 보니 이빨 한 쪽이 부서져 떨어진다. 내 몸이 늙다 보니 이도 따라 늙어 부서진다. 이제부터 생선 뼈 먹는 것은 조심해야겠구나 하는 생각을 하고 있었다. 이때 강대인이라는 이가 나타나더니 "게를 껍질째 먹어야지 껍질을 남기면 무슨 맛이 있어요" 하고서 우둑우둑 씹는다. "나도 지금까지 껍질째 먹었다. 그러나 환갑이 지나니 안되더라." "그래도 껍질째 먹어야지요." "나도 환갑 전에는 그런 말 하고 먹었다. 아니 10분 전까지 그렇게 먹었다. 너도 환갑 지내보아라." 그러나 그 사람은 환갑이 되기 전에 죽었다.

지난해였다. 강화도에 갔다. 지역 목회자들이 모여서 숭어가 제철이라고 회를 떠왔고 숭어찌개를 끓였는데 숭어회 한 점을 먹고 보니 도무지 먹을 수가 없었다. 생선찌개는 더 못 먹고 말았다. 그다음 날 우리 식구들끼리 어죽 탕을 먹으러 가서 먹고 하루 종일 구토를 했다. 또 상주에 있는 건강교실로 갔는데 콩나물죽을 먹고 밤새 구토를 하고서 사흘 동안 누룽지만 끓여 먹고 돌아왔다. 우리 집에서 끓여준 된장국도 먹고 나면 구토가 나온다. 이번에는 대전에 교육차 갔다. 점심 때 두부 요리와 순두부를 먹고 구토를 하고 이틀간 큰 고생을 했다.

이제 금년 정월 초하루 설날이었다. 설날의 대표적인 음식인 떡만둣국을 먹고 나서 온종일 구토를 하고 배가 아파 설을 편히 쇠지 못했다. 3월

10일이었다. 해남 사는 마승미라고 성이 다른 딸내미 집에서 잠을 자고 아침으로 만둣국을 먹었다. 먹고 나자 즉시 구토와 복통이 이어졌고 식은 땀이 나면서 힘이 다 빠졌다. 다음 날까지 복통이 이어진다. 내 평생에 제일 큰 고생을 했다. 그날 열한 번째 제자 박승규의 청으로 신기교회에서 전남노회 무슨 교육이 있었고, 강의는 오전 오후 연속이었다. 점심때 그런 대로 누룽지 끓인 밥 몇 숟갈 먹고 오후 강의까지 마쳤다. 그다음은 서울 여의도에서 다석 유영모 선생 기념 모임에 참석해야 했다. 어찌어찌 운전은 하고 갔는데 시간이 있어 여의도의 이병순 권사 집에 들렀다가 그길로 쓰러졌다. 여의도성모병원 응급실로 갔고 내 의중과 상관없이 입원을 하게 된 것이다.

생선만 먹으면 탈이 나서 그저 때아닌 식중독으로 여겼으나 원인은 생선 뼈 성분의 과다였다. 내 병은 강화도에서 먹었던 숭어부터 시작했다. 화천에서 먹었던 어죽 탕 역시 칼슘 탕이라서 내 몸에서 거부했고, 상주에서 먹었던 콩나물죽에는 북어가 조금 들어 있었던 것이다. 된장국 먹고 토한 것은 우리 집 84세 되신 노인이 칼슘 성분이 많은 멸치와 다시마를 함께 오래 삶아 끓인 탓이었다. 대전에서 먹고 고생했던 두부 요리 역시 콩 성분이 들어오니 내 몸의 담석증이 그만 들어오라고 밤새도록 토한 것이었다. 초하룻날 만둣국은 소뼈를 오래 고아 그 맛있는 사골 국물에 끓였던 만둣국이라서 온종일 고생하고 과세를 편히 못 했다. 해남 딸내미 집에서 먹었던 만둣국 역시 사골 고아 정성껏 끓여준 만둣국이어서 이틀 동안 구토와 복통을 일으켰던 것이다. 모두가 몸은 미리 알아 그만 들어오라는 신호를 그처럼 강하게 했으나 내가 제대로 알아채지 못하는 바람에 그 고생을 다 겪어야 했다.

나는 내 몸뿐 아니라 남의 건강까지 살필 줄 아니 이것이 큰 병이었다.

자동차를 고치는 정비 기술이 있는 운전수는 헌 차를 산다. 고칠 줄 알기에 그때그때 수리해가면서 폐차 직전까지 가다가 마지막에 가다 못 가고 폐차가 된다. 그때는 고칠 수 있는 부속도 없다. 나 역시 몸을 돌볼 줄 아니 그때그때 병원 가지 않고 해결해왔다. 생선 먹고 고생할 때마다 미나리를 먹으며 달래왔고 두부 먹고 고생할 때는 담배를 피워서 두부의 성분을 중화시켰다. 만두 먹고 고생할 때는 된장 먹고 해결했었다. 그때마다 목욕탕에 들러 땀을 빼고 나면 편안해졌다. 땀이 날 때는 땀이 독성과 염분을 같이 가지고 나가기에 어느 정도 그날 몸에 들어온 염분을 완화시켜 그날그날 쓸개가 할 일과 고통을 덜어주는 것이었다. 염분이 들어온 것은 땀으로 해결해 나갔으나 칼슘 성분은 땀으로 나가지 않고 오줌으로 나가는데 그때그때 물을 많이 마시면서 유지해왔다.

내 쓸개는 칼슘과 소금 덩어리가 뭉쳐서 가득 차 있고 더 이상 쓸개즙은 들어올 수 없어 간에서 만들어진 쓸개즙이 그대로 담도를 통해서 나가고 있었다. 쓸개는 더 이상 칼슘이나 소금기가 들어오면 감당을 못 하기에 음식물에서 칼슘 성분만 들어오면 위장에서 작업하기 전에 토해냈던 것이다. 그때마다 위만 아픈 것이 아니고 쓸개까지, 간의 반대편인 등쪽 허리, 어깨 안쪽까지 담이 결리고 통증을 호소할 수조차 없이 아팠다. 그래도 다른 사람들보다는 통증을 덜 느끼고 살았다. 병원 의사들마다 간호사들마다 그 통증을 어떻게 참았느냐, 어떻게 참고 있느냐 하는 인사였다. 같은 증세로 입원한 옆 침대 환자들은 병원이 시끄러울 정도로 발악을 한다. 물론 나도 아프다. 그때마다 옛날 남산 중앙정보부에 끌려가 고문당했던 그 경험과 비교하면서 견디어왔다.

그것이 병이었다. 통증이 있으면 참으려 하지 말고 그 통증의 원인을 알아서 통증을 없애는 것이 내가 할 일이다. 그러나 원인 제거는 안 하고 그때마다 땀을 흘려 통증을 완화하였다. 땀을 흘리면 어지간한 병은 통증이 없다. 감기가 걸리면 열이 나고 머리가 아프다. 이때도 땀을 흘리면 안 아프다. 관절염이 쑤셔도 땀을 흘리면 안 아프다. 관절염 환자가 목욕탕이나 한증막 숯가마 갔다 나오면 그때는 안 아프다. 땀을 흘렸기에 그렇다. 담석증도 땀을 흘리고 나면 안 아프다.

나는 병이 나기 어려운 최상의 환경을 갖추고 산다. 우선 집이 시골이라서 공기 맑고 물 맑고 햇빛 충분히 받고 나무 그늘 있고 흙과 함께 자연농으로 산다. 음식도 완전 유기농산물만 먹고 가공식품도 멀리한다. 담배도 안 피우고 군것질도 안한다. 가끔씩은 하지만 환경에 따라 먹어준 척한다. 집도 전통 한식집이고 온돌방에 나무 때고 산다. 옷도 화학섬유는 멀리하지만 섞여 있는 섬유는 할 수 없이 입는다. 그것은 헌 옷을 입고 살기에 그렇다. 그러나 속옷은 면직류다.

밖으로 나돌아 다녀도 그렇다. 이번 8월 달은 건강교실이 네 번 있다. 3박 4일, 2박 3일 모두 합해서 16일이다. 건강교실 교육 기간에는 매일같이 숯가마를 가든 찜질방을 가든 목욕탕을 간다. 다녀와서 아침은 해독제인 녹두죽을 먹는다. 그 외에도 가는 곳마다 내 환경에 맞추어서 유기농 식사를 찾아 대접해준다. 유기농 식당이 없으면 그런대로 우리 음식에 가까운 식사를 대접받는다. 잠자리도 그런대로 자연 환경에 맞추어서 자고 다닐 수 있다. 여기서 병이 나면 고칠 수가 없는 것이다. 어지간한 병은 내가 스스로 고쳐가면서 살고 있다.

이때 병이 나면 어떻게 할까 하는 고민을 늘 해왔고 지금도 하면서 살고 있다. 생각마저도 고민하고 살기보다는 언제나 긍정적으로 살려고 노력한다. 어릴 적부터 교회를 다녀서 하느님 말씀 예수님 말씀 줄줄 외웠고 나름대로 실천해왔다. 중동이나 유럽이나 서양의 신앙도 받아들였으나 인도나 중국에서 믿어왔던 불교나 유교에서 바로 살아온 성현들의 말씀도 수시로 익혀왔다. 팔만사천대장경이나 사서삼경도 읽었고 그 경문 읽고 실천한 성현들의 말씀도 읽었기에, 그들같이 살 수는 없으나 그처럼 살려고 노력만 해도 마음은 편하다. 그렇다고 해서 언제나 즐겁게 기쁘게 살지는 못한다. 그러나 내 가정사가 다른 사람 가정사처럼 복잡하지는 않고, 크게 사고 치고 속 썩이는 가족은 없어서 다른 이들보다 큰 고민은 없다. 정신적으로 병을 불러들일 만한 가족이 없다. 이처럼 주어진 환경, 만들어진 환경에서는 병이 나기가 어렵다.

사바세계에는 생로병사와 희로애락이 있다. 그러나 희와 락이 많은 것이 아니라 로와 애가 언제나 60퍼센트다. 희와 락이 4이고 로와 애가 6이란다. 6:4다. 사바세계라서 그렇단다. 그러나 나는 반대다. 희와 락이 6이고 로와 애가 4다. 그래서 행복하다. 불행은 없을 수 없다. 사바세계이기에 그렇다. 내가 6:4가 아니고 4:6인 것은 불교인이 아니어서 그렇지 않나 하는 생각도 해본다. 아무튼 여기서 병이 나면 고칠 수 없다.

잠 못 자는 세상

옛날에는 아이들더러 일찍 자고 일찍 일어나라는 이야기를 수없이 해왔다. 지금은 공부하고 자라고 오히려 잠을 못 자도록 어른들이 더 설친다. 내가 누누이 이르는 말이다. 술은 술시에 먹고, 잠은 자시子時에 자자. 자시는 밤 열두 시가 아니고 열한 시부터 새벽 한 시까지다. 어릴 적에 다석 유영모 선생께 사람이 두 시간만 자면 생명에 지장이 없고, 네 시간만 자면 건강에 지장이 없다고 배워왔다. 그렇다면 오늘부터 새벽 두 시에 자고 여섯 시에 일어나야겠다고 꼭 네 시간을 잔다면 병이 난다. 밤 열시부터 새벽 두 시까지 잘 수 있어야 병이 나지 않는다.

스님들은 새벽 예불이 있다. 새벽 예불에 참여하려면 일찍 자야 한다. 대중 생활에서 벗어난 선승들은 잠자는 시간이 자유로우나 학승들은 일찍 자고 새벽 예불에 참여해야 한다. 스님들은 계를 받기 전 최소 3년 이상 대중 생활을 하고 나서 승려가 되기 때문에 새벽에 일어나는 데 적응을 잘할 수 있다.

문제는 목회자들이다. 목회자들은 새벽 기도회를 해야 한다. 네 시에 새벽 기도회를 하려면 아무리 늦어도 열두 시 이전에 자야 된다. 아니면 밤 열 시에는 자야 새벽 기도회를 마치고도 피곤하지 않다. 목회자나 평신도나 네 시에 새벽 기도회에 같이 참석한다. 끝나고 나서 교인들은 일터로 나간다. 목회자 부부는 또다시 들어와 잠을 잔다. 같은 시간에 일어났는데 왜 교인들은 일터로 가고 목회자들은 다시 자야 되는지, 원인은 간단하다. 교인들은 밤 여덟 시부터 잠자리에 든다. 늦어도 열 시에는 잔다. 그러나 목회자들은 아니다. 자정 넘어야 잠자리에 든다. 그것은 신학교에서부터 시험공부하느라고 일찍 잘 수가 없었기 때문이다. 신학교 생활 6~7년, 고등학교 3년, 10년 동안 열두 시 넘어 잠자는 습관 들인 것이 목사 안수를 받았다고 고쳐지지 않는다.

아무 때라도 졸리면 자고 깨어나 활동하면 되지 않겠느냐는 생각들을 하겠으나 자시를 표준으로 해서 두 시간 전후, 즉 밤 열 시부터 새벽 두 시까지 네 시간을 자야만 피로가 제일 잘 풀리도록 우주 궤도가 되어 있다. 하늘의 도가 바꾸어질 수 없이 사계절이 있고 열두 달이 있고 연월일시와 낮과 밤이 있어, 낮에 활동하고 밤에는 잠자도록 되어 있다. 모든 동식물이 잠을 자야만 건강을 지켜 나가게 되어 있다. 사람은 야행성 동물이 아니다. 밤에 자야 되는데 한밤중에만은 꼭 자야 건강을 지킬 수 있다. 열 시부터 두 시, 이 시간에 자주지 않으면 훨씬 더 많은 시간을 자야 한다. 밤 열두 시를 넘어서 자게 되면 여섯 시간 이상 자야만 피로를 풀 수 있다. 그러고도 낮에 온종일 피곤하다. 이 피곤이 계속되면 병이 난다.

휴대전화를 비싼 것으로 교체했다. 내가 한 것이 아니고 어떤 사람이 사주고 요금까지 내준다. 전화기에 카카오톡이라는 난이 있다. 내 전화번호를 알고 있는 이들한테서 수시로 연락이 온다. '카톡' 하고 앙증맞은 소리가 난다. 이곳을 검색해보면 다른 언론에서 알 수 없는 좋은 소식이 많이 온다. 내가 알지 못했던 상식도 있고 지금 서울 어느 곳에서 무슨 일이 있는지 사진으로도 오고 참 좋은 세상이다. 더러는 나쁜 소식도 있고 욕도 많이 온다. 급한 환자들의 생사를 가르는 상담 요청이 오기도 한다. 이러한 상담은 주로 밤 열두 시 넘어서 온다. 너무나 많이 온다.

며칠 전 일이었다. 카카오톡은 밤 열두 시를 모른다. 열두 시, 두 시, 세 시, 밤낮이 없다. 무슨 급한 문자도 아니다. 잡담도 있고 아무 뜻도 없는 그림도 있다. 그 신호가 올 적마다 잠이 깬다. 새벽 한 시 삼십사 분에 신호가 울려 확인해보니 알 수 없는 그림만 뜬다. 곧 답을 했다. "황XX 씨, 11시 넘으면 자시예요. 카톡 올 때마다 그 소리에 잠이 깨요. 다음에는 욕 나가요." "임 선생님, 무슨 오해가 있는데 저는 문자를 보내지 않았어요." "아, 죄송합니다. 그곳이 미국인 줄 모르고 그랬어요. 미안합니다." "아, 제가 실수로 잘못 보냈어요. 사과드립니다." "괜찮아요. 이런 인연으로 연락 주고받을 수 있어서요." "참고로 말씀드리는데 소리 나지 않는 기능이 있어요." "내 나이 70세입니다. 그런 기능 있어도 사용할 줄 몰라요. 또 그런 기능 있어도 급한 연락이 오면 잠이 깨야 돼요." 이런 대화를 하느라 30분이 갔다. 그래도 내가 보낸 문자가 효력은 있었다. 어떤 이가 민주시민들은 밤 열두 시부터 여섯 시까지는 카톡을 비워두어야 된다고 문자를 넣어주니 지금은 조용하다. 아직도 고칠 것이 있다. 열두 시부터가 아니고 열한 시부터 여섯 시까지로 해야 한다. 물론 긴급한 문자는 아무 때라도 보내야 한다.

지금 열두 시 사십육 분에 문자가 왔다. 내용을 보자. "지혜로 보는 참전계경 366사 중 제39사 응천은? 천지에 순응하여 정성을 기름. 하늘에서 환란을 주시더라도 달게 받으며 매사에 정성을 어기지 말고 하늘에서 길하고 상서로운 일을 주시더라도 오히려 두렵게 생각하며 매사에 정성을 게을리하지 말아야 하느니라. 환란이란 무성의하는 사람에게 돌아간 것이요 길하고 상서로운 일이란 한결같이 정성스러운 사람에게 내리는 것이니라. 천지에 순응하여 정성을 기르면 환란은 가고 좋은 일만이 생기느니라."

이 같은 문구를 자기가 아는 지인들 모두 종일 열심히 일하고 피곤해서 잠드는 시간에 그냥 날린다. 이것은 지혜로 보는 『참전계경』이 아니고 미련히 보는 『참전계경』이다. 천리에 순응하려면 밤에 잠자고 새벽 네 시에 보냈어야 할 글이다. 이 글을 보내신 이 아무개 씨는 새벽 네 시에 못 일어나고 여섯 시 아니면 여덟 시에 일어날 사람이다. 이 글을 보낸 분은 내가 꼭 답을 할 것이다. 잠자는 버릇 먼저 고치고 경문 읽으시라고.

물론 예외가 있을 수 있다. 우리 이웃마을에 무당이 이사 왔다. 무슨 이야기를 하다가 밤 열두 시가 넘었는데, 그 시간이 기도하는 시간이란다. 매일같이 제자들과 밤 열두 시부터 한 시간 반 동안 기도한다고 한다. 이처럼 신접한 이들은 예외일 수도 있다.

절친한 의사 부부가 있다. 아이들 고등학교가 달라 따로 살게 되었다. 딸은 엄마와, 아들은 아빠와 같이 산다. 고등학생 아이를 집에 둔 아버지는 곧장 집으로 퇴근을 해야 한다. 아들은 공부를 하지만 아버지 혼자서 텔레비전 보다가 심심해서 포도주 생각이 난다. 혼자 마시자니 너무 심심하고 아들 불러 포도주 한잔하자고 같이 마신다. 이 녀석이 한 잔만 마시지 않고 두 잔, 석 잔 마신다. 그러곤 자기 방으로 가서 공부할 줄 알았는데 그냥 잔다. 새벽에 일찍 일어나겠지 했으나 그냥 잔다. 학교는 제 시간에 간다. 이 녀석 대학은 물론 떨어질 테니 재수할 때는 술 주지 말아야지 하고 벼르고 있었으나 원하는 대학에 우수한 점수로 합격한다. 너 술만 먹고 어떻게 대학에 갔느냐고 물으니 "학교 가면 수업시간에 모두 자고 선생님하고 저하고 둘이서만 수업을 해요. 대학 입학시험 문제는 학원보다 학교에서 가르쳐준 대로 나와요" 하더란다.

해마다 대학 시험 끝나고 기자들이 수석 합격자 찾아 대담하는 것 보면 공통점이 있다. 잠잘 것 다 잤다고 한다. 모두가 지어낸 말 같지만 그게 정답이다. 제 시간에 잠을 안 자면 공부가 되지를 않는다. 어지럽고 머리도 아프고 제정신이 아니고, 부모 정신이다. 제정신이어야 시험을 잘 치르지 부모 정신 가지고는 대학 졸업한 뒤 자기가 어느 과를 나왔는지도 모른다. 학생들 공부 못해도 일찍 재우자. 공부 잘해서 병나는 것보다 공부 못하고 건강하게 사는 편이 더 좋다.

이제는 수능 시험 이야기다. 꼭 수능 시험 날은 추워야 한다. 1개월을 당겨봐도 춥기는 마찬가지다. 천기에 순응한 것이 아니고 인기가 모여 천기를 움직이는 것이다. 수능 시험이 하늘을 순응하도록 역으로 바꾼 날이다. 왜 수능 시험 날에는 공무원들과 회사원들 출근 시간을 늦추어야 하는가. 시험 시간을 한 시간 앞당기든지 아니면 한 시간 늦추면 간단한 것 가지고 온 나라가 들썩인다. 두 시간 늦춰도 아무 상관이 없다. 아니, 저녁 여섯 시나 일곱 시부터 시험 치르는 것이 더 좋다. 그 학생들은 일곱 시부터 새벽 한 시까지가 공부하는 시간이었다. 오히려 일과 시간에 시험 치는 것이 더 졸릴 수도 있다.

지난번에 학교 등교 시간을 아홉 시에서 아홉 시 반으로 늦추어 시험 등교하게 해보고 바꾸자는 것이 논란이 되었다. 등교 시간을 오히려 여덟 시로 당겨야 한다. 정신 맑은 아침에 공부해야지 늦으면 늦을수록 정신이 혼미해진다. 내 생각에는 다섯 시나 여섯 시부터 시작하면 공부가 더 잘 될 것 같다. 아니 새벽 두세 시에 더 잘된다.

늦추고 늦추다 보니 이제는 군인들 아침 기상시간마저 30분 늦추고 있다. 그도 그럴 것이 지금 군 생활하고 있는 병사들, 그리고 장교 지휘관 장성들까지 밤늦게 공부하고 새벽에 잠자면서 자라온 이들이다. 지금 학교 등교시간 늦추자는 것은 학생들보다는 그들을 가르치는 선생들이 그처럼 밤과 낮을 바꾸어 살아온 세대이기 때문이다. 공무원 출근 시간은 원래 여덟 시였다. 언제부터인지 아홉 시로 되었다. 시내버스도 옛날에는 새벽 네 시부터 운행했었다. 시외버스 아침 첫차도 슬슬 늦어져간다. 꼭 새벽에 활동하자는 것은 아니다. 해 뜨면 일어나고 밤에 잠자자는 이야기다.

예외로 잠이 오지 않아서 잘 수 없는 병이 있다. 실은 불면증은 없다고 생각하지만 불면증이 있다면 이 역시 잠자는 시간을 어겨서 온 것이다. 네 시간 자면 건강에 이상이 없는데 불면증 환자들 보면 네 시간은 잔다. 다만 자는 시간이 불규칙적이어서 그렇지 틈틈이 잔다. 어떤 이는 코 골고 자고 나서도 금방 잤지 않느냐고 물으면 한잠도 못 잤다고 한다. 불면증 환자더러 3일만 자지 말고 견디어보라고 하면 3일을 안자고 견디어 낸 사람은 없다. 잠이 안 와도 밤 열 시 되면 불 끄고 누워 있으면 된다. 잠은 안 잤어도 몸은 쉬고 있으니 괜찮다. 불면증 환자들은 밤 열한 시에 한 시간씩 명상을 해보든지 기도를 해보시라. 못 이기고 졸 것이다. 열한 시 넘어서 『성경』이나 불경을 보면 잘 수 있다.

새벽 두 시, 세 시에 불면증 환자들에게서 전화가 온다. 이때 목욕하고 물 마시라고 하면 모두 잔다. 불면증은 자극성 있는 음식 안 먹고 싱겁게 먹으면 고쳐진다. 몸이 차도 불면증이 온다. 몸이 차면 땀이 나지 않아 땀으로 염분이나 자극성 물질이 빠져나가지 않기 때문에 신장이 고생을 하면서 생긴 증세다.

어려운 일이 있거나 근심거리 있으면 잠을 설치는 것은 당연하다. 나 역시 그렇다. 그래도 하루 이틀 지나면 그냥 잔다. 부모가 죽어도 자고 부부간에 한 사람 죽어도 초상집에서 잔다. 심지어 자녀들이 죽어도 울다 자고, 자다가 운다. 결국에는 잠들고 만다. 깊이 자다 깨어나지 못한 것이 죽음이다.

지금 사는 세상이 잠자는 세상이고, 꿈속에서 살고 있는 세상이고, 이 세상이 끝이 나면 잠에서 깨어나 새 세상을 산다고 믿고 있는 이들이 있다. 나 또한 그렇게 믿고 싶다.

수맥이란

　수맥 하면 한동안 가톨릭 신부님들이 시작한 것처럼 알려졌다. 노량진 성당 임웅숭 신부님과 마산교구 이종창 신부님이 잘 알려져 있다. 지금은 너도나도 수없이 많아졌으나 그 신부님들은 불란서 신부님께 전수받았다고 주장하신다. 가톨릭이 한국에 왔기에 수맥 찾는 법이 개발되었다는 인식을 무의식중에 나타내신다. 불란서 신부님 태어나기 전, 아니 예수님 탄생하기 전, 모세가 반석 치기 전, 우리나라에 물 찾는 법이 있었다.

　내 어릴 적에도 물 찾는 감각 가지고 물 파고 다니는 사람을 보았다. 군에 있을 때는 화천 사창리의 감리교회 목사 사모님이 달밤에 대야에 물을 떠가지고 다니다 별이 비치는 곳이 수맥이라고 하시며 높은 언덕 위에서 물을 찾아내신다. 찾는 방법이 달라서 그렇지 우리나라에서도 지하수다 찾아냈었다. 물론 두 신부님들은 불란서 신부님께 배우셨고, 나는 불꺼진 귀신애비(神父)가 아닌 사람아비께 배웠다.

　나는 기독교인이라서 옛 『성경』 읽고 수맥의 역사를 찾아낼 수 있었다. 아브라함부터 보자. 사막에서 광야에서 유목민들은 지하수를 찾을 수 있어야 소나 양을 기를 수 있다. 물 찾는 기술이 있으면 종을 두고 잘살 수 있다. 아브라함에게는 물길 찾는 기술이라기보다는 감각이 있어서 번창해 나갔다. 조카 역시 양 떼를 나누어서 기르고 있었다. 그러다가 양 떼가 많아지니 물이 부족하다. 종들끼리 싸운다. 어른인 아브라함은 조카더러 "우리 헤어지자. 네가 동으로 가면 나는 서로 가고. 네가 먼저 자리를 선택해라" 말하고 갈라선다. 아브라함은 물 찾는 감각이 있어 자신 있게 조카에게 선택권을 준 것이다. 조카는 물 찾는 감각이 아브라함보다는 낮다. 경륜이 아직 적어서 낮을 수밖에 없다. 또 기도 많이 하고 사는 아브라함을 따라갈 수가 없다. 그렇지 않으면 우리 서로 양 떼 줄이고 우물을 나누어서 선 긋고 살자고 했을 것 같다.

유목민인 이삭 역시 대를 이어 물을 찾을 수 있었고, 야곱도 3대째 유목을 하다 보니 아버지 이삭이 봉한 우물을 다시 찾아내서 쓰기도 했다. 야곱은 도망가서 똑같은 유목민인 외삼촌 밑에서 더더욱 감각이 늘어나게 되었다. 야곱은 아들 열한 명도 유목민이었는데 그중 요셉에게는 일을 안 시키고 집 안에서 끼고 살다가 형들에게 빵 갖다주라고 하여 쓰다 말라버린 우물에 갇히게도 만들었다. 그러다가 온 가족이 요셉 따라 이집트로 가서 살면서 유목 생활이 끝났다.

후대에 모세가 궁궐에서 도망 나와 광야 생활을 하면서 지하수 찾는 감각을 익히기 시작한다. 반석을 치면 물이 나오는 곳을 알아내는 감각도 40년 광야 생활에서 살려낸 것이다. 모세가 궁궐에서만 지냈으면 그런 걸 알 도리가 없었을 것이다.

모세가 반석을 쳐서 물 나온 곳을 가보았다. 관광 안내하는 여성이 사막을 계속해서 달려가도 몇 시간 걸리는 거리라 말하였다. 그래서 나는 아예 자고 있었다. 자다가 잠을 깨서 가이드보다 먼저 말하였다. "자, 모두 일어나셔요. 반석을 쳐서 물이 나왔다는 곳을 알려 드리겠습니다. 좌측으로 보이는 곳입니다." "언제 와 보셨어요?" "아니요. 처음 길입니다." "어떻게 아셔요?" "사막에서 숲이 보이는 곳이 저기요." 가서 보니 물이 솟아나고 있는 것이 아니고 회오리바람 탓에 모래가 덮여 있어 찾을 수 없었다. 나는 감각으로 수맥을 아는지라 미리 모래 위에 금을 그어놓았다. 같은 일행 전부에게 버드나무 가지를 들고 걸어가도록 했다. 모두가 한결같이 내가 미리 표시해둔 곳에서 나뭇가지가 쏠린다. "여기를 파면 물이 있어요" 하면서 손으로 모래를 파내니, 물이 고여 있었다. 관광 안내하는 이더러 앞으로는 이런 식으로 물을 찾아서 안내하도록 가르쳐주었다.

다음 일정으로 실로암 우물을 찾아간다고 한다. 먼저 감람산으로 갔다. 안내하는 목사더러 가르쳐주지 말라고 했다. 내가 지형을 보고 알아내겠다고 하고서 언덕 밑에 있는 실로암 우물을 멀리서 알아냈다.

이제는 갈릴리 호수 이야기다. 강 세 개가 모여서 갈릴리 호수를 이루고 그 물이 요단강으로 흐른다. 그날 가이드가 관광 안내가 끝나고 숙소로 가면서 나를 따로 자기 집에 데리고 간다. 가면서 "이곳에 물 있어요?" 한다. "없어요!" "여기는요?" "없어요." "여기는요" "있어요!" 이렇게 나와 가이드는 예루살렘 곳곳에 물 있는 곳, 없는 곳을 밤에 다니며 알아냈다. 집에 돌아가서 된장국을 대접받았다. 나는 된장국 대접받은 값으로 이렇게 말하고 가이드와 작별하였다. "어제 안내 잘못 했어요. 강이 세 개 모여 갈릴리 호수를 이루고 그 물이 좁은 요단강으로 흐르면 물이 이끼가 끼고 썩어야 하는데, 그럼에도 불구하고 호수물이 맑은 것은 호수에서 엄청난 지하수가 솟아나고 있기 때문이에요."

다음 날 차를 타고 다른 곳으로 떠나기 전 가이드가 일행에게 말하였다. "어제 내가 안내 잘못 했어요. 임 목사님 말씀에 의하면 갈릴리 호수에 엄청난 지하수가 솟아나고 있다고 합니다"라면서 나를 아예 앞자리에 앉게 하고서 이스라엘 전체의 지형을 설명하도록 하였다. 떠날 때 사례비로 모아 건네준 돈 봉투를 나에게 주면서 말한다. "이번 안내는 임 목사님이 하셨으니…, 돈 세어보지도 않았어요." 나 역시 세어보지도 않고 받아서 여행 경비에 보태 쓰고 남겨놓았다. 돈 받지 말라는 규칙 아닌 규칙을 어겼으나 여비는 받아도 된다고 했으니 받았다. 그러나 여비로는 아주 모자란 돈이었다.

지하수가 형성된 것은 지진 때문이다. 우리나라에 하루에 한 번씩 지진이 난다. 강진이 아니고 약진이기에 모르고 넘어간다. 이 지진을 강한 수맥에서 느낄 수 있다. 시계 중에서 제일 정확한 시계가 해시계다. 나침반 그림자가 북으로 왔을 때가 낮 열두 시다. 각 나라마다 시차가 있다. 큰 나라는 자기 나라에서도 시차를 각각 둔다. 자기 나라 정오 맞추느라 차이를 두는 것이다. 그다음 정확한 시계가 있다. 그것은 지진이 같은 시간에 나고 있다는 것이다. 이것을 어떻게 알게 됐는지를 설명하려고 한다.

해남에서 수맥에 대한 강의가 있었다. 40년 전이다. 강의 끝나고 질문 시간에 어떤 청년이 "우리 집에는 쿵덕쿵덕 방아 찧는 소리가 나요." "꼭 같은 시간에 나지요?" "예, 새벽 두 시에 나요. 친구들이 들어보려고 오기도 해요." "그럼, 가봅시다." 강의 끝나고 승합차 승용차 다 모여 타고 그 집으로 갔다. "우리 집이요…" 내가 그의 말을 끊었다. "설명하지 마셔요. 내가 알아낼 테니." 내가 나뭇가지를 꺾어서 수맥을 찾아보니 광으로 수맥이 지나온다. "광에서 나지요?" "네." "그럼, 재미있게 들으셔요. 수맥이 방으로 지나면 피해가 있으나 광으로 지나니 상관없어요. 앞으로는 소리 나는 시간에 시계를 맞추셔요."

이 일을 겪고 나서 그 경험은 나에게 지진이 매일 난다는 것을 알도록 해주었다. 같은 시간에 난다는 것은 어느 누구에게 배운 바도 들은 바도 없다. 어떠한 지질학자들의 문헌도 없다. 혹 있다 해도 읽어본 바도 없다. 다만 내가 강의 도중 갑자기 느낀 추측일 뿐이다. 이 추측을 여러 곳에서 시험해보았다.

포천 수목원 옆에 직동교회가 있다. 지하수가 없어 무척 어려움을 겪고 있었다. 담임 목사와 장로들이 강원도 우리 집을 찾아와서 수맥을 찾아 달라는 부탁을 한다. 아무리 바빠도 가라는 명령 같은 규칙에 의해서 찾아갔다. 수맥은 있으나 업자들이 찾지를 못한다. 수맥을 찾아 표시해주니 아예 시공업자까지 정해달라고 한다. 시공업자를 데리고 가니 5일 정도 부흥회가 있을 때다. 그럼 5일 동안 부흥회를 하면서 물 파는 데 간섭을 하라고 한다. 날짜 맞추어 5일째인 금요일에 지하수가 솟아나서 물이 해결됐다.

집회 도중에 오후에는 강의가 없어 집집마다 돌아다니면서 집터도 봐주고 논 물자리도 봐주고 바쁘게 다녔다. 그곳 장로 집을 먼저 갔다. 응접실에 앉아 있는데 내가 앉은 자리에서 강한 수맥을 느꼈다. 보통 강한 수맥이 아니었다. 이 정도면 집에서 소리가 날 정도였다. 주인에게 묻지도 않고 말하였다. "이 집에 소리가 납니다." "어디서요?" "바로 내 머리 위 천정에서요." "네, 거기서 소리 나요." "꼭 같은 시간에 나지요?" "네, 오후 두 시경에요." "앞으로는 그 시간 정해놓고 시계를 맞추셔요." 그 집 천정은 해남과는 다르다. 해남은 한옥 집이고 광이기에 마루 판자가 지진에 의해 움직이면서 났고, 포천은 벽돌집이라서 벽돌이 움직인 데서는 소리가 안 나고 천정의 합판에서 소리가 난 것이다.

남원 대산면에서 있었던 일이다. 집터를 둘러보니 강한 수맥이 지나간다. "이 집에 소리 나지요?" "예. 어데서 나나요?" "저쪽 방." "예, 맞아요." 그 집은 그 방에서 잠을 자면 피해가 오는 집이다. 그 방을 사용하지 말고 그냥 물건 넣어두는 방으로 쓰라고 했다. 여기는 오후 다섯 시경에 소리가 난다고 한다.

또 있다. 괴산 소수면에서 있던 일이다. 80세 넘으신 노인이 집에서 소리가 안 났었는데 요즈음 매일같이 소리가 난다고 한다. 찾아가보니 마루 전체에 유리문 공사를 하고 나서 요란하게 나는 소리였다. 유리문들이 없을 때는 모르고 지내다가 유리문을 여러 짝 달고 나니 들리는 소리였다. 할아버지더러 "이곳은 잠자리가 아니니 그냥 재미있게 들으셔요" 했다. "소리 나는 집은 망한다는데 내가 집안 망하는 꼴 보고 죽을 것 같았는데 해결해줘서 고맙소."

내가 지하수를 찾을 수 있게 된 것은 45년 전, 30대 때부터다. 덕소에 사시는 안태호 형님께 잠깐 배웠다. 그 형님은 이종창 신부님이 물 찾는 것을 보기만 하고 실천해보니 물길을 찾을 수 있었다고 한다. 스승에게 배운 것이 아니고 구경하다 전문가가 된 것이다. 우리 집에 물이 없어 물을 찾아주시라고 부탁을 드렸다. 내가 생각하는 반대편에서 물길을 찾아내신다. 버드나무 가지를 잡고 걸어가다가 물길이 있으면 나뭇가지가 땅으로 떨어지는 것이다. 나도 그 형님처럼 해보고서 버드나무가 쏠려 떨어진 쪽에다 몇 군데 금을 그어두었다. "형님, 나도 좀 배울 수 있을까요?" "아우는 안 돼. 몸에 살이 좀 있어 둔하게 생겼어." "그럼, 여기서 걸어가면서 수맥이 있는 곳에 금을 그어주셔요." 그리고 걸어가다가 버드나무 가지가 이상이 있으면 금을 긋고 지나가는데 내가 미리 그어놓은 곳에 같이 긋게 되었다. "어? 배울 수 있겠는데?" 그러더니 나뭇가지 잡는 요령을 가르쳐주시고 추 잡는 방법을 설명해주신다. 아주 간단하다. 이것이 내가 수맥을 찾게 된 사연 전부다.

그 형님이 내건 조건이 있다. 첫째, 돈 받지 마라. 둘째, 남이 먹고 있는 물 빼앗지 마라. 셋째, 아무리 바빠도 부탁하면 언제든지 어디든지 가라. 이렇게 할 수 있어야 한다는 것이다. 쉬운 것 같으나 쉬운 일이 아니다. "형님은 재산이 있어서 가능하지만 저는 여비가 없으면 움직일 수가 없어요." "그럼 아우는 여비 정도는 받아도 돼. 그러나 돈 벌려고 찾아다니지는 마. 하느님이 특별히 주신 기술을 돈 버는 데 쓰지 말아야 돼." 그 형님은 어디를 가든 돈 받지 않고 다닌다. 같이 가서 온천을 찾아내고도 여비 정도 주면 나에게 주고 형님은 받지 않으신다.

돈 받지 않고 다니기는 너무 힘들다. 구미까지 가서 온천을 찾아주었는데, 먹고 자는 것만 해결해주고 돈을 안 준다. 그래도 다음에 부탁하면 또 가서 도와준다. 수맥을 알고 나면 돈 벌기 쉽다. 내가 찾아준 온천 땅값이 평당 500만 원씩 한다. 물길 찾아가면 땅값이 싼 곳에서 지하수가 시작된다. 그곳 주인 만나서 이곳에서 온천수 나오면 얼마 줄 거냐고 흥정한다. 물을 파고 나서 돈을 준다. 내가 아는 업자 시켜 파고 나서 온천수 나오면 1억~2억 받을 수 있다. 이런 짓 하지 말라는 것이다. 그 형님 교회 안 다닌다. 그래도 나에게 부탁하는 말, 말이 아니고 말씀이 하느님이 특별히 주는 기술이란다.

지금은 지하수 파는 업자들이 많으나 몇십 년 전에는 적었다. 업자들이 맡아놓은 일거리가 수없이 많아서 몇십 곳을 한 번에 다 정해준다. 그때마다 1공에 얼마씩 돈을 정하라고 한다. 1공에 100만 원씩 20공이면 2천만 원, 30공이면 3천만 원, 이런 짓 하지 말라는 것이다. 1공에 100만 원씩 정해놓고 찾아다니는 이들도 있다. 이건 아니다. 옛 선비들은 이러지 않았다. 남이 먹고 쓰고 있는 물 빼앗지 마라! 내가 빼앗아도 안 되고 남에게 빼앗아서 도와주어도 안 된다.

어떤 때는 안타까운 일들이 많다. 뻔히 이 집으로 지하수가 지나가지만 아랫집에서는 물 잘 쓰고 있으나 이곳에는 물이 없다. 이곳을 시추하면 아랫집은 물이 마르고, 윗집은 잘 쓸 수가 있다. 그래도 그곳 수맥을 찾아서 차단시키면 안 된다. 윗집 주인에게 가르쳐줘서도 안 된다. 그냥 모르는 척하고 지나가야 한다.

기흥에 농협물류 어쩌고 하는 곳이 있다. 땅은 넓어도 물이 없었다. 국방부 탐지기도 다녀가고 건설부 헬리콥터도 뜨고, 그래도 안 된다고 한다. 땅을 사도 물 없는 곳만 골라서 샀다. 바로 경계 지나면 물이 많다. 얼마쯤 필요하냐고 하니, 300톤이면 된다고 한다. 세 곳을 찾아서 300톤 쓰도록 도와주었다. 이천에 골프장이 있다. 물이 없다고 해서 가보았더니 역시 없는 곳만 골라서 샀다. 남의 땅이지만 물 있는 곳을 지정해주니 돈이 있어 비싼 값 주고 사서 해결했다. 이것은 내 잘못이고 죄짓는 일이다. 용서를 바라면서 글을 쓴다.

서울에 있는 4층 건물의 큰 교회다. 지방에 터를 샀으나 역시 물 없는 곳만 골라서 샀다. 경계선 바로 밖에는 물이 너무 많다. 이런 곳은 시추기만 조금 기울여서 파면 된다. 시추기 각도 눈금 하나만 틀어도 된다. 이런 식으로 해서 해결해주었다. 물론 그곳 남의 땅에 물이 모자라면 이것은 천벌을 받을 짓거리다. 그러나 그곳은 어떠한 시설을 한다 해도 물이 모자란 곳이 아니다. 그냥 주인 몰래 훔쳐다 쓰고 있을 뿐이다. 땅에 금을 긋고 사는 것은 하나님 뜻도 아니고 부처님 뜻도 아니다. 물론 짐승들도 영역은 있으나 금 긋고 사는 것은 사람이라는 동물뿐이다.

물길이 달라질 수도 있다. 잘 나왔던 지하수가 갑자기 안 나오는 수가 있다. 이것은 지진에 의한 것이다. 또 수맥이 오고 있는 곳에서는 다른 사람이 지하수를 파도 안 나온다는 이야기를 지금은 죽고 없는 친구 윤명 노한테 들은 적이 있다.

고령 쌍림면에서 온 마을이 딸기 재배를 하고 있었다. 논마다 밭마다 어느 집이 지하수를 파면 옆집이 안 나온다. 또 들판 어디나 6미터 파면 나왔는데 한 집에서 12미터 파니 6미터 파서 쓰던 지하수가 안 나오고 있었다. 그 마을에서 며칠간 머물며 물길 정리해주었다. 그리고 만약에 한 사람이 대공으로 몇십 미터 시추를 하려 하면 말려야 한다고, 절대로 대형 시추기는 오지 못하게 하도록 일러주었다. 그래도 어기고 판다면 내가 그 사람의 물길을 차단해서 못 쓰게 하는 방법이 있다고 일러주었다.

안성 농협연수원에서의 일이다. 여기는 물이 없어서가 아니고 넘쳐서 문제다. 하필 지하 보일러실에 물이 찬다. 양수기 두 대로 뿜어내도 안 되고, 일류 기술자 불러 방수를 하고 보니 계단에서 터지고, 비 오는 날이면 날씨만 흐려도 교육을 하다가 돌아가고는 한단다. 마당으로부터 20미터 밖에서 시추를 하니 물길이 잡혔다. 그 교육원은 지하수를 몇 킬로미터 떨어진 남의 땅에서 빌려 쓰고 있어서 지하수까지 해결해주었다. 돈 얼마 받았느냐고 궁금해할까 봐서 밝힌다. 안 줘서 안 받았다. 다른 대접은 잘 받았다.

방송영상제작소는 지하 4층으로 내려가 시추해서 물길을 차단시켜주었다. 3층 건물에 있는 보광중앙교회는 지하실을 식당으로 쓰려는데 물이 많이 나서 쓸 수가 없다고 한다. 물길을 잡으려 해도 남의 땅이라서 장비가 들어갈 수가 없다. 물길이 지하를 거쳐 오는 교회 마당에다 시추를 해서 뽑아내면 될 것 같아서 시도해보았다. 지금은 기계들이 성능이 좋아서 잠깐 파지만 그때는 오래 걸린다. 이틀째 되는 날, 주민들이 시끄럽다고 하여 그냥 철수하고 말았다. 그때는 허가 사항이 아니라서 다행이었다. 지금 같으면 허가를 신청할 수 없다. 그래도 물길은 잡혀서 식당을 운영하고 있다.

몇 년 후 찾아가니 마당의 지하수를 사용하지 않고 있다. 그 물을 양수기로 뽑어서 식수로 사용하고 일요일마다 교인들 두 통씩 떠가게 하라고 했다. 사례비 얼마 받았느냐고? 그때는 안 받고 저축해두었다. 지난해 말 담임 목사 정년퇴임 한다기에 우리 사랑방교회 선교비 후원하라고 부탁해서 매월 선교비가 오고 있다.

산맥이 정기다

군가뿐이 아니고 각 학교 교가마다 산의 정기를 받는다. 어느 학교든 이름만 대면 그 학교 교가를 알아낼 수 있다. 무슨 산 정기 받아 학생들은 몸도 튼튼하고 공부도 잘한다는 내용이다. 1절은 대략 그렇고, 2절은 주로 강이 나온다. 이런 교가를 지어 부르면 그 학교 교장은 제명시켜야 마땅하다. 교장과 교사들이 실력이 좋아 공부 잘한다고 해야지 산의 정기 받아 공부 잘한다는 것은 미신이다. 그렇지만 아무도 문제 삼지 않고 부르고 있다.

산마다 능선을 따라 정기가 흐르고 있다. 눈에 보이지 않는 파장이 있다. 이 파장이 보이거나 들리지 않지만 몸으로는 느낄 수 있다. 이 느낌이 예민한 사람이 있고 둔한 사람들이 있으나 누구나가 느낀다. 그 정기, 산맥이 맥을 따라 뻗쳐 있고, 그 맥에서 더운 기운이 뿜어져 나온다. 수맥에서는 찬 기운이 나오고 산맥에서는 더운 기운이 나온다. 이 더운 기운이 나오는 곳에 학교나 집을 지으면 건강을 찾고 유지할 수 있다. 반대로 수맥에 집을 지으면 건강을 유지할 수가 없다. 그 이유는 버드나무가 습한 곳에서 잘 자라고 소나무는 건조한 곳에서 잘 자라는 데서 알 수 있다. 버드나무와 소나무를 바꾸어서 옮겨 심으면 두 나무 다 죽는다.

고추는 건조한 곳에 심어야 잘되고, 미나리는 습한 데서 자란다. 고추와 미나리를 바꾸어 옮겨 심어주면 둘 다 죽는다. 닭하고 오리를 같이 기르면 먹이도 같고 움직임도 비슷하나 잠잘 때 닭은 높은 데 올라가서 자고, 오리는 물가에서 잠을 잔다. 오리와 닭을 바꾸어서 재우면 둘 다 병이 난다. 사람이라는 동물은 습한 곳이나 수맥에서 자면 병이 나게 된다. 물론 체질이 태양 체질이거나, 음 체질이라도 기도를 많이 하면 이겨 나갈 수 있다. 무당을 제외한 종교 지도자들은 이겨낼 수 있고 더 현명한 지도자가 될 수도 있다. 서양에 사는 백인들은 아무 곳에서 생활해도 수맥과 관계없이 지낼 수가 있다. 수맥에서 생활하면 몸이 무겁고 머리도 아프고, 그러다 보면 병이 생기고 공부도 못 한다. 몸이 무거우면 괜한 일에도 짜증이 나고 심술이 난다. 그러다 보면 싸움이 되고 부부 싸움이 잦아지면 이혼까지 가거나 집에 있기 싫어지면서 밖으로 나돌게 되니 가정이 화목할 수가 없다.

집터는 산맥이어야 한다. 산맥도 큰 산줄기와 작은 산줄기가 있는데, 큰 산줄기가 아주 강한 곳은 가정집에는 적합하지 않고 관공서나 학교나 종교 시설의 터로는 좋다. 만약 가정집 터가 된다면 그 산맥은 광이나 대청으로 사용하고 숙소로는 피해야 한다. 주로 관청들이 산맥의 정기를 제대로 받아 지어져 있다. 조선 시대 관아 자리 중에 일제가 침략한 뒤 관공서로 썼고 8·15 이후에는 도청이나 시청이나 군청으로 쓰고 있는 곳이 많다. 관청 정문에서 보면 계단이 있고, 그 관청 정중앙이 산맥이다. 요즈음 새로 지은 도청이나 시청은 산맥 따라 지은 곳을 별로 못 보았다.

우리 이웃 마을 부대의 연대장이 찾아왔다. 부임 후 사고가 자주 난다고 집무실을 살펴봐달라는 부탁이었다. 가서 보니 집무실 책상을 옮기고 나서부터였다. 다시 책상을 산맥에 옮기고 나니 사고가 없어졌다고 찾아 와서 인사를 한다. 지휘관의 집무실은 산맥에 정해야 한다. 지금은 없어 졌으나 우리 지역 27사단은 내가 사단장 지휘부 지을 곳을 정해주어 그 곳에 짓게 되었다. 27사단에 속한 연대마다 연대장 숙소 지을 곳을 다 정 해주기도 했다.

그 무렵 연대장의 이야기다. 자신이 쓰는 숙소를 거쳐간 연대장 중 한 명도 별을 달아본 사람이 없다고 한다. 본인도 기독교인이어서 미신을 안 믿으려 하지만 현실인 것이다. "숙소 뒷산이 급경사고 앞산이 가까이 가로 막고 있지요?" "언제 가보셨어요?" "아니요." "그런데 어떻게 알아요?"

뒷산이 급경사면 급경사 밑은 주로 수맥이고 앞산이 가로막았으면 답답 함을 느끼기 마련이다. 집이 답답하면 괜한 일에도 짜증이 나고 신경질이 나게 된다. 물론 수양이 잘되어 참고 부부 싸움을 안 했어도 인상은 찌그 러져 있다. 그 상태로 출근을 한다. 물론 마음가짐도 잘하고 웃는 얼굴로 출근한다. 그러나 대대장들은 아침 일찍부터 연대장 얼굴 보고 일일 운 수를 내다본다. 연대장이 웃는 모습으로 출근을 했어도 아무래도 기분이 안 좋은 기색에다 억지로 참는 모습까지 읽는다. 그러면 대대장은 중대장 들 집합시켜 지금 연대장께서 무슨 이유인지 몰라도 기분이 안 좋아 있다 고 말한다. 중대장은 소대장들 집합시켜 호통친다. 소대장은 소대원들 모 아놓고 기합 주고 산등을 기고 뛰게 하면서 못살게 군다.

마지막 병사들은 두 가지 특권이 있다. 자살 아니면 탈영이다. 연대장 임기 동안 자살이나 탈영이 여러 건 생기면 진급에서 제외된다. 그 연대 장은 이렇게 과학적인 것을 자신이 미신으로 여겼다고 자인한다. 나는 이 일이 계기가 되어 군부대 강의를 시작했다. 연대뿐 아니라 사단 전 병력

교육을 하게 되었다. 신병교육대는 매주 수요일마다 네 시간씩 4년을 했고, 그 병사들이 우리 집에 모두 다녀갔다.

교회 건물은 주로 산등에 지어져 있어 산맥의 정기를 받는다. 그렇지만 가끔씩 논자리나 수맥에 지어진 교회들이 있다. 괴산에 유명한 교회가 있었다. 그 교회는 목사와 장로, 장로와 제직들, 제직들과 목사 사이에 싸움이 끊이지 않았다. 어느 정도냐 하면 목사가 며칠간 교육을 가고 없을 때 교인들이 이삿짐 차 불러 목사가 쓰는 물건을 모두 싣고 떠나보내려 한다. 나가지 않고 버티려는 목사와 보내려는 교인들 사이에 싸움이 끊이지 않았다. 그 교회에 가보니 교회 자체가 수맥에 있고, 지하실은 아예 물이 고여 있어 사용을 못 하고 있었다. 목사 사택도 수맥, 장로들 집이 모두 수맥이고 전도사의 집, 권사들의 집, 모두가 수맥에 지어져 있었다. 대책이 없어 그냥 전도사에게만 말했는데, 후에 전도사는 그 교회를 떠났다.

사찰은 옛 스님들이 수맥과 산맥을 잘 아셨기에 주로 위치가 제대로 정해져 있다. 사찰 터는 완전 산맥이 아니고 풍수들이 말하는 혈 자리로, 곧 합곡혈合谷穴이다. 침술사들이 말하는 합곡혈은 손가락 엄지와 검지 사이다. 이러한 집터는 산맥도 아니고 수맥도 아니다. 그 혈맥에다 집을 지으면 가정집으로는 적합하지 않다. 그곳은 매일같이 기도를 드려야만 건강하게 살 수 있는 집터다.

탑을 세울 때는 정확히 산맥이 겹친 곳에 세워야 기울지 않는다. 정중앙으로 산맥이 지나고 오른쪽에서 왼쪽으로 대각선, 왼쪽에서 오른쪽으로 대각선이 겹친 곳에 탑을 세워야 한다. 그곳이 주로 대웅전 앞이다. 그 탑을 한 바퀴 돌면 산맥의 기를 여섯 번 받는다. 여기서 아침마다 탑돌이를 하면 그 승려는 그날 하루 사용할 수 있는 정기를 충전해서 가는 곳마다 만나는 사람마다 기를 전달하고 가정 가정마다 찾아가서 어려움을 해결해주기도 한다.

왕릉을 보면 알 수 있다. 왕릉은 주로 산맥이 흐르는 중앙에 정해져 있다. 왕릉 좌우에는 고인돌이 있다. 고인돌마다 왕릉 쪽으로 기울어져 있다. 처음 고인돌을 놓을 때는 평평하게 수평 봐서 놓는다. 그러다 몇십 년, 몇백 년 지나면 왕릉 쪽으로 기울어진다. 산맥 쪽으로 기가 흐르면서 기울어진 것이다. 만약 고인돌 쪽에 탑을 세우면 그 탑은 기울어지기 마련이다. 요즈음 사찰에 탑 세우려는 곳을 정해주러 다니기도 했다. 광주 증심사에 교육차 가서 자게 되었다. 주지 스님 부탁으로 사찰을 둘러보는데, 탑 세 곳이 산맥이 아닌 곳에 서 있었다. 이유인즉 시내에서 공사를 하다가 문화재급인 탑이 나와서 국립공원인 증심사로 옮겨왔으나 산맥을 볼 줄 아는 스님이 안 계셔서 이곳에 세웠다 한다.

산맥이 지나가는 곳에 정문이 나면 종교 시설도 신도들이 많이 온다. 교회는 대개 산맥에 지어져 있으나 도시에는 상가나 주택가에 교회나 사찰이 있다. 이런 곳은 정문이 산맥이 지나는 곳이면 신자들이 많아진다. 우리 지역 사찰 이야기다. 개울 건너에 절이 있고, 절 앞으로는 다리가 놓여 있다. 여기는 정문이 수맥이라서 산맥으로 옮기려면 다리까지 옮겨야 한다. 어쩔 수 없이 이 사찰은 정문을 옮기기 위해 교량까지 철거하고 다시 다리를 놓았다.

음식점도 정문이 바로 나야 손님이 많아진다. 어느 음식점 정문에 이끼가 끼고 보도블록이 철썩거리고 습기가 있으면 들어가기가 싫다. 정문 앞에 습기가 없고 황토 빛이 나고 깨끗해야 식당에 들어가고 싶다. 이런 곳은 음식점 잘된다. 식당 안에 들어가서도 산맥이 흐르는 식탁에 손님들이 먼저 앉는다. 음식점이 아니고 다른 가게도 마찬가지다.

옛날 홍천에 신발 가게가 있었다. 이곳은 출입문이 수맥에 있었다. 출입

문 앞 계단도 수맥에 의해서 금이 가 있었다. 유리문을 옮겨주니 손님들이 많아졌다고 한다. 평화시장은 모든 의류가 새벽 시장에서 마감된다. 낮에는 손님들이 별로 없다. 그래도 가게 문은 열어야 한다. 그때는 손님들은 뜸하고 주인들만 가게마다 지키고 있다. 심심하니 한곳으로 모인다. 모이는 가게가 정해진다. 서로 어디로 모이자는 약속이 없어도 자연스럽게 그 가게로 모이게 된다. 그 가게를 산맥이 지나기 때문이다. 백화점도 같은 상품이 나란히 진열돼 있어도 잘되는 가게가 있다. 역시 산맥이 흐르기에 그렇다. 수맥과 산맥을 알고 있는 이들은 백화점 분양하기 전부터 어느 가게가 잘될 것을 알고 있다. 그러나 그 가게를 자기가 먼저 분양하면 안 된다. 가족이나 친구들에게도 알려주면 안 된다. 그것은 천기누설이다.

가정집도 마찬가지다. 어느 집은 마실꾼들이 많이 모이고, 어느 집은 이웃들이 모이지 않는다. 마당에 이끼가 끼고 지렁이가 꿈틀거리고 습한 곳이면 그 집에 머무르기 싫어진다. 그런 집 주인들은 사람이 그리우니 친절하다. 대접할 차도 준비돼 있고 간식거리도 있다. 좀 쉬었다 가라 해도 곧바로 일어난다. "좀 앉아 있다가 가." "아니, 바쁜 일이 있어." "그래도 좀 쉬었다 가." "아참, 집 화덕에 음식 올려놓고 왔어. 빨리 가봐야 해." "우리 집은 바늘방석인가 봐?" 주인은 사람들이 그립고 손님은 집 안에 냉기가 있어 앉아 있기가 싫다. 그 집은 수맥이 있어 그렇다. 반대로 마실꾼들이 모이는 집은 주인이 별로 친절하지도 않으나 사람들이 몰려든다. 차 대접 못 받으면 차 끓여서 가지고 가기도 한다. 주인이 손님더러 가라고 한다. 손님들은 주인더러 자고 싶으면 자라, 우린 더 놀다 갈 거라고 한다. 그곳은 산맥이 흘러서 머무를수록 몸이 가볍고 기운이 나기에 더 머무르고 싶은 것이다.

산소는 산맥에 써야 명당이라 한다. 내가 수맥을 찾다 보니 자연스럽게 지관이 되었다. 아주 옛날 이야기다. 앞집에 초상이 났다. 상여 메고 올라가니 미리 산소를 쓰려고 구덩이를 파놓고 하관을 하려 한다. 내가 보기에 산소 자리에 수맥이 강하게 지나가고 있었다. "야, 하관 잠깐 중단해라." "왜 땀 흘려 일하고 있는데 잔소리요?" "야, 나도 땀 흘리며 상여 메고 왔다." "그런데 왜 잔소리요?" "이곳에 물이 흐르고 있다." "어디서요?" "여기." 내가 들어가서 삽으로 수맥을 파니 금방 물이 넘쳐흐른다. 그 광경을 이웃 마을 사람들까지 다 구경했고, 다른 자리로 옮겨 쓰고 내려왔다.

그날 밤, 80세 넘은 어른이 찾아오셨다. 우리 마을에서 대대로 산소 자리를 정해준 이름 있는 지관이셨다. "나 오늘 목사한테 졌어. 나 이제 그만할 테니, 나 죽을 때 내 자리나 잘 봐줘. 우리 아들놈 아무것도 모르니." "당연한 말씀이지요." 그러고 지금까지 사용했던 책과 나침반 등 모두 넘겨주신다. 수맥을 찾다가 풍수인 지관이 된 것이다.

이때부터 초상만 나면 이웃 마을이 아닌 화천 춘천 경기도에서도 찾아온다. 수맥을 피해서 자리를 정해줄 수는 있으나 방향 보는 방법, 하관시, 하관할 때 피해야 할 사람 등을 알아야 한다. "하관시는 어떻게 보아요?" "그것은 미신이지만 〈백중력〉에 나와 있어." 〈백중력〉에는 입관 길시, 하관 길시, 또 산소 방향 정하는 것이 나와 있다. 옛 지관들은 자기가 찾아내서 정했으나 요즈음은 정해져 나온 책력이 있다. 산소 방향을 북에서 정남으로 쓰면 북이 자子이고 남이 오午향이어서 자좌오향이 된다. 이렇게 12진법에 의해 정해져 있으나, 그 노인은 하관시는 미신이고 산소 방향은 정확히 해야 한다고 하신다. 그러나 내가 보기에는 방향도 미신이다. 내가 주장한 것은 산소 자리는 시간과 방향보다는 수맥을 피해서 써야 한다는 것이다. 이때부터 나는 지관으로 유명해졌다. 주로 교인들 초상,

목사들 가족 장례 때 전국을 누비며 불려 다녔다.

충남노회 장로들 모임 때였다. 교육장이 부여 유스호스텔이었다. 강의 차 갔더니 나를 잘 아는 장로들이 고맙다는 인사를 하면서 몰려든다. "목사님, 지난번 물자리 정해주셔서 물 잘 나와요." "집터 봐주셔서 집 잘 지었어요." 또 다른 장로, "먼저 산소 자리 봐주셔서 산소 잘 썼어요." 어떤 장로가 말한다. "산소 자리 보고 다니는 목사예요?" "네. 아주 유명하신 목사님이셔요." "이런 목사가 있어요? 이런 목사는 당장 제명시켜야 돼요! 아니 살아남아서는 안 돼요! 이런 사람을 강사로 불러요? 이런 교육이 있어요?" 이 장로 때문에 교육을 할 수가 없다. 교육원 원장에게 말했다. "야, 교육 시간 바꾸자." "왜 산소 자리까지 말했어요. 집터와 물자리까지만 이야기하시지." "누가 말했냐. 다른 사람과 이야기하는 소리 듣고 저런다." "할 수 없으니 교육 시간 바꾸어야지요!"

그 시간에 오는 강사는 내일로 바꾸고 계획에 없는 특강을 하게 되었다. "내 강의는 중간에 듣다가 나가도 안 되고, 새로 들어와도 안 됩니다. 변소 다녀올 사람 미리 다녀오고 한 시간은 문 잠그고 들으셔야 합니다." 강의 시작하기 전, 먼저 말한다. "장로님 댁에 정신병 앓는 이 있습니다." "네? 고등학교 2학년 아들이 학교를 못 다녀요. 어떻게 고칠 수 있어요?" "장로님과 방을 바꾸세요." "방을 바꾸면 내가 걸릴 것 아니오?" "장로님 내외는 안 걸려요." "왜 안 걸리지요?" "기도 열심히 하면 안 걸려요." "기도 열심히 하면 왜 안 걸리지요?"

우리가 체온이 36도일 때 기도 열심히 하면 38도, 39도로 올라갈 수가 있다. 그렇게 되면 눈 올 때 감기도 안 걸리고 양말 벗고 기도해도 동상 안 걸린다. 이 정도면 수맥 피해 정도는 이길 수 있다. 그런데 고등학교 2학년이 공부해야지 기도 열심히 할 시간이 없는 것이 문제다. "방을 바꾸어도 안 고쳐지면 전화 주셔요. 바뀐 방도 수맥이 있을지 모르니까요."
이렇게 강의를 하다 보니 한 시간이 지났고, 교육을 무사히 마쳤다. 몇 개
월 지나 담임 목사 만나 그 장로님 아들 어떻게 되었느냐고 하니, 좋아지
고 있다고 한다. 고쳐져도 언제 재발할지 모르니 곧 답이 안 온다. 몇 년
지나 그 교회서 제직 수련회 때 며칠 동안 강의를 해달라는 요청이 왔다.
강사 소개를 따로 할 필요도 없이 우리 장로님 아들 정신병을 고치신 목
사님이라고 소개한다.

저녁 집회와 오전 집회가 있고, 보통 부흥강사들이 오후에는 쉰다. 나
는 오후에 쉴 틈이 없다. 교인들뿐이 아니고 마을 사람들까지 물자리, 집
터 봐주기 바쁘다. 문제였던 그 장로님 논에 물이 모자라 물자리를 정해
주려고 논으로 가고 있는 도중에 "목사님, 물줄기 때문에 아들 병을 고쳤
으나 산소 자리는 도무지 이해가 안 돼요." 때마침 그 장로님 선산 앞을
지나고 있었다. "여기가 조부모님 산소고, 여기는 부모님 산소예요." "장로
님, 사람이 죽으면 썩은 나무토막이나 마찬가지이지요?" "네, 그렇지요."
"그럼 썩은 나무토막이니 여기에 조부모님을 모셔놓았다고 하지 말고 처
박아놓았다고 따라서 해보셔요." 물론 따라서 못 한다. "썩은 나무토막에
내가 오줌 쌀 테니 따라서 싸봐요." 하면서 내가 어머니 산소에다 대고 오
줌을 싸면서 "따라서 싸봐요. 썩은 나무토막에 왜 오줌을 못 싸요?" 역시
부모님 산소에 오줌을 못 싼다. "부모님 산소는 부모님 사진보다 소중합
니다. 장로님, 부모님 사진 문 앞에 두고 오며 가며 밟으면서 가래침 뱉을
수 있어요?" "못 하지요!" "부모님 사진은 액자에 담아 잘 모셔야지요. 부
모님 산소는 부모님 사진보다도 소중하지요. 그러니 부모님 시체는 물구
덩이에 처박아두지 말고 산맥이 흐르고 있는 혈 자리에 고이 모셔두어야
지요."

사탕을 까먹고 사탕 껍질을 옷에 문지르면 옷에 달라붙는다. 옷에 문지르기 전에는 안 달라붙는다. 옷을 입었다 벗으면 옷에서 정전기가 일어나면서 몸에 달라붙는다. 입었던 옷이 그렇다. 잠깐 입었어도 그 옷은 나와 끌려 있다. 이 옷을 아무렇게나 벗어던지고 개가 물고 다니고 찢고 하면 내가 재수가 없다. 내가 입었던 옷이나 신발은 가지런히 두어야 내게 좋은 재수가 온다.

옛 사극을 보면 궁중에서 허수아비에다 어떤 사람 이름을 써 붙이고 계속 활을 쏘아대면 그 이름을 가진 사람이 심장이 터져 죽게 된다. 부모님 시체는 내가 50년 전, 80년 전 입었던 옷보다 소중하다. 물론 부모님 무시하고 하나님 믿고 배척하고 기도 열심히 하는 이들은 제외된다. 부모님 사진이나 시체를 썩은 나무토막 취급하고 가래침 뱉고 오줌 쌀 수 있는 신앙인들에게는 미신이다.

지하수 찾으려면

수맥을 찾을 때 버드나무 가지로 찾는 것은 다 아는 이야기다. 버드나무 가지는 수분이 많아 누구든지 가지고 다니면 반응이 있다. 다른 나무에 비해서 버드나무가 잘된다. 익숙한 이들은 조그마한 가는 수맥에도 움직인다. 방 안에서 보일러 호스에도 움직인다. 그것은 수맥이 아니다. 파보면 물 안 나온다.

익숙한 이들은 마른 나뭇가지 가지고도 찾는다. 마른 나무의 가지로 찾아야 정확하다. 마른 나무도 가는 나무보다 굵은 나무가 더 정확하다. 굵은 나무도 끝이 뾰족한 나무보다는 끝에 뭉치가 있어야 더 정확하다. 이름하여 지팡이라 한다. 일반 노인들이 짚고 다니는 지팡이는 길이가 짧고 손잡이가 꼬부라져 있으나 종교 지도자들이 짚고 다니지 않고 들고 다니는 지팡이는 끝에 뭉치가 있다. 산신령이 허리가 아파서 들고 다닌 것이 아니다. 수맥 찾는 나뭇가지도 들고 다녀야 한다. 자기 것을 만들어 들고 다니면서 느낌을 느껴야 한다. 지팡이 가지고 수맥만 찾는 것이 아니다. 산맥도 찾는다. 산맥이 수맥보다 나뭇가지가 더 세게 나타난다.

이런 지팡이를 아브라함도 이삭도 야곱도 다 가지고 다녔다. 사막에서 물을 찾기 위해서다. 이 역시 대를 이어 내려오다 아론과 모세가 잘 이용해서 이스라엘을 이집트에서 구해낸 것이다. 〈야훼께서 모세에게 이르셨다. "이스라엘 백성에게 명령하여 각 가문에서 나뭇가지를 하나씩 가져오게 하되, 각 가문별로 어른들이 하나씩 가져오게 하여라. 이렇게 가져온 열두 가지에 각기 자기 가문의 이름을 새기게 하되 레위 가문의 가지에는 아론의 이름을 새겨라"〉(「민수기」 17:1~3). 모세보다는 아론이 더 활용을 잘했다. 모세는 궁궐 안에서 사용을 못 하고 광야 생활 40년 동안 몸에 익혔지만, 아론은 줄곧 광야에서 생활했기에 지팡이의 위력이 더 센 것이다. 조수潮水로 홍해가 갈라질 것, 화산이 터질 것, 다 미리 안 것이다. "…허리에 띠를 띠고 발에 신을 신고 손에 지팡이를 잡고 급히 먹으라"(「출애굽기」 12:11). 출애굽 할 때 여호와가 이스라엘 백성에게 한 말씀이다. 광야 생활 40년을 하려면 지팡이를 잡아야 했다.

이 같은 지팡이는 예수도 제자들도 가지고 다녔다. 예수는 여행을 위하여 지팡이 외에는 아무것도 가지지 말라고 하셨다(「마가복음」 6:8). 그 후 바울도 교황도 모양이 다른 지팡이를 들고 다닌다. 이것은 지팡이가 아니다. 지팡이로 번역하지 말고 여의봉으로 번역했어야 한다.

부처님도 스님들도 다 지팡이를 사용해왔다. 지팡이가 없는 종교 지도자는 없었다. 무당도 잘 이용한다. 군 지휘관들은 지휘봉을 가지고 다닌다. 군인으로서 긴 지팡이를 가지고 다닐 수 없어 짧은 지휘봉을 들고 다닌다. 오래전 이야기다. 대대장과 이야기 도중 군단장이 왔다는 연락이 온다. 대대장이 급하게 뛰어가다 다시 들어온다. 지휘봉을 안 가지고 가다가 다시 와서 들고 간다. 지휘봉을 안 가지고 다닌다고 군단장이 지적할 문제도 아니고 군 법규도 없다. 의무 사항도 아니다. 내가 판단하기에는 지휘봉 드는 것과 안 드는 차이를 평소 느꼈을 것이다. 무슨 말을 할 때 생각과 기억까지 도와주는 역할을 할 것이다.

영국 신사 하면 멋진 양복보다는 모자와 지팡이가 떠오른다. 젊은 청년이 허리 아파 짚고 다닌 것이 아니다. 장식품치고는 거추장스러운 장식품이다. 지팡이를 가지고 다녀야 신사다운 예절을 갖출 수 있다. 손오공은 여의봉 가지고 갖가지 기교를 부리다가 필요 없을 때는 축소시켜 귀에 꽂고 다닌다. 이런 막대를 가지고 수맥도 찾고 산맥도 찾고 잃어버린 물건도 찾는다.

수맥을 찾을 때 나뭇가지도 쓰지만 추를 사용하기도 한다. 목수들이 수직을 맞출 때 쓰는 추를 사용하는데, 가지고 다니기 쉽게 작게 만들어 끈을 매달아 갖고 다니면 수맥이나 산맥에서 움직인다. 돌기도 하고 좌우로 움직이기도 한다. 수맥에서 움직일 때는 깊이도 알 수 있다. 사람마다 도는 숫자대로 깊이를 알아낸다. 왜관의 온천 개발 때문에 찾아갔다. 먼저 파놓은 온천의 온도가 섭씨 25도가 되어야 허가가 나는데 24도라고 한다. 1도만 더 올리도록 해달라면서 120미터를 팠다고 한다. 내가 추를 가지고 재보니 105미터에서 물이 나는 것이다. 작업 일지를 보더니 105미터가 맞다고 정정한다. 이웃 군부대에 있는 우물을 모두 점검해본다. 주임원사와 더불어 우물 뚜껑 덮어놓고 깊이를 재고 열어서 확인해보니 몇 센티미터는 아니라도 몇 미터까지는 깊이를 알 수 있었다.

이 추로 건강도 알 수 있다. 심지어 손바닥에 대고 수지침 놓은 혈을 따라 반응을 보면서 진찰도 한다. 추 가지고 진찰도 처방도 하고 있는 한의사들이 있다. 잃어버린 물건도 찾을 수 있다. 이웃집 송아지가 집에 들어오지 않았다고 마을 사람들이 찾아다닌다. 조용히 추 가지고 반응을 보니 방향이 나온다. 역시 그곳에 있었다. 그날 내가 알아낸 것을 혼자만 알고 있었지 마을 사람들에게 알리지 않기를 잘했다. 만약 내가 찾아냈으면 다른 물건 찾아달라, 도적 잡아내라, 옥새 찾아내라, 일제 때 숨은 독립군 찾아내라, 70년대 민주화운동 하다 숨어 있는 사람 찾아내라…. 잃어버린 물건 찾는 재주, 좋은 일 아니다. 잃어버린 돈이나 물건은 내 것이 아니어서 주인이 찾아가는 것이다. 내가 경찰 같으면 도적 잡는 데 쓸 터인데 나는 경찰이 아니어서 그 같은 재주는 안 부리기로 했다. 몇 달 지나니 내가 잃어버린 물건도 못 찾는다. 다시 개발하고 싶지 않다.

좀 다른 이야기다. 어릴 때 가는 철사 끝을 조금 구부려서 망치로 얇게 두드렸다. 그리고 이 구부러진 철사만 가지면 어떠한 잠금도 풀 수 있었다. 국산 자물쇠는 모두 풀 수 있었는데, 미제美製는 어려웠다. 그 자물쇠를 분해해보니 원리를 알 수 있었다. 어떠한 열쇠도 가능했다. 호텔 같은 숙박업소에서 어떠한 방이든 열쇠 한 개 가지고 열 수 있는 것이나 마찬가지다. 신기하고 재미있었다. 물론 이 기술 가지고 남의 집 잠가둔 열쇠는 따지 않았다.

1962년 6월 10일 한국은행 총재도 모른 채 화폐개혁이 이루어졌다. 그날 저녁 다섯 시까지 1인당 2,500원씩만 바꾸어주고 나머지는 17일까지 은행에 넣어야 한다. 저축도 아니다. 어떻게 해주겠다는 약속도 없었다. 돈이 없는 우리 집에는 2,500원이 아니고 250원, 아니 25원도 없었다. 면장인 옆집 친척 형님이 서울에 가 있고 형수님은 금고 열쇠가 어디 있는지 모른다. 금고를 열어야 돈을 꺼내서 바꾸러 갈 텐데 열 방법이 없다고 마당에서 발을 구른다. 동네 사람들 많이 모였어도 대책이 없다. 내가 구부러진 철사 가지고 금고를 열었다. 마을 사람들은 박수를 치고 법석이었다. 이런 재주나 기술은 알면 알수록 위험하다. 우리 마을이나 이웃 마을에 혹시라도 금고털이 사건이 있으면 내가 먼저 잡혀갈 판이다. 이런 생각이 들자 열쇠 따는 기술을 더는 사용할 수 없었고 나도 잊어갔다.

수맥이나 산맥 찾을 때 사용하는 추는 작은 것보다는 큰 것이 정확하다. 클수록 정확히 알아내지만 들고는 다녀야 한다. 이름하여 여의주라고 하면 된다. 이 둥근 여의주를 지팡이에 매달아둔다. 어릴 때 반지를 손바닥에 대고 몇 살 때 시집을 가냐, 아이 몇 명 낳느냐, 점치는 놀이를 해본 경험이 있을 것이다. 지금 90세가 넘은 조화순 목사님은 어릴 때 이 놀이를 하는데 아무리 기다려도 반지가 반응이 없더라고 하신다. 그분은 독신으로 살아오셨다. 이 반지도 작은 것보다는 큰 것이 정확하다. 중국에서 꼭 봐야 한다는 경극이 있는데 내용이 여의주와 여의봉의 싸움이었다.

방울 가지고도 수맥이나 산맥을 찾을 수 있다. 이 방울 역시 한 개보다는 열 개 이상 합쳐놓은 방울 뭉치 가지고 무당들이 점칠 때 사용한다.

신과 대화할 때는 이 네 가지 중 한 가지라도 가지고 해야 한다. 아브라함도 지팡이 가지고 대화를 했고, 모세는 명을 받들 때마다 지팡이 들고 명을 받아왔다. 손오공이 재주 부리는 때는 여의봉을 꺼내들었을 때다. 화가들이 예수의 지팡이를 그릴 때 손잡이가 구부러져 있는데, 그것은 아니다. 허리 아픈 노인들이 짚고 다니는 지팡이 모양으로 그리면 안 된다.

내가 처음 수맥과 산맥을 찾을 때는 나뭇가지와 추를 가지고 다녔다. 10년 20년 지나니 나뭇가지나 추가 없어도 감각으로 찾을 수 있었다. 지금은 지형 보고 느낌으로 알거나 더 나아가서는 지적도, 요즈음은 휴대전화에 뜬 화면 보고 알 수 있다. 쬐끔 사기 치면 전화만 받고도 알 수 있다.

예수가 70인을 세우시고는 지팡이도 가지지 말라고 하셨다. 병자를 고치고 복음을 전하려면 가진 것이 많으면 느낌이 오지 않는다. 훌륭한 종교 지도자는 소유가 없어야 신과 가까워질 수 있다. 예수께서 활동한 지역은 더운 지방이라서 두벌 옷이나 신이 없어도 생활할 수 있었다. 자기의 소유물이나 두벌 옷마저 없는 이들일수록 하느님과 가까워진다.

어릴 때 이현필 선생님께 들은 설교 말씀이 있다. "참으로 행복한 사람은 집이 없습니다. 참으로 행복한 사람은 두 벌 옷이 없습니다. 참으로 행복한 사람은 속옷이 없습니다." 선생님께서는 평소에 속옷이 없으셨다. 임종 때는 옷 없는 사람 주라고 겉옷은 미리 벗어두고 속옷만 입은 채 이대로 묻어달라고 부탁하시고 돌아가셨다. 이렇게 사는 이들이 하느님과 가까이 지내고 대화도 할 수 있는 것이다. 속옷 안 입으면 편하고 느낌이 잘 온다. 이집트나 이스라엘 가보니 옷 한 벌 가지고 살 수 있었다. 예수께서 한국에 와보시지 않아서 그런 말씀을 하셨을 것이다. 한국에서는 겨울에 신발이 없거나 두 벌 옷이 없으면 동상 걸리고 얼어 죽는다.

느낌이나 감각으로 수맥이나 산맥을 찾으려면 가난해야 한다. 돈과 상관이 없어야 한다. 우물 파는 업자가 50년간 물을 파고 살았으나 지금도 나에게 수맥 찾아달라고 연락을 한다. 업자라서 돈과 흥정을 하기에 느낌이나 감각이 오지 않는 것이다. 느낌이나 감각은 가난하게 살고 있는 종교 지도자들에게 온다. 산신령, 아니면 사찰이 정해지지 않은 선승들, 주로 사판이 아닌 이판 승려들, 양반이 아니고 가난한 선비들, 도사들, 본당 신부보다는 수녀, 수사들에게 느낌이 오는 것이다.

지팡이, 추, 고리, 방울 묶음, 이 네 가지를 다 가지고 신과 대화를 하고 점치는 종교인은 한국에서 무당들이다. 신부나 승려나 목사나 기도 중에 주님 만났다, 음성 들었다 하는 말들은 있어도 하느님을 보았다는 말은 없다. 직접 신과 마주 보고 대화하는 종교인은 한국의 무당이다. 그들은 귀신과 만나고 대화를 한다. 그러나 무당들이 대접을 못 받고 천시를 당하는 것은 무당이 국가나 사회를 위해 공헌한 바가 없어서다. 목사들은 월급 꼬박꼬박 받고 누릴 것 다 누리면서(다 그렇지는 않아도) 사회를 걱정하고 국가와 통일을 위해 기도도 하고 세계 평화를 위해서 기도도 하고 설교도 하고 가끔씩 (교회 돈이지만) 기금도 내놓는다. 그래서 대접도 받고 사회에서 추앙도 받는다. 반면에 무당들은 마을 회관 건립하는 데 기금을 내놓거나 다리 공사에 돈을 보태거나 통일을 위해 굿을 하거나 세계 평화를 위해 굿판을 벌인 일이 없기에 낮은 대접을 받는다.

이 같은 이야기를 문화재급인 무당에게 했더니 무당이 돈을 내면 받으려 하지 않는다는 것이다. 또 사고가 나면 무당 돈이 들어와서 사고가 났다고 억울한 소리를 듣고 나니 아예 낼 생각도 없고 받을 생각도 없는 것이다. 무당들의 세상을 잘 모르고 멀리서만 지내다 이 말을 들으니 미안한 생각도 든다. 무당과 이야기하다가 밤 열두 시가 되었다. "아, 우리 기도할 시간인데" 한다. 밤마다 열두 시에 기도한다는 것이다. 무당들은 기독교인들처럼 전도하거나 신학교가 있거나 제자 삼으려고 노력하지 않는다. 혈통이 무당 혈통이면 신내림을 안 하고는 살 수가 없는 것이다. 살아 있어도 온전한 정신이 아니고 정신이상처럼 살아간다. 이스라엘에서 레위족속에게만 제사장직을 주고 이스라엘을 지켜 나간 것과 같이 생각해본다.

우리 마을에 어릴 적부터 교회도 다니고 딸처럼 지내는 여성이 있다. 사람들을 가까이하지 않는다. 이유인즉 그 사람 아픈 곳이 자기도 아프다는 것이다. 만난 사람이 폐가 나쁘면 폐가 아프고, 간이 나쁘면 간이 안 좋아지고, 위가 나쁘면 소화가 안 된다는 것이다. "나에게 가까이 와봐라. 목사들은 상관없다. 그리고서 나 안마 좀 해주라." 안마를 하다가 내 등을 두드리는데 내가 아픈 곳을 찾아서 두드려준다. 본인은 아무 생각 없이 손이 머무르는 대로 두드릴 뿐이다. 그 사람 남편이 들려준 이야기로는 대학생 아들이 들어오면 "너 이 녀석, 감기 걸린 친구들과 다니다 왔구나" 한단다. "제 처 어떻게 하면 좋겠어요?" "지금이라도 신학을 해서 목사가 되든 장로가 되어 안수를 받으면 해결된다." 이 사람의 집안이 무당 집안이다. 무당 집안은 무당이 되어야 제대로 살아가기에 스스로 무당을 찾아가 제자가 된다. 유대의 레위인들처럼 제사장 혈통이 정해져 있다.

80년대에 강원용 목사님께 들은 설교 중에 이런 말이 있었다. "5천 년 동안 무당은 한 번도 후퇴해본 일이 없어. 불교가 우리나라에 들어오니 불교에 침투해서 절 짓고 승복 입고 목탁 치고, 유교에도 그대로 침투해서 제상 차리고 사주 봐주고 관상 봐주고 점쳐주도록 정신만 빼앗으면 돼." 유교가 들어와서 무당과 구별할 수 없도록 무당화한 것이다. 공자의 사상과는 무관한 종교다. 기독교가 우리나라에 들어오니 십자가 세우고 강대상 놓고 의자 놓고 피아노 치고 성가대에서 찬양하도록 놔둔다. 목사 설교할 때 목사 생각만 무당화하면 된다. 교회에 다니면 복 받는다. 부자 된다. 병 고친다. 자녀들 좋은 학교 가고 좋은 직장 구할 수 있다. 그렇게 되려면 헌금 많이 내야 한다. 만 배나 되돌려 받을 수 있다. 무당이 모두 다 침투했고, 당한 줄도 모른다. 무당처럼 해야 교회가 커지고 성도聖徒 아닌 신도信徒들이 많아지고 목회자는 대대로 부자로 살 수 있는 것이다. 반대로 가난하고 가진 것 없고 나누어주고 이웃 사랑을 실천하면, 누리고 사는 목회자들은 이들이 거리끼니 이단이라 한다.